后浪

HOW
THE HUMAN BODY
CREATES ITSELF

谭坤 译 郭怿暄 审校

LIFE
UNFOLDING

生命的成形

［英］

杰米·A.戴维斯
Jamie A. Davies
著

北京联合出版公司
Beijing United Publishing Co., Ltd.

献给凯蒂

目 录

前　言

第一部分　草　图

第二部分　增加细节

第三部分　精雕细琢

第四部分　展　望

致　谢

　　我想要感谢凯蒂·布鲁克斯博士，在我因为本书一次次忘记时间时，她总是充满耐心，给我鼓舞。她对我这本书的初稿提出了很有帮助的意见。

　　我也要感谢从事发育生物学和相关学科的同事，他们都是这些学科世界级的专家，付出了大量的精力审校有关章节。他们是詹姆斯·布里斯科（James Briscoe）、迈克·克林顿（Mike Clinton）、金姆·戴尔（Kim Dale）、梅根·戴维（Megan Davey）、彼得·金德（Peter Kind）、瓦尔·威尔逊（Val Wilson）、乔治亚·佩罗那-莱特（Georgia Perona-Wright）、托马斯·泰尔（Thomas Theil）、谢里尔·蒂尔克（Cheryl Tickle）。而书中所有遗留的疏漏和错误都在我。最后，我要感谢牛津大学出版社的拉塔·梅侬（Latha Menon）及同事，他们就图书出版给予了我非常有帮助的建议。

伦理声明

    本书描述了人类的发育机制，其中引用了已发表的基于人类胚胎和胎儿的研究，还有动物活体的实验结果。因为学术出版方和相关研究的资助者都要求这类研究要经过相关独立伦理委员会的伦理批准，所以我假定这些实验都是在遵照规定的前提下开展的。伦理标准确实会随着时间的推移而改变，一些很久以前开展的研究现在可能已经不被允许。本书提及或引用实验结果，并不代表作者个人和出版方在伦理上认可相关的实验方法。

前　言

对知识的掌握从不会

消除对惊奇与神秘的感知。

这世界满是谜题。

——阿内丝·尼恩（Anaïs Nin）

1

遇见奇怪的科技

一个人出生前九个月的历史，可能比之后的七十年更有趣。

——塞缪尔·泰勒·柯尔律治（Samuel Taylor Coleridge）

英国哲学家、诗人柯尔律治写下以上这句话时，用的是成人的考究语言，表达的却是每个孩子都曾有的好奇。他们问父母：我从哪里来？由于这很可能涉及两性和应该在什么时候给孩子讲解到什么程度的问题，很多父母会变得局促不安。提问的孩子对父母的心思一无所知，对他们来说，问题更单纯，也更复杂：他们只想知道，一个全新的人，是如何从无到有出现的。

孩子从未得到全面而正确的答案，因为从来也没人知道得足够多。在柯尔律治写作的年代，人们已经部分了解到，一个全新的人在子宫内生长的过程中，会经历一系列解剖结构上的变化。但这些变化是怎样的，又为何发生，在那时还完全是一个谜。过去的两个世纪里，一代代科学家费尽心思，想要知道一个受精卵如何变成一个孩子。过去十年间的科学飞速发展，随着错综复杂的人体机制展露在人们面前，神秘感稍稍退去，人类的敬畏之心却越发强烈。研究人员正在发掘的这些故事足以震惊世人，但至今为止几乎只出现在学术期刊上干巴巴的文字中。这是关于我们每个人的经历的故事，理应属于每一个人。写作本书是一次尝试，是一个恰好在该领域工作的科学家的尝试。他汇集了近年来相关的重大研究进展，来解释这个复杂的、带着孩子气的提问：我从何而来？

我们现在对人类胚胎发育的理解绝非来自某一特定研究，而是综合了从各个学科得到的信息。与发育直接相关的是胚胎学和新生儿科学，这些学科研究提供了与之相关的解剖和功能信息。遗传学和毒理学为发育生物学带来了更广阔的视野，对甄别造成先天异常的原因有极大的价值。这非常重要，因为了解导致畸形的原因能够帮助研究发育的科学家找到那些正常发育所必需的分子通路。生物化学和分子生物学会帮助研究这些通路的作用细节，甚至可以追溯到空间尺度上小到生物分子的原子之间的相互作用。细胞生物学致力于说明分子通路如何联合起来控制每个细胞的行为。以更大的维度来论，生理学、免疫学和神经生物学揭示了众多细胞之间交流与合作的种种细节。

以上提及的学科都从属于生物或者医药科学，也是胚胎研究的传统领域。近年来，还有一些学科初看上去和胚胎毫无关联，但也给人类发育研究带来了启迪，例如数学、物理、计算机科学，甚至还有哲学领域的研究。这些研究并不提供哪个细胞什么时候做了什么的细节，而是关心有更深远意义的抽象问题，比如：**简单的东西如何变得复杂？这些很容易出错的机制是怎么完成精确的构造过程的？人类发育是否太过复杂，甚至超出了发育完全的人能够完全**

理解的范畴？ 对于最后一个问题，人们从未达成定论，而何谓发育"完全"恰恰是争论的焦点。关于前两个问题，研究人员已经取得了重大的进展，他们找到的答案都与"涌现"（emergence）和"适应性自组织"（adaptive self-organization）这两个概念有关。这两个名词分别位于更高层和更低层，是同一个问题必不可少的两方面。那些关注高级行为的人喜欢用"涌现"：由简单的组成和规则发展出复杂的结构与行为。"适应性自组织"是一种基于单个组分、由下而上的描述：简单的组分遵循某些简单的规则，就可以共同形成大规模的、巧妙或精致的东西。①"适应性自组织"的思想会贯穿本书，因为它是发育的核心：它让非生命的分子产生了活细胞，让作为个体能力十分有限的细胞形成强大的多细胞生物。它甚至超越生物本身。有一些值得一读的书探讨了有关这个问题的深远意义，你可以在延伸阅读中找到它们。

我们对发育日益增进了解，其中有一点毋庸置疑：身体的自我构建与我们在建筑和工程中熟悉的构建方法截然不同。这凸显了这样一个事实，我们完全不了解自己身体的构造方法。这个事实有多讽刺，它本身就有多重要。让我们来比较和对比一下生物系统和人类的建筑技术，这可能十分有助于理解胚胎的发育过程。

几乎所有的工程项目，比如组装机车、建造房子都有一个共同特点，那就是首先会有一个明确的计划，通常是一张图纸或者其他

---

① 适应性自组织的同义词，子类型还包括"群体智慧""蜂巢思维"等。这些词汇被用于人群和社会性昆虫的研究，但用这样的词似乎太感性了，不太适合用在分子或细胞上。因此我在本书和以前写作的书中都选择了"适应性自组织"这个词，在数学和物理领域，人们更常使用这个词。

类型的计划书，其中会包括明确的预期目标。计划书会详细描绘出项目完成时的构造，但计划本身并不是实体成果的一部分。每个项目都必须有人统筹全局，一个总工程师或建筑师，他利用有着一定等级结构的指挥系统，把指令传达给负责切割、砌砖、焊接和粉刷的工匠。而由工匠完成的各个部分不能自主组合，只能依赖工人胶合、拴住或焊接。不过这些工人也不是最终建筑结构的一部分。工人和总工程师引入了大量的"外在"信息，例如焊接或浇筑拱门等，但这类知识细节并不会直接呈现在建筑上。大多数结构要等整个工程全部完工以后才会开始发挥预期的功能。

如果你在生物结构中寻找这类特征，就会深深意识到生物与传统机械和土木工程之间的巨大差别。和工程项目不同，生命的构造过程并不涉及计划书，没有包含任何对最终结构的阐述。受精卵内（基因、分子结构、特定化学分子在不同位置的浓度差异）必定包含信息，但这些信息与最终的身体构成没有简单的对应关系。我们已经知道，这些信息可能续发之后的一系列事件（我们之所以知道，是因为我们改变信息之后，比如让基因突变或者改变相关化学物质的位置，就会改变后续的发育步骤，导致发育出现异常）。

在工程项目中，特别是应用到数学的，建筑施工人员可以根据一系列指令把最终结构创造出来。告诉一个人，把一根木桩打入麦田的中央，在上面系一条绳子，抓住另一头向远处走，把绳子拉直，然后向右转，保持绳子紧绷的同时继续行走，这就是一个简单的指导制作麦田圈的指令。对于有些结构，使用指示来说明，比画满细节的图纸直截了当得多。如果你碰巧手边有笔和纸张，尝试跟随下面的指令，画一个被称为谢尔宾斯基镂垫（Sierpinski Gasket）的几何图案：

1. 画一个底边水平的等边三角形，画得尽可能大。把这个作为基底三角形。

2. 取各边的中点，用线段连接每条边的中点和相邻边的中点，一共画三条线段。这三条线段会组成倒置的、占基底三角形四分之一面积的三角形。

3. 把这个倒置的三角涂黑。

4. 此时，基底三角形内有三个未涂黑的正置的三角形。把它们作为基底三角形，重复以上两步。

（觉得无聊了就停下来；如果铅笔够用，就可以无限重复这个过程。）

把那些涂黑的部分想象成镂空状态，你得到的图案就像某种镂垫，这是分形，也可以说是自相似性（即任意放大后形态相似的结构）。另一个例子是康托尔集（Cantor Dust），这是一种在容易擦除痕迹的材料上很轻松地画出来的结构。例如在黑板上画一条线，擦掉中间的三分之一，创造出两条相对较短的线。然后再擦掉短线中间的三分之一，制造出更短的线……一直重复这个步骤。不消一会儿，你就会得到带有特别间隔的一系列粉笔短线。而这些间隔与大量自然现象有着相同的统计特征，例如沙丘倾塌的大小分布、漏水的水龙头滴水的间隔，还有大地震、传染病和大灭绝的发生间隔等。

即使在数学之外，与绘制出一张展示最终样式的详细图纸相比，给出一系列规则而制造出一种特定的构造是一种更普遍的做法。美食教程如此，纺织说明也如此：简单的有"一针正针，一针反针"这样的图案说明，也有复杂如雅卡尔（Jacquard）1801 年发明的织布机上复杂的打孔卡——那可以说是世界上第一台可编程的制造设备。音乐也采用类似的说明方式，五线谱上的音符告诉乐手何时开始演奏，也会指示演奏的音高和时长。

长久以来，在我们的文化中，人们通常会通过一种简单的方法，即给出说明书来详述如何得到某种预期的结果。这让我们很容易就接受一种想法：生物信息也通过类似的方式构建了我们自己。然而，这种想法很危险。其实二者之间存在一个关键区别：人类构建一个对象总是依赖一系列说明，并且由一个外在的智能中间人，理解并遵循这一系列指令后组建完这个对象。即使有些东西初看上去像例外的产物，比如针织机或是能自动演奏的钢琴，但这些机器本身还是由那些中间人理解指令后完成的，所以它们并不是真正的例外。简而言之，羊毛开衫、交响乐、小汽车和教堂都不能创造它们自己。指令、操作知识（比如针织、烹饪、焊接和砌石头等）和对材料的物理操作都来自外部，而非构建中的结构本身。而胚胎中的信息与此相反，不需要任何外来的熟练工添砖加瓦或深思熟虑，只由胚胎本身接收信息与表达发育。不像大多数的技术构建需要某个人做总指挥，你很快就会明白，生物的构建由其中所有的元素共同参与。构建一个人的过程中，控制不是少数的、部分的特权，而是由系统作为一个整体来实现的。

要理解这种构建过程，我们首先要理解构建材料的特性。我的实验室在爱丁堡大学，那附近有三座著名的桥：托马斯·特尔福德（Thomas Telford）主持修建的典雅院长桥位于市内，本杰明·贝克（Benjamin Baker）标志性的福斯铁路桥横跨海湾，一旁还坐落着福斯公路桥。特尔福德的那座桥由石块砌成：这些材料又大又重，只有在受到重压后才会稳固。他据此采用了传统的建筑方法：首先建造桥墩，然后造了一个用来撑住桥拱的木制支架，接着往这个架子上堆积形状适宜的石材，直到石材的重量足以稳固支撑桥拱，再拆除木架。贝克用的是当时极其新颖的材料——钢材来建造他的铁路桥。这种材料既可以承受拉力，也经受得住压力，因此他得以从桥墩处直接向外延伸钢材，形成一种悬臂式结构；他们用起重机吊起那些长长的、相对较轻的型钢，然后放到合适的位置，再用铆钉把它们固定在一起。福斯公路桥是三座桥中建成时间最短的。这座悬索桥由紧绷的钢索支撑，这些钢索从两侧的吊塔上伸出，一直延伸到位于海湾另一侧海岸的吊塔上。因此，造这座桥时首先要造吊塔，然后在吊塔后面为吊索建造牢固的锚碇，再一根根增加钢索并拉紧，直到可以悬起整片路面。在以上各个例子中，材料的天然特性决定了建造桥梁的整体策略，每座桥梁都必须因材施工。生物界的建造策略也是如此，都取决于参与成分的特性。所以是时候介绍一下构成生物的三种重要成分了，我将在本书中一次次提到它们：蛋白质、mRNA 和 DNA。

目前，生物结构中已知最重要的分子是蛋白质。它们构成了最重要的物理结构，赋予细胞特有的形状；控制物质出入细胞的通道和离子泵也由它们构建；另外，驱动和控制生命活动中化学反应的酶还由它们组成。这些生化反应包括合成 DNA、生成脂肪和糖类的代谢途径，这些物质也是身体的组成成分。蛋白质的相对重要性在红细胞中体现得最为淋漓尽致。红细胞在成熟过程中会丢弃细胞核，其中包含着细胞的所有基因。成熟的红细胞可以持续生活 120 天左右。但如果一个细胞失去了蛋白质功能，仅仅保留基因，那它们活不过几秒钟。

蛋白质是由一个个氨基酸组成的长链。人体内有 20 种氨基酸，它们形状不同，化学性质各异。这些氨基酸之间能够产生相互作用，氨基酸链也因此倾向于折叠成复杂的形状：有时候是自主折叠，有时候还会借助临时的"帮手"。折叠过程极其错综复杂，以至于人们目前还没有能力在已知氨基酸序列的情况下，精确推断出蛋白质的最终结构。（虽然人们已经开发出了预测蛋白质结构的电脑程序，但编程过程中涉及的计算和概率推理过程，都以已知的蛋白质结构与序列关系为基础，这些都是通过氨基酸序列和 X 射线晶体学得到的结果。预测蛋白结构有点像预报天气，就是稍微准确一点。）

不同的蛋白质，其氨基酸序列不同。一个又一个的氨基酸根据另一种生物分子信使 RNA（也称 mRNA，请见图 1）指定的顺序添加到不断增长的蛋白质链中。mRNA 分子也由多个单元链接成的长链构成，它们的构成单元是四种碱基：A（腺嘌呤）、C（胞嘧啶）、

G（鸟嘌呤）和 U（尿嘧啶）。这些组成单元十分相似，相对于氨基酸来说，它们在化学活性上相对简单。细胞中的 mRNA 除了指导生长中的蛋白质添加氨基酸的顺序，就没什么其他用处了。蛋白质上的氨基酸序列由 mRNA 上的碱基决定，三个碱基排列成一组，共同决定一个氨基酸。

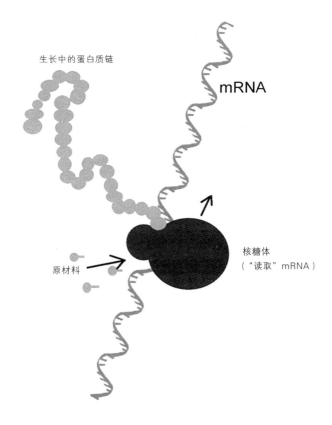

图1　核糖体把 mRNA 翻译成蛋白质，它会根据 mRNA 的碱基序列向蛋白质链中添加氨基酸。

mRNA 的碱基序列直接由 DNA 的碱基序列决定，DNA 是由 A、C、G 和 T 四种碱基串联而成的长链分子。这些碱基可能按照任何顺序排列。参与构成我们人体 46 条染色体核心的每个 DNA 分子都有数亿个碱基。这里面就包含了组成基因的一个个片段。一个基因被读取后，DNA 上的遗传信息会被复制到 RNA 上：根据 DNA 碱基 A、C、G、T 的顺序，转化为 RNA 的 A、C、G、U 的语言。因此，RNA 实际上是一种复制了遗传信息的不同媒介，或称为"转录本"（transcript）。正式读取基因编码的任务由蛋白质执行。它们首先会结合 ATAAT、TCACGCTTGA 这类碱基短序列，这些序列常见于基因的起始处附近。不同的基因，其附近的短序列也各不相同，而不同的序列又会结合不同的蛋白质——因此，读取不同基因的蛋白质组合各不相同。

不同的基因会由相应的 DNA 结合蛋白结合并启动，这点十分重要，因为身体上的不同细胞需要制造出各自所需的蛋白质。例如肠道中的细胞会制造消化食物的蛋白质，卵巢中的细胞能制造产生性激素的蛋白质，白细胞能制造对抗感染的蛋白质。尽管这些细胞都含有基因组上的所有基因，包括永远都用不到的那些，可是只有细胞需要的那些基因会被读取出来，因为细胞中只有针对那些基因的 DNA 结合蛋白。

写到这里，我们不得不接受这样的事实：在细胞或胚胎中，并没有什么"总负责人"。简言之：生命体合成出蛋白质，仅仅是因为活跃的基因（通过 mRNA）指定了这个制造过程。而这些基因之所以活跃，只是因为已经存在启动它们的蛋白质。这是一个循环逻辑：哪里都不受控制，因为哪里都有控制（请见图 2）。

图 2 中的循环为我们带来了有趣的启示。一个状态稳定的细胞，其中所有活跃表达的基因中肯定包含了特定的基因，它们转录翻译出能够结合在这些基因附近的识别序列，同时一定不包括用来激活当前不活跃表达基因的蛋白质。如果满足不了这样的条件，通过基因转录翻译出的蛋白质不能维持这些基因的表达，那么就会开启或者关闭某些基因，继而合成新的蛋白质，以此类推。这些变化会持续发生下去，直到达成能够自我维持的状态。这就是在我们的发育过程中，细胞会分化成不同类型的原理。这是一种尤其会受到外部影响（即触发"信号"）驱动的改变，这些信号会改变特定蛋白质激活基因的能力：打破细胞当前的稳定状态，使其转向新的稳定状态。在本书的后面，我们会讲述很多关于这类信号的例子。

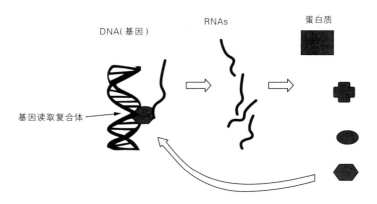

图 2 生物逻辑的循环特性。蛋白质决定哪些基因被读取，这些基因又去指定制造出哪些蛋白质，其中就包括决定基因读取的蛋白质……以此类推。

分散的、循环式的控制绝非生物体构建过程中唯一的古怪特性。另一个从传统工程师的惯常认知看来非常奇怪的特征是，生物分子能够进行自我组装，自发地形成更大规模的结构，这是砖块和螺栓单靠自身不可能做到的。这个对生命的存在而言有基础重要性的过程，有点类似于晶体的形成过程。以小朋友们用化学仪器鼓捣出的那种常规晶体为例，这些晶体之所以能形成，是因为它们的组成分子能够一个个紧密地连接在一起，这些连接主要由那些小小的局部电荷互相吸引而构建起来。蛋白质也有固有的电荷模式，会在蛋白主体上形成极其复杂的裂隙和凸起等。无论是蛋白质的形状，还是其电荷模式，都是衍生自氨基酸序列的特征。有时蛋白质只在前端有一种类型的裂隙，而尾端有能够匹配这个裂隙的凸起，很像乐高积木。在这种状态下，同一种蛋白质分子会首尾相连，形成长长的细丝结构，具体长度不定（请见图3）。而更常见的状况是，每个蛋白质只能识别其他蛋白质或其他分子上而不是自身的结合位点，这意味着它们不能形成无限延伸的、类似于晶体的线状结构，取而代之的是与其他确定数目的蛋白质结合在一起，形成具有确定结构的多成分复合物。这类复合物对细胞十分重要，因为它们就如某种小型机械装置，可以运行某些复杂的化学反应，或是参与装配某些因为过于庞大而不能自主形成的结构。上文提及的那些读取基因的蛋白复合体就是一例。

蛋白复合体所代表的这种组织层次把我们带入了新的领域。蛋白质装配成复合体所依赖的信息就储存在蛋白质中（在这个例子中，"信息"本质上和结构是同一样东西）。因此，这就进入化学领

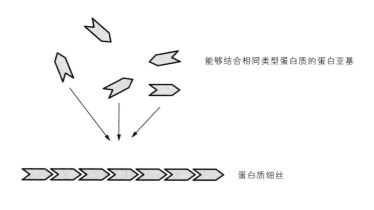

能够结合相同类型蛋白质的蛋白亚基

蛋白质细丝

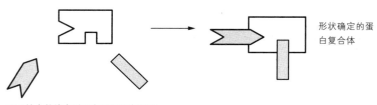

形状确定的蛋白复合体

可以结合其他类型蛋白质的蛋白亚基

图 3 蛋白质通常有一定的电荷模式。当电荷模式或形状互补，不同蛋白质上的裂隙和凸起就可以非常牢固地结合在一起。如果某种蛋白质的一端可以结合同种蛋白质的另一端，就会形成蛋白质细丝，其中每个分子就是其中相对独立的一环。如果一种蛋白质只能与其他蛋白质结合，就会形成有确定大小和形状的蛋白复合体。转录和翻译基因的蛋白质就是这种类型。

域了，而且结果总是一样：可靠、可复制，但缺少灵活性。生物结构在更大尺度上有着更多变化，而这些变化是对环境的适应。比如说细胞的整体形状就必须契合它所在的组织。同样，这个细胞与相邻细胞建立起的一系列联系，必须与它相邻细胞的位置相匹配。因此，这种更大尺度上的生物结构并不仅仅由它们分子的化学结构所包含的信息决定，还需要额外的信息。从之前仅由内部的信息决定结构，到外来的信息也参与调节，这种转换带我们跨越界限，从纯粹的化学范畴进入生物学范畴。在生物系统中，多层级的调控加入化学上的自我装配过程，形成了能够组织结构来适应环境和生命所需的系统。而我们之前提过的适应性自组织，在这里就变得尤为重要了。适应性自组织是解释这个现象的关键：人体中的几千个基因和蛋白质，无论哪一个都不可能描述出人体结构和功能的概念（无论以哪种语言），却能制造出人类机体。这就和工程项目形成了鲜明的对比：建造工程时总需要用到来自外部的工作人员或机器人，按照正确的方式把各部分拼装到一起。接下来的章节会详述，适应性自组织为何对人类发育的各个层级都极为关键：从单个细胞里分子的自组织，一直到大尺度上复杂组织的构建。

生物结构最后一个特别之处来自生命受到的重大限制：生命的运转不能停下来，不能为某种需求从头开始构造。人类主导的工程可不是这样的，例如在制作电脑和飞机时，人们只希望完工之后这些东西能够发挥功能，并不指望结构还未完工的时候能有什么用。发育中的胚胎所受到的约束是，无论发育到哪个阶段，都要兼顾维持自身的生存。管道工人如果想把新的分管道连接到建筑主管道上，首先可以断开主管道切断水流，然后接入三通管，再重新通入水流，这就算完工了。但如果人类在生长过程中也采用这种方法给有需求的大动脉增加分支，那不等完工，人体就会因失血过多而亡。对人体内的其他基本系统来说都是如此。在发育过程中要维持生存的绝对前提，极大地限制了人体的构建过程。这也是人体的构建过程看起来如此奇异的另一个原因。而我们把这个构建过程与普通的工程项目相比较时，有时又觉得它们太复杂了。

　　我们致力于理解自身的起点时，必须准备好超越那些基于人类工程的平凡类比，学会从胚胎自身逐渐发育的角度来看待它。这将是一场踏入陌生领域的旅程，需要摒弃那些有关工程的比喻，采用新的思考方式。毕竟不是我们建造了胚胎，而是它们造就了我们。

第一部分

草　图

2

从单细胞到多细胞

我身形巨大，我包罗万象。——沃尔特·惠特曼

生物中最大的讽刺之一就是，人类的身体大约是已知宇宙中最复杂的单一实体，[①]但它的缘起十分简单。一个成年人由超过37万亿个细胞构成，这个数字是银河系中星星数量的十倍，或者可以换个更贴近生活的比喻，是一个沙滩排球场上沙砾数量的十倍。这37万亿个细胞不是随意地堆积在一起，而是以一定的模式排列和连接。这个模式真是非常复杂，所以即使解剖学研究从两千年前就已开始，我们仍未掌握所有细节。这其中包含了数百种类型的细胞，每一种都有特有的功能和生活方式，都能各居其位、恰到好处地分裂与更新。而这一切精巧绝伦的运转都起源于单个简单的，甚至可以说是平淡无奇的细胞：受精卵。人们必须从这个毫无架子的细胞开始，创造出一个复杂的自己：就如谚语所说，

---

① 一些研究假定，人类大脑潜在的神经复杂度，比其他所有动物的大脑表现得更复杂。虽然将来可能有研究推翻这个结论。

用自己的靴带提起自己的靴子。[①]

　　转变为复杂形式的重大第一步，就是从单细胞转变为多细胞。这是必经之路，因为任何复杂动物想要存活下来，总是需要同时运转很多件事。此时此刻，你正在呼吸、消化、降解化学毒物，让你的头发生长，制造新的皮肤细胞，过滤血液，与潜在的入侵者斗争，调节体温，听、读、思考……看到这里，你很可能还在反思。这些活动，再加上数百个目前没有提及，但也正在运作的过程，都利用着不同的蛋白质和化学通路。有些在同一个地方运转的生命活动显然会起冲突，比如一位母亲一边为婴儿制造奶水，一边又要消化自己喝下的奶茶中的奶。生命过程中所需的蛋白质和所涉及的基因功能有很多细节上的不同，这些带来了微妙的"冲突"现象。类似的例子还有很多。

　　复杂生命体通过划分区域来解决这个问题，遵循的原则就是在不同的地方进行不同的活动。身体被规划为各司其职的器官，器官又进一步划分为不同的组织：每个组织行使器官的不同功能。组织由细胞构成，每个细胞又有自己特有的使命。每个细胞中的大多数分子都可以自由移动，所以细胞很难开展多线程工作。细胞内部还有很多"隔间"，每个部分都能行使稍有区别的功能。本书的第8章将以此为中心议题，细述细胞如何在胚胎中导航与移动。即便如此，细胞同时执行多个功能的能力仍然十分有限，因此我们可以把细胞视为只能同时做一两件事情的基本单位。也正是基于这个原

---

① 意为用自己的努力改变自身的处境。——译者注

因，对构建复杂的身体来说，先让自己拥有各种各样的细胞就成了必不可少的步骤。

对细胞发育而言，细胞如何从一变二，又如何重复这个步骤变成很多个细胞，这里的机制至关重要。不仅如此，这一机制也阐明了简单的分子如何通过组织自身，在一个比分子大得多的规模上完成卓越的壮举，还有如何在完全没有前期计划的条件下构建出了细节惊人的结构。这些问题是从全局去理解胚胎的基础。因此，本章将致力于讲述细胞的分裂机制，之后凡是提及细胞分裂的部分，我们都将默认读者已经掌握了这些知识点。

人类的发育始于受精卵，它作为细胞可以说大得异乎寻常，直径大约为 0.1 毫米，是人的裸眼刚好可以看到的尺寸。成年人身体里的细胞大多数都小得多，直径只有 0.01 毫米，体积只有卵细胞的千分之一。这意味着受精卵通过一分为二、二分为四、四分为八地分裂自身就可以形成多细胞的胚胎，并不需要停下来先让细胞生长。这种增殖方式就是卵裂。它极为有用，因为胚胎通过卵裂推迟了通过获取食物来保证生长的时间，直到成为一个多细胞实体，能够划分出专门用于获取食物的一部分。

由于没有生长，细胞一分为二几乎就等于子细胞均分了细胞内的蛋白质等所有分子。也就是说如果净体积不变，细胞内部的蛋白质和营养物质浓度也没有发生变化。在这些常规表现中，DNA 是一个明显的例外：未分裂的细胞有 46 条染色体（23 条来自父亲，另外 23 条来自母亲），但每个分裂出的细胞也需要 46 条染色体。因此在每次细胞分裂前，染色体总需要复制一次。此外另有一套机制来保证细胞分裂后可以把染色体平均分配到子细胞中。这不仅要确保每个子细胞得到 46 条染色体，还要保证每个子细胞都获得了完整的染色体：一半来自父亲，一半来自母亲。实现染色体正确分配的这套机制是动植物的重要特征，已经存在了 25 亿年。但在 200 万年前左右，能够尝试理解这套机制的动物才出现在地球上。

从很多方面看，DNA 的复制都是这个过程中最简单也最古老的部分，已经存在了至少 35 亿年之久。DNA 分子是一对由核苷酸构成的链条，这是染色体复制的基础。如果一侧链条上的核苷酸是"A"，那么另一条上相同位点对应的必然是"T"；如果这一条上是"C"，另一条上与之对应的必然是"G"。这种严格的配对规则由核苷酸 A、T、C 和 G 自身精细的化学性状决定，这意味着每条 DNA 单链都携带了足够的信息，足以决定与其配对的链条的序列。细胞需要复制 DNA 时，多种酶的复合体首先会分离两条 DNA 链条，然后给每条单链装配上新的配对单链。新链条上的核苷酸序列由原始链的 DNA 序列决定。每条新链都和原来的结合，以保持特有的结构。结果就是一条 DNA 双链分子变成了两条。DNA 就此复制成功。完成复制后，DNA 会结合蛋白质，一同构成染色体。

一旦单细胞胚胎中细胞的 46 条染色体完成复制，它们就要被转移，从而确保来自父亲和母亲的各一个副本都被精确地分配到了每个子细胞中。这个任务可以分解为以下几个子任务：（1）明确两个子细胞的中心位置；（2）让所有染色体排列在两个中心的正中间；（3）将复制好的染色体从中间拉开，让每个副本进入一个子细胞；（4）分离子细胞。其中每个过程都由分子驱动，但要在比单个分子尺寸大得多的规模上协调合作。以上的每一项任务都要完成得恰到好处，虽然在染色体等关键组分上，前期的位点非常多变。因此这些过程高度依赖适应性自组织，为阐明自组织运作的相关原理提供了极好的示例。

第一个问题就是如何定位子细胞的中心。最容易的切入点是先来理解一个普通的、没在准备分裂的休眠细胞如何确定自己的中心。乍一看这似乎是个微不足道的过程，但是越思考越会发现这是个棘手的问题。通常来说，细胞并没有可预期的精准形状；很多细胞的形状取决于它们直接接触的环境，这就排除了事先规划好形状的可能。一个典型的人类细胞直径为 0.01 毫米，这对拥有细胞数量达万亿级别的我们来说实在太小了。但是细胞的直径还是一个典型蛋白质分子长度的 1 000 倍。无论如何，蛋白复合体还是找到了细胞的中心。如果以人类身体的尺寸来比拟这个场景，那就像一个人身处伦敦的阿尔伯特音乐厅，既蒙上了眼睛又堵住了耳朵，只能通过触摸去寻找音乐厅的中心。

确认细胞中心的机制非常精巧，它也说明了为什么那些看起来微不足道的生化细节对细胞这一生命装置的功能至关重要。这场表演中的明星角色是微管蛋白。这种分子可以互相联合，形成长长的管道：微管。单个微管蛋白的连接方式十分独特，微管蛋白很难自主地聚合在一起，但是往一条已经形成的微管上添加蛋白从而让它变得更长则相对容易。因此，微管一般不是自主形成的，但是一旦形成，就倾向于变得越来越长。微管蛋白的另一个古怪之处在于每个蛋白分子有两种状态："新鲜"与"陈旧"（新鲜＝结合了GTP，

陈旧 = 结合了 GDP；GTP 会水解成 GDP 与 Pi）。新鲜的分子会逐渐衰退到陈旧状态。只有新鲜的分子可以连接到已有的微管末端。仅当末端的蛋白处于新鲜状态时，微管蛋白才能保持稳定（只要微管的末端保持新鲜，主要部分的蛋白处于哪种状态都无关紧要）。[1] 一旦末端衰退，微管就开始解体，整个过程会沿着微管持续进行，直到进行到末端新鲜态的微管蛋白处才会停止，从而使得微管维持稳定。与那些刚刚衰退为陈旧态的末端蛋白相比，微管主体部分的蛋白很可能早就变成了陈旧态，也就没什么能阻止这条微管解体了。微管会因此发生灾难性的分解。唯一不借助外来分子而使得微管保持稳定的方法，就是让微管保持快速增长的状态，让新鲜蛋白加入得比衰退得快。若无外力介入，微管通常不是快速生长，就是发生灾难性的崩解。而这种始终悬在微管蛋白头上的衰退可能，导致长微管的数量总是比短的少。这种机制对细胞定位自身的中心来说十分重要。

由于微管蛋白分子很少自主聚集在一起形成微管，而细胞里有专门的蛋白复合体可以催化这个过程。这些复合体都位于一个关键结构——中心体的内部，从中心体延伸出去的微管就像轮胎上呈放射状的辐条。[2] 只要微管生长得够快，末端保持新鲜，这些微管就能一直生长到细胞的边缘。有两种关于微管如何帮助细胞找到中心的理论，一种是"推动"机制，另一种是"牵拉"机制，分别由不同的生物实验支持。至于作用于人类胚胎的具体机制基于的是这两种理论中的哪一种还是两种兼有，我们尚不清楚。

"推动"[3] 靠的是微管生长时所产生的推力，直接推向细胞膜。

如果中心体离细胞表面太近，即使是那些很短的微管，也会碰触到细胞膜的表面，然后产生相反方向的力。中心体会就此受到从细胞膜方向传来的强大推力。与此同时，只有那些最长的微管才能接触到细胞另一侧的细胞膜内壁，又由于微管总是有衰退降解的危险，因此这类微管的数量并不会很多。从这一侧推向中心体的微管要少得多，中心体在这个方向上受到的力也就相应小得多。中心体会因为在不同方向上受力不平衡而被推动，逐渐远离细胞膜。仅仅当中心体到各方向的距离相等，受到的推力达到平衡状态，它才会在这个位置稳定下来。换句话说，中心体处于细胞的中心时能达到这种状态（图 4a）。研究人员把中心体放在人工制造的盒子中，通过实验证明了中心体的确可以被"推"到盒子中心。[4]

"牵拉"[5, 6, 7]依靠的是小小的分子马达，它们分散在细胞中，能与微管结合，沿着微管向中心体"行走"。走向中心体移动的过程中，每个蛋白质都会对微管产生微小的拉力，原理就如同人在船上向前走时会微微把船往后推。微管越长，上面附着的马达蛋白就越多，微管受到的拉力就越大。[8]因此，如果中心体更靠近细胞的某一侧，那么向更远侧细胞膜延伸的长微管会比短微管受到更强的拉力，中心体就会受到拉力向着细胞中心移动（图 4b）。人们已经在如海胆和蛔虫等简单动物的受精卵中开展了严谨的实验，证明了"拉"的机制对这些细胞内中心体的移动发挥着重要作用。研究人员用激光切断部分微管时发现，中心体会向另一侧弹回，就好像之前是由承受着张力的微管牵拉着一样。[9]可能在某些细胞中，这两种机制都发挥着作用，长微管产生的强拉力进一步减弱了它们对中

生命的成形

a. 推动模型

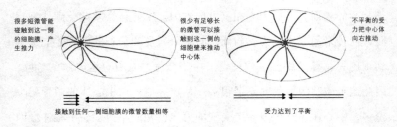

很多短微管能
碰触到这一侧
的细胞膜，产
生推力

很少有足够长
的微管可以接
触到这一侧的
细胞壁来推动
中心体

不平衡的受
力把中心体
向右推动

接触到任何一侧细胞膜的微管数量相等

受力达到了平衡

b. 牵拉模型

长微管上集合了更多的马达
蛋白

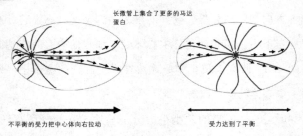

不平衡的受力把中心体向右拉动

受力达到了平衡

图 4　关于中心体如何利用自身放射出去的微管来定位细胞中心的两种理论模型。在推动模型（a）中，微管抵在细胞膜的内壁上，由于短微管总是比长微管多，离细胞膜最近的方向受到的推力最强。牵拉模型（b）靠的是分散在细胞中的马达蛋白，微管越长，上面附着的蛋白就越多。由于微管的每侧都附着很多短微管，只有中心体离细胞膜较远的那一侧才有长微管，所以中心体会被拉向远侧的细胞膜。

心体的推动作用，使得中心体受到的推力更不平衡。

　　无论人类胚胎运用的是"推"还是"拉"，抑或是二者皆用，最终效果都一样：中心体都会自发地移动到细胞的中心。它并不需要"知道"细胞的形状，也不需要任何坐标系统指示细胞中心的位置。这个系统会自行组织。这样，一个自主系统可以从任何状态开始，所要付出的代价是它总是需要能量，只有不断地构建新的微管才能保持拉力。而较高的能量需求正是适应性自组织系统的典型特征。

　　对本章主要讨论的细胞分裂来说，中心体需要明确的不是一个细胞的中心，而是哪里会变成两个子细胞的中心，这样染色体才能移动到正确的位置。幸运的是，对细胞来说，定义两个细胞和定义一个一样容易，用到的机制也并无差别；它需要的就是两个中心体。

　　中心体由围绕在一对互相连接的、包含微管蛋白的短硬管状结构和周围的"蛋白质云"构成。[10] 短棒结构负责组织其他的中心体材料。细胞准备分裂时，这一对互相连接的结构会相互分开；一旦分开，每个短棒结构都会引导产生一个新的短棒结构与自己配对，这样就会形成两个相距不远的成对的结构。每个结构都会组织中心体材料，让它们围绕在自己周围，促使新的微管形成；这些微管就会把中心体推到细胞的其他部分，形成我们之前描述过的轴辐式系统。当一个细胞内有两个中心体时，它们的辐条就会产生相互作用。按照推动模型理论，从一个中心体发出的微管在推动细胞膜的同时，也会和从另一个中心体放出的微管互相推挤。当细胞里存在另一个中心体的轴辐系统时，中心体就会对自己相对于细胞膜的距离产生"错误的认识"，以为自己偏离细胞的中心，来到离另一个中心体较远的位置（图 5）。同样，依照牵拉模型，每个中心体在另一个中心体的方向上受到的拉力相对较小。这两种机制可能同时在人类身体上起作用，产生同样的效果：中心体不会停留在细胞的中心，而是会去到细胞中心与细胞膜之间的中间位置（图 5）。通过这个过程，中心体分别找到了细胞将来分裂成的子细胞的中心。这

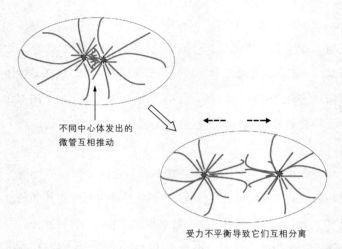

不同中心体发出的
微管互相推动

受力不平衡导致它们互相分离

图5　当一个细胞中有两个中心体时，它们发出的微管会相互作用，使中心体互相分开。

依然是个自发进行的过程，谁也不需要"知道"有关细胞形状的
细节。

　　从中心体放射出去的微管不仅定义了子细胞的中心，也让复制
好的染色体互相分离，从而使得每个新形成的细胞都能得到一套完
整的染色体。为了做到这一点，它们首先必须与染色体互相连接。
同样，在这一机制发挥作用的过程中，所有的参与者都不需要事先
知道其他参与者的位置。这个系统同样利用了微管的不稳定性，即
它们生长一段时间后就倾向于出现灾难式的崩溃，微管裸露的一端
尤其脆弱。但如果它们镶嵌在某些微管结合蛋白中，就会变得相对
稳定。每条染色体都有一个特定区域含有微管结合蛋白。生长中的
微管如果偶然碰到了染色体的这个区域，就得到了保护。[11] 在这样
一个系统中，微管随机生长，也随机消亡，而与染色体结合的那

些则变得稳定。最终，所有的染色体都会与微管结合，并且相当稳定。

微管和染色体间的连接简单且随机，但可能足以保证每个染色体都会移动到未来子细胞的中心。不过，细胞分裂需要的远不止这些。它们还需要保证每个细胞拿到每条染色体的一个副本，比如说如果复制自父亲的 9 号染色体的一个副本连接在某个中心体的微管上，那么该染色体的另一个副本就必须连接到另一个中心体的微管上，如此才能保证每个分裂后的子细胞可以各得到一个副本。每条染色体通过 DNA 复制得到两个副本，它们之间由特殊的蛋白复合体连接在一起。如果两套不同的微管系统以及它们的马达蛋白开始"拔河"，试图把两份染色体副本拉向不同的中心体，这些蛋白复合体就会受到机械拉力。此时它们会发出信号，让微管变得比不受到拉力时稳定得多。[12] 如果染色体的两个副本，即姐妹染色体连接了来自同一个中心体的微管，它们就不会受到这种拉力，那么微管很快就会降解。相反，如果姐妹染色体连接的微管来自不同的中心体，这些中心体会把它们向不同方向牵拉，它们就会发出强烈的信号让微管处于稳定状态，微管也就更可能存在相对较长的时间。系统不断改变，不断试探，直到所有的姐妹染色体都被拉向相反的方向。[13] 从能量角度看，这个过程代价高昂，但可以完全自主地进行。即使是通过实验或者演化改变而增加到细胞中的染色体，也能精确复制。

一旦所有的染色体都排列整齐，准备就绪，细胞就可以进入下一个分裂步骤了。原来连接姐妹染色体的蛋白质放开染色体，这些染色体就分别向细胞的两极移动。这个过程必须在染色体排列恰当之后才能开始，否则子细胞可能遗传到不正确的染色体数目，丢失重要的基因。因此，这个系统必须能够防止染色体在没有排列好之前就互相分离。这个系统再一次利用了将姐妹染色体结合在一起的蛋白能够感知张力的能力，即由不同中心体牵拉所产生的相反方向的力。当拉力缺席的时候，蛋白复合体就会持续发出信号：这是一种遍布细胞的特殊小分子，它们会阻止细胞分裂进入下一阶段。实际上，它们就像在用生化语言大叫着"还没好呢！"。只要还有任何染色体没有连接完毕，"还没好呢！"的声音就会一直在细胞内回荡，细胞也就会保持等待。只有当所有的染色体都受到牵拉，所有的信号复合体陷入沉默，细胞才会进入下一阶段。这个系统同样适用于任何数目的染色体。

当所有的染色体都恰到好处地排列在待分裂的细胞中心（又名纺锤体），准备就绪，"还没好呢！"的声音就会沉寂下来，细胞就能开始下一阶段的分裂了。接着，连接姐妹染色体的蛋白复合体就会放手让它们互相分离，微管上的马达蛋白就会把染色体分别拉向两个中心体。[14]一旦所有的染色体开始移动，另一些自主系统就会在由中心体定义的、细胞两极的"赤道"平面上"放置"收缩蛋白（contractile protein）。这些蛋白交错滑动，形成细胞的"腰部"。腰部不断收缩，直到细胞最终彻底一分为二，变成两个新的细胞。

如果把以上提到的这些系统看成一个整体，就会觉得它看起来极其精致且复杂。但如果拆分每个组分单独观察，会发现其实都非常简单。每个组分蛋白只负责一项简单的任务。系统之所以能以一个整体来运作、完成诸如无论自己在哪儿都能准确定位和分离染色体等繁复的任务，其实就缘于简单组分之间的连接，而不要求这些组分自身有多复杂。这个过程的完成尤其依赖参与任务的每个组分，都能得到关于系统完成度的及时反馈，例如染色体是否已经排列整齐。这种对简单组成部分和丰富反馈的应用是生命的特征。我们试图在本章中事无巨细地传达的就是，"愚蠢"的生物分子所构成的系统，如何通过一种由简单造就复杂的模式来解决问题。

用来驱动第一次细胞分裂的系统，在胚胎中一次次地发挥着作用。从现在开始，你可以认为这个过程总会发挥作用。这也是生物的典型特征：当某个原理可以发挥作用，就很可能被一次次利用；随着胚胎发育过程的推进，有时候后一次利用也许会比前一次多适应一点儿。第一次分裂一完成，两个子细胞就都开始复制染色体并分裂，如此一来，胚胎中就有了四个细胞。类似的过程会持续一段时间，但不同细胞的分裂时间会有细微的差别，因此从大约 16 细胞期开始，细胞数不再呈现完美的二倍卵裂。大多数情况下，早期胚胎中通过卵裂产生的细胞会松散地聚在一起。但细胞大约有 1/1 200 的概率会分开，形成两个细胞团。每个细胞团会形成一个完整的独立胚胎，每个胚胎都会有自己的胎盘和把自己包裹在内的羊膜。这是同卵双胞胎形成的三种方式之一，所占比例也在三分之一左右。早期胚胎可以像这样简单地一分为二形成两个婴儿，这告诉了我们关于早期发育的重要事实：所有细胞都具有同等的形成身体每个部分的能力，也就是说任何细胞都既不掌管全局，也不注定会变成身体的哪一部分（比如头部）。假使细胞已经变得不同，如果一个或者多个细胞已经注定会发育成身体的某一部分，或者已有细胞在掌管全局，那么分裂之后，至少有一个细胞团会缺少某种类型的细胞，或者缺少主管细胞，进而发育失败。成千上万对同卵双胞胎中的每一对，都强有力地证明了卵裂期的细胞有均等的发育机会。

胚胎一旦达到 16 细胞期，就有足够的细胞组成新的形状，细胞也开始变得各不相同。胚胎发育的序曲至此落幕，真正的发育开始了。

3

造 就 差 异

真诚的差异性标志着健康的发展。

——莫罕达斯·卡拉姆昌德·甘地（Mohandas Karamchand Gandhi）

在第 2 章描述的发育过程中，早期卵裂所达成的成就，可以说是对单一过程的简单重复。细胞数量呈指数级生长，但新生的每个细胞都一模一样。事实上，细胞在最初的几次分裂中根本不会使用自己的基因，取而代之的是利用卵细胞从母体那里继承来的分子储备，受精卵分裂出的细胞会均分这些储备。[1] 在发育早期心无旁骛地进行细胞分裂是有意义的：等时机到来，细胞越多，制造身体就越容易。但这个过程不能持续太久，因为简单的卵裂会导致每一代的体积只有它上一代的一半，很快，细胞就会小到不能再小，而此时，细胞的每次分裂之间急需细胞生长的参与。细胞生长需要营养，也意味着细胞必须找到把营养纳为己用的方法。因此，必须有一部分专门为其他细胞提供食物的细胞。许多动物胚胎从卵的卵黄部分获取营养。哺乳动物的胚胎则直接从母体获取资源，但这些区别都不会改变以下事实：在某个时刻，卵裂必须终止，细胞必须开始分化。

　　细胞分化意味着，一开始那些毫无二致的一群细胞不再毫无差异：一些细胞专门做这个，另一些做那个。这将让胚胎面对一个根本问题：分化出不同的细胞需要建立新的秩序和传播新的信息。增加的信息量可以体现在我们对胚胎的描述上：与描述对称的物体相比，我们需要更多的词汇或者数学符号才能描述非对称的系统。比如描述一个带把手的杯子，就比描述不带把手的杯子更复杂。在昆虫等"低等"动物中，母体会提供细胞分化所必需的信息。她会把自己携带的空间信息复制到卵细胞中，以特定分子的浓度梯度为载体，所以每个细胞都在分裂过程中继承了不同数量的分子。分子浓度差异能控制细胞发育的方向。这种不利用基因就把关键信息传递给下一代的方式十分高效。研究人员也曾在哺乳动物身上寻找像这样传递信息的证据，但迄今为止一无所获。人类也不用这种方式，一个原因是人类的卵细胞似乎处处相同。[2]因此，创造差异性（也意味着新信息的产生）就把一个严肃的逻辑问题摆在了人类胚胎面前：如何在没有模式的地方创造模式？胚胎解决这个问题的方案堪称优雅：从几何规律中获得信息。

　　当胚胎中的细胞很少的时候，每个都能占据较大比例的体积，每个细胞都有部分暴露在外。卵裂成 32 或 64 个细胞后，细胞就变得很小，其中一些细胞完全处于内部，被别的细胞包围。另一些细胞则有大约 1/6 的细胞膜对着外部空间。细胞能"察觉"自己是完全被其他细胞包围了，还是有一部分对外浸润在液体中，它们会依据这些信息来决定下一步走向。那些有一部分暴露在外的细胞会激活之前未激活的一些基因，成为胚胎中最早分化的组织：滋养外胚层（trophectoderm）。另一方面，那些没有自由表面的细胞的这些基因仍然保持关闭状态。把简单的物理信息（自由表面）解读为发育信息的能力，使得胚胎不需要事先准备好任何空间计划。细胞也不需要知道自己在胚胎内的精确位置：它们唯一需要探测的是，自己是否具有自由表面。

滋养外胚层唯一需要操心的是，构建出给胚胎其他部分提供营养的结构，而它们永远不会成为婴儿的一部分。[3] 滋养外胚层最先就是把液体泵入胚胎。这些液体不断增加，直到形成一个巨大的、多水的腔体（请见图6）。由于这个腔体的存在，内部的细胞成了偏离中心的细胞团，这个内细胞团贴在外胚层的一个内表面上。仅从外面判断，它们似乎全然不像那些活跃着的、忙着抽泵、侵袭、觅食的外胚层细胞有吸引力。但内细胞团才是将来形成婴儿的那个部分。内细胞团有时候并不是保持一个实体，而是分成两个细胞团，每个都会形成一个单独的生命。就像第2章中提到的双胞胎，这些双胞胎的基因完全相同，但此时他们共享的是同一个滋养外胚层，然而以后它们都会形成自己的卵黄囊和羊膜腔（后文会详述），因此可以相安无事。这是同卵双胞胎最常见的形成方式，大约占比2/3（第三种形成方式非常罕见，后文会提及）。

当外部的细胞运输液体、使得整个结构不断膨胀，胚胎应该已经离开输卵管（也就是受精的地方）进入子宫。子宫大多数时候呈"收缩态"，子宫壁皱缩在一起，就像堆在一旁无人使用的橡胶手套。子宫在排卵后的那个星期皱缩得最厉害，因此，刚刚进入子

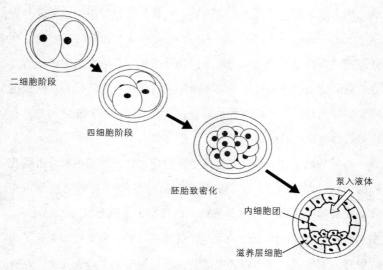

二细胞阶段

四细胞阶段

胚胎致密化

泵入液体

内细胞团

滋养层细胞

图 6 胚胎发育从分裂成两个细胞开始，先发育成致密的胚胎，之后滋养层细胞和内细胞团变得不同，内部形成一个充满液体的空腔。围绕在整个胚胎周围的是坚实的、果冻样的外壳，又被称为透明带。透明带原本就是卵细胞的一部分。

宫的年轻胚胎可以很容易地接触到子宫内壁；然后，胚胎会利用一系列特殊的黏附分子把自己贴在子宫壁上。细胞固着完毕后就会生产新的蛋白质，这些蛋白质会帮助胚胎挤入子宫壁的细胞之间。[4]几小时后，排列整齐的胚胎细胞会如同行军中的部队一样推挤子宫壁，把"魔爪"伸入母体的组织：胎盘由此产生。在这个过程中，子宫的许多细胞被杀死，它们的残骸被饥渴的胚胎当成营养物质吸收。母亲对这种袭击的反应导致自身更多的细胞死亡；受精十天后，这些破坏形成了一个很大的溃疡样空腔，使得胚胎可以整个躺在其中。在人类和其他动物体内，子宫内膜会重新生长，填补这些被破坏的地方。

人类胚胎的生长模式本质上是一种寄生，但对这个说法，我们无须过于紧张。我们可以把胚胎视为一种寄生物，但是容忍这个寄生物是母体完成繁殖的唯一方式，这对物种生存而言不可或缺。实际上，母体不仅容忍了后代的寄生，甚至鼓励这种寄生：如果母体和胎儿发出分子信号进行交流的通路被打断，胚胎就不能着床，怀孕就会失败。[5]

受精后的胚胎在母体的生殖系统内移动，从输卵管离开；有时候胚胎转移得特别缓慢，以至于在胚胎本应开始着床的时候还没有到达子宫。导致胚胎移动迟缓的一个常见因素是衣原体感染，[6]这在现在的女性中并不少见。[①]无论身处何处，发育到特定阶段的胚胎仍会一边生长，一边总在尝试着床。如果它还在输卵管中，就会在输卵管安家，进而导致异位妊娠（宫外孕）。输卵管并没有供养胚胎生长的能力：从物理性质看，它个头不够大，也不能像子宫那样延展；从生理上看，它也没有提供营养和血液的能力。在这种情况下，妊娠常常会自主终结，这是导致流产的一种常见原因。也有很多时候，人们需要进行人工流产，从而保护母亲的生命。

在胚胎启动自我分化程序、把自己打造成一个婴儿之前，内细胞团的所有细胞都有形成身体中任何细胞的潜力（至少在小鼠身上是这样的。因为伦理问题，我们不能在人类身上做这类实验）。当研究人员需要描述那些细胞可以形成的细胞范围时，他们常用一种

---

① 当然了，衣原体绝非导致宫外孕的唯一原因，有些宫外孕根本找不到原因。

生命的成形

类似于分权树的图解来表示这些范围和它们出现的时间。图 7 就是一个小小的例子。从这种图解中可以看到，所有可能的辐射分化，最终都来源于这棵分权树基部（stem）的一种细胞。所以这类细胞又被称为"干细胞"（stem cell）。这个词从德语词 *Stammzelle* 转化而来，1906 年由俄国组织学家亚历山大·马克西莫夫（Alexander Maximow）创造，用来表述处于各种血液细胞"树"基部的细胞。

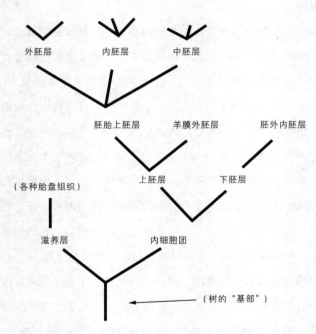

图 7　这是一张典型的树状图，总结了细胞如何从胚胎早期的发育阶段转化到更成熟的阶段。读者可以从下到上地阅读这张图，其中包含了本章和下一章中提及的转化事件。一张包含了人体内所有发育过程的树状图会含有上百个分支，可以向上延伸到很远很远。就这类树状图而言，无论是起源于发育伊始，还是细胞已经进行了某种程度的分化，位于基部的细胞都被认为是上方分支的"干细胞"。关于"干细胞"的正确用法，正文中给出了详细的解释。

根据研究人员的关注点不同，"干细胞"可以指仅能形成身体中某几类细胞的细胞，也可能是形成一大片很多类型细胞的细胞。

近来，人们在"干细胞"一词的使用上加上了一些新的限制，很多论文作者坚持：只有那些不仅能分化成树状图上部枝干上的细胞，还能维持自身数量的细胞才能被称为"干细胞"（马克西莫夫最初使用这个词时，并没有特别指定这一点[7]）。幸运的是，这种定义上的微妙更改并不会影响我们把这个词用在内细胞团上。这些细胞团位于图7分权树差不多最底部的右侧，它们不断地更新着自己的数量，即使从胚胎中取出放到培养瓶中，它们也会继续更新。它们可以形成身体上几乎所有的组织。因此有时候人们也称它们为胚胎干细胞（embryonic stems cells），或者简称为"ES细胞"，特指那些从胚胎中取出、在人工培养下生长的细胞。[8]

过去十几年间，ES细胞对生物医学的研究产生了重要的影响。科学家采用的常规实验路径就是设计和改造小鼠胚胎干细胞的基因，然后把改造后的细胞注入正常小鼠胚胎的内细胞团中。由此，他们便会得到一些带有混合细胞的小鼠：一部分细胞来自没被改造过的内细胞团，另一些来自用基因工程改造过的ES细胞。在多数情况下，这些细胞都混合得非常成功，因此雄性小鼠产生的部分精子就会带有改造过的基因。这种小鼠通过正常交配产生的一部分后代，其全身的细胞就会带有这些被改造过的基因。这种技术使得科学家可以改造出带有人类疾病的动物"副本"，这样就可以在小鼠身上开展研究，从而更好地理解疾病，寻找更有效的治疗方法。[9]目前，全世界有成千上万只这样的小鼠，本书提及的很多结论都取自相关实验，比如让特定的基因发生突变，或者敲除某个基因，再观察这些改造对小鼠的妊娠和胚胎发育会造成怎样的影响。

人类也有 ES 细胞。[10] 我们希望能找到控制这些胚胎干细胞发育并分化出各种细胞类型的途径，从而可以利用它们修复业已损坏的人体组织，或是制造出可以用于移植的新组织。虽然这么有用，但并不是每个人都欢迎这种细胞，因为想要建立 ES 细胞系，只能通过破坏早期的人类胚胎才能获得。在一些人的认识中，发育早期的人类胚胎具有变成一个人的潜能，所以觉得应该把它们视为一个人。持有这样观点的人认为，破坏人类胚胎等于谋杀，是不可接受的，无论后面会产生怎样好的结果，都不会改变这一事实。还有些人则认为，胚胎还远不具有人的特质，它们不能思考，也不懂感受，不应当受到特殊的保护。还有一些人的想法可能介于这二者之间：如果符合某种伦理准则，他们就可以接受把胚胎用于科研。最近的一项研究发展也许能帮助人们从这种伦理两难中找到一条出路。来自日本的科研团队研发出了把小鼠的普通体细胞转变成 ES 样细胞的方法，他们把这种细胞称为诱导多能干细胞（简称"iPS 细胞"）。[11] 为了证明这些细胞与 ES 细胞的相似性，他们用这类细胞取代普通内细胞团的胚胎，成功孕育出了小鼠。这项技术并不难实现，目前已经广泛应用于世界各地的实验室。很多科研人员还把这项技术延伸到了成年人类细胞，制造出了类似于人体 iPS 的细胞（这里用"类似于"是因为，出于伦理考虑，我们不能进行终极实验，像制造小鼠那样用这种细胞造出一个人来）。如果 iPS 细胞真的与人体 ES 细胞完全一致，这些争论将不复存在。这意味着我们

本来用在 ES 细胞上的操作都可以在 iPS 上进行，也意味着不破坏
人类胚胎就可以在生物医学上取得相同的进展。但是即便如此，对
那些认为只要有发展成人类潜能的胚胎，就应该具有人类权益的人
而言，这可能仍然不是一个好消息：如果我们所有的细胞都有变成
iPS 细胞（也就是变成人）的潜能，那么又有谁能阻止它们享受作
为人类的权益呢？

　　在一个普通的胚胎中，内细胞团只在很短的时间内具备这种
多能性，在此之后，它们很快就会开始分化，变得各不相同。由于
胚胎中有一个充满液体的腔体，在体积一开始没有很大变化的内细
胞团中，部分细胞会被其他细胞完全包围，还有一些细胞现在有了
自由表面。这些自由表面再次打破了细胞间连接的均一性，让与液
体接触的那些细胞变得与众不同。这些细胞会变成致密的密封细胞
层，即下胚层。[①] 人们曾经认为下胚层的产生是细胞对位置的直接
反应，但最近的实验表明，内细胞团中的某些细胞随机地提前做好
了变成下胚层的准备。一旦胚胎有了与液体接触的面，这些细胞就
会迁移到表面，其他细胞则会退入细胞内部。[12] 无论采用哪种方式，
自由表面再次界定了空间秩序（图 8）。部分下胚层细胞停留在它们
形成的地方，但更多的细胞会向外延伸，排列在滋养层细胞上，形
成一个中空的囊状，即卵黄囊——沿用这个名称是为了和"低等"
脊椎动物带有卵黄的胚胎保持一致（图 8）。

　　内细胞团的剩余部分分开形成两层细胞。直接与下胚层相邻的

───────────

① 下胚层通常被称为"原始内胚层"（primitive endoderm），与哺乳动物相关。本书
使用了"下胚层"一词，避免与另一种"内胚层"（endoderm）混淆。

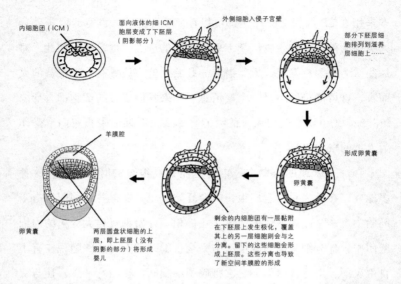

图 8　胚胎再一次使用了自由表面的"诡计",让其中一面直接与液体接触的那层细胞形成新的细胞类型:下胚层。内细胞团剩下的与下胚层接触的部分也会变得与之前不同,进而形成上胚层。而那些之前覆盖其上的细胞则会发生分离,因而形成新的空间:羊膜腔。上胚层这个看来毫不起眼的盘状结构将形成整个婴儿,其他的一切都会变成在子宫中供养生命的组织。

细胞会黏附在下胚层上,形成一个新的细胞层:上胚层。覆在其上的细胞会脱离,它们与上胚层分离的地方会形成一个新的空间,名为羊膜腔(图 8)。由上胚层-下胚层形成的双层盘状结构:胚盘被羊膜腔和卵黄囊夹在中间,就像希腊字母 θ 中间的那一道。婴儿的所有细胞都将发育自上胚层。[13, 14]

　　本章关注的重点事件都是关于如何打破相同之处的,以及胚胎如何从之前一模一样的细胞上建立起差异。在发育早期,胚胎一次又一次地利用"自由表面"的技巧,因为这样可以把几何结构转化成新的信息。在每次应用中，单纯的局部影响就可以带来大规模的变化，不需要任何细胞纵观全局、运筹帷幄。胚胎一旦有了不同的组织，再创造差异就简单了。举个例子，在细胞类型 A 和类型 B 接触的地方，就可以产生一种新的细胞类型 C，接下来就有了新的接触区（A-C 和 B-C），每个区域都会指定形成其他类型的细胞。因而，这种主要利用外部信号的时期，自由表面之类的结构之后就会被内部的区别所取代。下一章的主题将是这其中最早发生，也是最引人瞩目的机制。

4

形成身体计划

生命里最重要的时刻，不是出生、结婚或死亡，而是原肠胚的形成。

——路易斯·沃尔伯特（Lewis Wolpert）

长大成熟的人回望自己的生命历程时，会意识到自己平淡的生命常常被短暂、突然的变化打断。虽然可能已经为了这些变化进行了数月甚至数年的漫长准备，但这些准备常常很难被我们感知。婴儿的咿咿呀呀是一点点变得越来越复杂的，然而这个过程十分缓慢，父母几乎毫无察觉，但他们永远都不会忘记自己的孩子第一次说出完整的词的时刻。配偶间的持久关系也有个隐秘的形成过程，慢慢积累信任，一起分享对未来的期待。然而，多数人回想往事时，只能想起自己意识到对方对自己有重要意义的那个瞬间。我们一步步地积累专业技能，但远不如换新工作或者升职加薪带来的变化引人注目。没那么让人开心的细胞损伤也几乎不会引起我们的注意，直到超越某个临界点才变成明确的、能被诊断的疾病，而携带这些细胞的主体则会跨越健康人和病人之间那条微妙的界限。

这种在表面上的持久稳定和突然爆发的改变之间的交替转换，

不仅发生在成年人身上，也发生在胚胎中。如前两章提到的，在胚胎发育早期，一开始只有简单的细胞分裂，没有发生其他事，之后突然发生的转变让每层细胞都变得各不相同，这也就促生了横跨在满是液体的空间中的双层胚盘（图9）。这样的结构与能够被我们辨识为人的形态还相距甚远。如果一个理智的人被告知：这对胚盘将变成动物，他很可能会想到水母之类的物种，因为至少水母的伞状体和胚盘具有类似的辐射对称结构：顶端和底部有差异，但是在垂直方向上可以找出无数条对称轴线（图9）。然而，胚胎此刻已经为迅疾变化做好了准备，两天内进行大规模重组。到时候，几乎每个人都会承认它基本是个婴儿了。以上就是原肠胚的形成过程。

理解原肠胚形成的方法之一，是首先细致地了解身体通过这个过程会形成的雏形结构，然后再去详细了解原肠胚转化成身体中

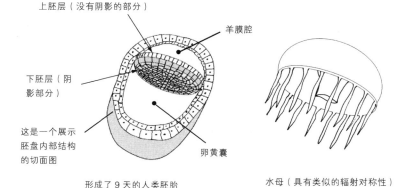

上胚层（没有阴影的部分）

羊膜腔

下胚层（阴影部分）

这是一个展示胚盘内部结构的切面图

卵黄囊

形成了9天的人类胚胎

水母（具有类似的辐射对称性）

图9 人类胚胎中简单的、由上胚层-下胚层构成的辐射对称状的胚盘，以及具有类似对称性的水母。

的各个事件。这种思路或许是最容易理解的，但是可能会传达出一个错误的信息，导致人们认为这些细胞之前就在某种程度上已经知晓了自己将要形成的身体结构，它们之后便向着这个方向努力。事实上，发育并不依赖细胞是否掌握了相关的复杂信息，因为即使对我们拥有亿万个细胞的大脑而言，这些信息仍然复杂到无法轻易掌握。发育靠的是每个细胞对自身周围环境简单、自主的反应。因此，本章会遵循发育的进程，身体随着细胞的行为渐渐浮现，直到最后，我们才会细数最终得到的结构。

故事开始前，我们需要一个声明：因为在人体内研究原肠胚的形成极其困难，本章几乎所有的研究都是引用在动物身上开展的相关研究。关于人类胚胎在体外可以培养到什么阶段，法律上有明确严格的规定。科学家不被允许在体外培养原肠胚，原因我们将在本章的后面部分陈述。这一时期，人类胚胎在解剖结构上的一系列基本变化已经为人们所知，因为此前人们研究过一些取自怀孕时死去的孕妇的样本，还有一些孕妇很可能在没有意识到自己怀孕的情况下选择切除了子宫（胚胎的原肠胚形成发生在怀孕后的第 15 天，大概在女性本来预期月经来潮的时候）。有些样本已有超过 100 年的历史，现在仍被小心翼翼地保存在博物馆中，如今很难获得取代它们的新样本了。原肠胚的相关研究主要集中在鸡和小鼠身上，但它们的原肠胚和人类的不完全相同。小鸡并不在子宫中，而是在鸡蛋里生长；小鼠的上胚层和下胚层呈杯状，而不是盘状：这些都与人类胚胎不同。因而，若要把在这些实验动物身上发现的机制应用到人类身上，可能面临很大的风险，做出太多假设或是有一些细节上的错误。

原肠胚形成的起点就是我们在第 3 章末尾提到的那种胚胎。到了这个阶段，它已经有了很多个支持组织——比如胎盘，还有了两个充满液体的腔体——羊膜腔和卵黄囊。在这两个空腔中间的是上下两层的胚盘：下胚层会形成更多的支持组织，上胚层会发育成婴儿。这个胚盘的边缘各部分还没有明显区别（图 9）。

第一个能（在实验动物中）检测到的变化发生在下胚层。胚盘中部 ① 的细胞开始启动新的基因，包括一种合成 DNA 结合蛋白的特定基因：Hex。[1] 参与触发这些变化的物质和具体的位点尚不为人所知：一种可能是，下胚层所有的细胞都为出现这种变化做好了准备，而大多数细胞都被一种信号蛋白抑制了，这种蛋白质在包围下胚层边缘的支持组织中生成。[2] 而位于胚盘中心的细胞因为远离产生抑制蛋白的地方，所以能不受影响，从而可以启动 Hex 基因。这个抑制机制的运作是科研人员的猜想，然而确实有明确证据显示 Hex 基因启动了表达。这些产生 Hex 蛋白的细胞会从它们周围的细胞中挤出一条路，聚集到下胚层外缘的一个点上 [3, 4, 5]（图 10）。它们选择聚集的位置有什么特殊之处呢？即使在小鼠的相关研究中，这个问题仍然不甚明了。在"低等"动物中，胚胎会根据此前的行为找出对应的位置。在一些物种中，母亲会在卵中留下非对称的位置信息信号，这种非对称性会一直保持到胚胎中。还有些物种会依据极体来留下位置信息，极体是细胞分裂形成卵细胞时遗留下的产

---

① 这是根据小鼠胚盘（极端）而对人类（外胚层中部）胚盘做出的最佳猜测，也许某一天会得到更直接的人类数据，发现现在的认识有误。

物。在另一些物种中，这个聚集的位置好像是由精子进入的位置决定。哺乳动物中可能也有类似的系统在发挥作用，研究人员在小鼠中也已经发现，在细胞致密化时期，胚胎已经表现出了不对称性。[6]但研究人员在人类胚胎上还没有得出明确结论，这也算意料之中。但缺乏这方面的知识终究让科学家十分沮丧，因为表达 Hex 细胞的积累会造成极其重要的影响。它使得胚盘边缘的一处变得与众不同：这是胚胎第一次打破辐射对称，发育出了可见的差异（图 10）。

这些细胞只要来到下胚层边缘，就变成了所谓的 AVE[①]。AVE 细胞会开始分泌自己的信号蛋白。这些信号蛋白会短距离扩散。那些位于 AVE 上方的上胚层细胞处在能够受到影响的距离范围之内。[7]这个阶段的上胚层已经做好准备，可以对来自支持结构的信号做出响应，正是这些信号让它们准备好发展出身体后部的结构。如果上胚层细胞在此之后都没有受到什么阻碍，它们就会全部向着这个方向发育，胚胎便会呈现出病态。AVE 发出的信号正好会发挥相反的作用，这些信号会抑制这个进程，诱导那些产生头部结构的基因开始表达。[8]如果 AVE 的信号蛋白没有成功产生，胚胎就永远不会发育出正常的头部（图 10）。AVE 的位置成了胚盘圆周上独特的一点，为位于上层的上胚层赋予了极性，离它最近的点发育成了最像头的结构，最远的位置就变成了身体的后端。只有在距离 AVE 最远的地方，细胞才不会受到 AVE 信号的影响。这似乎对上胚层完成第一个直接可见的变化有着极为重要的影响。这个地方的上胚层细胞

---

① 本书末尾列出了所有缩写的完整表达，但是在 AVE 这个缩写中，"V"和"E"代表的术语更容易引起误解，所以本章只使用缩写。

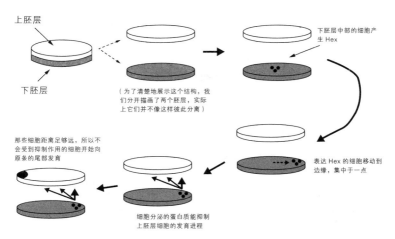

图 10　辐射对称性打破了。一群位于下胚层中部的细胞启动了 Hex 基因的表达，移动到胚盘的边缘，聚集在一起。由于打破下胚层辐射对称结构的过程所产生的蛋白质会干扰上胚层中的信号发送过程，上胚层的对称性也被打破了。

会产生一种信号蛋白，吸引周围的细胞向着它移动。[9]这种吸引力和细胞移动标志着另一种极为重要的结构开始生成。这个结构有一个毫不起眼的名字：原条（图 10）。

　　研究人员通过在鸡胚胎中开展的实验，证实了下胚层边缘的 AVE 细胞在决定原条产生位置时所发挥的初始作用非常重要。他们采用的研究方法是在胚胎正在打破辐射对称时，把下胚层旋转到另一位置上。[10]结果表明，上胚层会依据新的位置信息安排原条的形成，从而证实了下胚层能够有效地控制方向。

　　当更多的上胚层细胞聚集在一起，它们堆积推挤，会使原条沿着上胚层的半径方向逐渐向内部拉长（图 11）。随着越来越多的细胞加入原条，留在圆形边缘的细胞数量就越来越少，因此条形越来

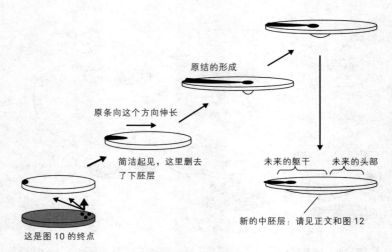

原结的形成

原条向这个方向伸长

简洁起见，这里删去
了下胚层

这是图 10 的终点

未来的躯干　　未来的头部

新的中胚层：请见正文和图 12

图 11　原条的伸长和原结（下一章会解释的术语）的形成。

越长，胚盘的整体形状变得越来越窄。原本正圆形的胚盘变成了椭
圆形，简单的辐射对称不复存在（图 11）。椭圆的长轴是身体长轴
形成的第一个标志，这条轴线从身体的头部顶端一直延伸到脊椎的
最远端（描述大多数动物时，用"一直延伸到尾巴尖儿"的说法很
自然，但用在人类身上会让人觉得哪里不对劲）。原条最开始形成
的部分靠近圆的外缘，这里将是臀部的位置。最后形成的部分接近
现在椭圆的中心，这个地方距离形成头部的位置不远。在人类成形
的过程中，第一个可见的、标志着人类身体形成的，就是臀部的形
成，头部的形成是后来的事了。这也是胚胎学在提醒我们：别把人
类想得太高贵。

　　AVE 会指定原条在上胚层的哪个部位形成。AVE 在这个过程
中扮演的角色会导出一个有意思的结果。如果表达 Hex 基因的细胞

没有成功地聚集在一起，而是形成了两个分离的小 AVE，那就会形成两个信号中心。在这种情况下，上胚层上可能会形成两个原条。这是形成同卵双胞胎的第三种方式，也是最罕见的一种，在所有同卵双胞胎的妊娠中出现概率小于 1%。

　　如果有两个完整且互相独立的原条形成，它们就会各自发育头-尾轴，成为两个身体。这些双胞胎在同一个上胚层形成的时期远晚于羊膜腔的形成，因而这种双胞胎将共用一个羊膜腔和同一个绒毛膜腔。这和第 2 章中提到的分别具有羊膜腔和绒毛膜腔的双胞胎不同，和第 3 章中提到的只共享绒毛膜腔的双胞胎也不一样（只要看一下双胞胎共用几个腔体，就可以知道他们的类型）。在同一个上胚层上发育出两个原条是一个危险的过程，因为两个身体之间没有明确的界限，而且总有不能完全分离的风险。如果分离失败，这些双胞胎出生时依然会连接在一起，共享身体的一部分。而他们共享的身体部分通常都十分关键，比如共享重要的内脏器官。根据共享结构的不同，有些连体人还是可以健康地生活下去，虽然可能会遇到不少困难。昌·邦克（Chang Bunker）和恩·邦克（Eng Bunker，1811—1874）可能是历史上最有名的连体人了。[11, 12] 19世纪，他们跟随巴纳姆（P. T. Barnum）的马戏团巡演多年。那时畸形秀还没过时，许多马戏团的标志性节目是展示长胡子的女人、侏儒、巨人和肥胖病人，他们要承受人们好奇但又毫不同情的目光。邦克兄弟这对闻名世界的双胞胎，以他们出生的国家给自己起了艺名：“暹罗（即泰国）双胞胎。”如果他们出生在现代，很可能一出生就通过手术分离了。但也有些连体人的情况更复杂，根本不可能进行分离手术，或者要以放弃其中一个生命为分离的代价。这种情况给人类伦理和外科医生都带来了挑战。

实际上还有更复杂的情况。如果上胚层没有形成两个分离的原条，而是即使在连体已经发生之后依旧产生了两个不同的体轴，形成了类似"Y"形的、不完全复制的两个原条，就会导致初生婴儿有两个头，也许还有两个脖子，共用同一个躯干。令人困惑的是，这种情况常被命名为双倍轴（axis duplication，这个名词令人困惑的原因在于，如果他们真的具有完整的两个轴，那就会发育成正常的双胞胎，而形成这种"Y"形轴线恰恰是因为它们并不是完全的二倍轴）。这种类型的双胞胎在人类中极为罕见，通常会导致流产、死产，即使婴儿最终出生，也活不了太长时间，很多婴儿都变成了解剖或外科博物馆中的标本，常年漂浮在密封罐里。也有一些罕见的幸存者，最受关注的是阿比盖尔·亨塞尔（Abigail Hensel）和布列塔妮·亨塞尔 (Brittany Hensel) 姐妹，她们出生于 1990 年，现年 30 多岁，她们有各自的脖子和头部，同时共用一个身体。她们的头部能完全独立地活动，比如阅读；她们需要互相配合才能完成另一些活动，比如走路、弹钢琴和驾驶（对加州政府来说，发明一种适用于这种情况的个性化驾驶考试也是一个挑战）。双倍轴在爬行动物和两栖动物中更常见，存活概率也相对更高。有一条名为"我们"（We）的双头锦蛇在圣路易斯城市博物馆生活了 8 年，21 世纪初成了那里最有魅力的明星：不仅因为它们特殊的身体结构，还因为它的每个头都有独立的意图，会不时地陷入争吵。人们甚至还发现了一只成年双头蜥蜴的化石。[13] 人们可以通过干扰信号机制人工诱导形成二倍轴的青蛙，干扰的部位相当于哺乳动物中上胚层－下胚层之间的信号系统。事实上，这就是人们一开始识别信号机制的方法。把哺乳动物 AVE 产生的头部形成所必需的一种蛋白质注入青蛙胚胎，可以诱导青蛙额外长出一个头。科学家因而以刻耳柏洛斯（Cerberus）命名这种蛋白质。这个名字来源于希腊神话中地狱之门的看门恶犬，传说它有多个脑袋。

　　有些生物伦理学者依据这种一个原条对应一个人的关系，认为原条的形成是人类发育过程中一道关键的伦理界限。这种观点主张：在原条形成之前，胚胎还不确定会形成几个个体，因此不能把此前的胚胎等同于人类。如果把这种主张引申开去，那么也就是说，这些不能等同于一个人类个体的实体，就不能享受作为人类的权利；再进一步说就是，在这道界限之前对胚胎进行操作是可以接受的，但在此之后就不行。与之相反，一旦一个或一个以上的原条成形，"人"的数目就确定了，就不能再进行试验。像这样的推理思路，以及其他类似的尝试在胚胎的某个阶段划定伦理边界的做法，包括对这个边界下定义，都受到一个根本问题的制约：制定法律的人希望能在"还不算是人"和"现在是人了"之间找到明确的界限。如本章开头所述，发育的某些方面的确存在阶段性的变化，但其他一些方面（比如大小）只会逐渐变化。人格的出现很可能也不是一步到位的，而是经过了一系列步骤才从仅仅具有发展出人性的潜力到变成一个真正的人，这个过程可能持续数月，甚至可能数以年计（大脑中神经元的连接也会在出生后持续变化）。事实上，我们对人性、对自身人格的生物学基础还认识得远远不够，所以就连诸如"我们的人格是突然从无到有，还是逐渐成长"之类的问题都还不能回答。这也是为什么当下的伦理争论要依靠诡辩术，尝试在发育的时光沙漏中划出一条明确的界限。

在原条形成的过程中，依然有细胞不断地聚集到这里。随着越来越多细胞的到来，原条的中部塌陷，形成一道狭长的下陷，接近胚盘中央的一头形成一块大而平的凹陷，名为原结（或原坑，node）。原结的细胞会产生大量的信号蛋白，这些蛋白不仅可以吸引更多的细胞，还会让这些细胞之间的连接减弱，启动这些细胞内把它们转变为其他类型细胞的基因。那些距离原结最近的细胞接收到的信号最多，因而应答得最强烈。那些细胞之间的连接变得松散，加上有了更强的迁移能力，它们开始脱离围绕在周围的层状胚盘。[14, 15, 16]它们的脱离过程从上胚盘的底部掉落开始，从原结处沿着原条向尾部扩展。因此，与上肢相比，身体的后部细胞脱落得晚得多；而当细胞掉落后，原来位于它们旁边的细胞就会填补剩下的空间，它们也会走上和老邻居同样的路。

位于头-尾轴特定位置的、沿原条脱落的第一批细胞会加入下胚层，它们会推开之前这里已有的下胚层细胞，如此一来，下胚层的中轴就被新的细胞占据（图12）。这层细胞一旦就位，就有了新的名字：内胚层（意思是"内部的皮肤"，因为它们将来会形成肠道以及与之相关的其他器官的管道，如肝管和胰管等）。后期脱落的那些细胞只是松散地联系在一起，而不会形成细胞层。它们会形成疏松的填充材料：中胚层（mesoderm，meso意为"中间"，因为它位于内胚层和最后一层之间）。那些最终也没有脱落而始终留在原结后面最上层的细胞变成了外胚层（ectoderm = "外部的皮肤"）[17]。因此，原条和原结不仅定位了胚胎的头-尾轴，还把原来仅有一层的上胚层转变成了三个完全不同的胚层：内胚层、中胚层和外胚层。这个阶段的胚胎也称为原肠胚（图 12）。几乎所有的动物都有这三个基本的胚层。①

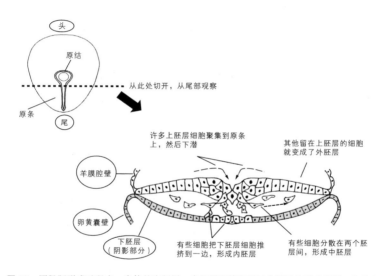

图 12　原肠胚形成过程中，身体的内胚层、中胚层和外胚层三个胚层的形成过程。左上方的简图描绘的是从羊膜腔向下看时，已经形成原结的上胚层。下胚层位于其下方，所以不可见。主图部分描绘的是通过原条（虚线线条指向的地方）的一个纵剖面。原条的细胞聚集到像谷地一样的凹陷中，从这里穿过去。它们要么推下胚层的细胞挤进去、变成内胚层的一部分，要么停留在两个胚层之间，形成新的胚层——中胚层。那些留在上胚层的细胞形成了外胚层。

———————————

① 水母等较原始的动物只有内胚层和外胚层。

由于细胞不得不移动到原条处才能通过原条向下迁移，它们下潜的时间就与之前所在的位置和原条之间的初始距离密切相关。靠近中线的细胞只需移动很短的距离，而且下潜得较早；而那些距离较远的细胞只有在前一批细胞之后才能行动，而当它们开始下潜时，之前的细胞早就不在此处了。原肠胚形成过程中，时间与空间联系得如此紧密，让人们难以分辨实际上到底是哪一个因素决定了细胞分化成哪种细胞。细胞的命运是在刚刚准备移动、收到 AVE 的第一个信号时就早已决定好的，还是直到它们从原条中心下潜，真正成为身体的一部分时才尘埃落定？人们已经在一些例子中证明，在细胞移动前，与它们分化相关的程序已经预先启动。[18, 19, 20, 21, 22]如前文提到的那个例子，头部的命运就由 AVE 的信号决定。而那些距离 AVE 很远，但"预编程"好成为原条的细胞也是如此。这还是非常早期的阶段，所以对其他细胞将来的角色已经定位到什么程度尚不明了。但某些"预编程"实际上只定向了细胞未来的偏好，这让研究人员对这一环节的分析变得更加困难。如果它们被故意置于一个不同的环境，模拟出这些细胞"误入歧途"后可能发生的事情，它们就会"改变主意"，从而应对新环境产生的信号。这一整个领域都在告诉我们：关于胚胎，我们还有很多很多东西需要了解。

几乎在内胚层形成的同时，原条下方中线上的细胞就把自己从附近的细胞处移开，然后向上移动（图 13）。这些细胞从原结的头部下潜，因而会接收到浓度最高的由原结产生的信号分子。这些信号分子会"预编程"这些细胞，让它们为再一次脱离内胚层做好准

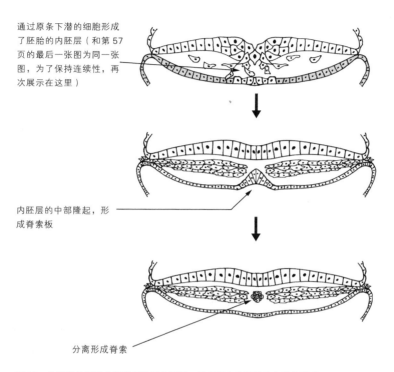

通过原条下潜的细胞形成了胚胎的内胚层（和第57页的最后一张图为同一张图，为了保持连续性，再次展示在这里）

内胚层的中部隆起，形成脊索板

分离形成脊索

图13　从原条处下潜的细胞创造了内胚层，脊索就在内胚层的中线处形成。

备。[23, 24, 25] 它们一旦脱离内胚层，就会沿着胚胎排成一列，形成一个坚实的杆状物，这就是脊索。[①] 脊索是早期胚胎形成时所具备的最重要的结构之一。你只要理解了动物的演化过程，就会明白它为什么会如此早地出现在胚胎发育的初期。事实上，我们也会由此理解到底为什么会形成这个结构。

① 在大多数动物中，脊索直接来自中胚层。研究人员在小鼠中（也可以类推到人类）发现脊索源自中胚层的中间，这是近期非常意外的发现。

生命的成形

　　动物学家按照层次结构为动物界分了类。基本单位是种（如 *Homo sapiens*，智人）；相似的物种被划分为一个属（如 *Homo*，人属）；相似的属被归为一个科（如 Hominidae，人科）；相似的科归为一个目（如 Primates，灵长目）；相似的目归为一个纲（如 Mammalia，哺乳动物纲）；相似的纲归为一个亚门（如 Vertebrata，脊椎动物亚门）；相似的亚门归为同一个门。最初的分类系统完全基于相似性，那时候人们还没有共同祖先的概念。但达尔文和华莱士提出了一个假说，他们用生物遗传中的变异和自然选择来解释这些生物之间的相似性。自此之后，这些分类阶元就开始指示演化关系了。脊椎动物亚门属于脊索动物门（Chordata），本门中的所有动物都会在生命的某个阶段生出脊索。从数量上看，脊椎动物在脊索动物中占了大多数，但是有些无脊椎动物生长在寒武纪早期的直接祖先，其分布范围在当时可能极为惊人。这其中的大多数生物都不为人知，但是属于无脊椎脊索动物的文昌鱼在亚洲某些地区十分常见，甚至是那里餐桌上一道日常的菜肴。文昌鱼长约 6 厘米，性状与鱼类似。文昌鱼不具骨骼，终身保留脊索；其脊索不仅支持身体，附着其上的肌肉甚至可以跟脊索产生对抗张力。因而对文昌鱼来说，脊索从它们的幼体到成体都必不可少。而对其他无脊椎脊索动物而言，脊索仅在幼体时期较为重要。

　　然而，脊索不止提供支持作用。它由特定类型的细胞构成，能够分泌特有的蛋白质，因而脊索具有成为组织胚胎发育信号源的潜力。事实上，脊索位于胚胎的正中，所以非常适合发挥这一功能。包括脊椎动物在内的脊索动物，都会在协调内部组织时广泛地使用这些信号：决定在脊髓中形成哪些类型的神经细胞，以及在身体两侧形成哪些类型的结缔组织和肌肉。我们将在本书后续的第5、第7和第9章中详述脊索信号在后续事件中发挥的重要作用。随着脊椎动物的演化，原本简单的脊索变得越来越复杂，然而，所有这些最终都取决于处于早期阶段的细胞接收以及解读来自脊索的信号的能力。因此，我们也一如既往地利用它。现在，它的机械作用已被复杂的骨质脊柱取代，但是我们在胚胎早期还是不得不依赖它的信号。虽然从机械作用上看它已经是失去了作用的"活化石"，但它仍然是发育过程中的重要结构，直到履行完组织发育的传统职责才解体。之后，它的残骸会成为脊椎间的椎间盘，[26] 可以用来缓冲脊椎间的压力（椎间盘损伤会导致"椎间盘突出"，让人疼痛难忍）。

原条/原结系统似乎并不满足于给予身体一条主轴、创造出最初的组织胚层，这个系统还在行使另一个重要的功能：打破左右之间的镜面对称关系。[27] 这是通过让液体以一种低效但有用的方式流动而实现的。许多动物细胞拥有纤小且灵活的刚毛状突起，这些就是纤毛。纤毛配备了微小的马达蛋白，它们能从化学反应中汲取能量，然后把能量转化成机械力施加到其他蛋白上，这些蛋白就会让纤毛摆动。在原始的单细胞动物中，摆动纤毛是动物在液体中的移动机制。对人类来说，细胞自身的位置是固定的，它们使用纤毛的方式与单细胞动物类似，但作用是让液体流动。例如，排列在肺部气管细胞上的纤毛就用于清理肺部的黏液。而排列在输卵管细胞上的纤毛则会助力卵细胞和早期胚胎向子宫内下行。原结上的细胞也有纤毛，这些纤毛从原结的下面斜向下探入液体。

原结产生的纤毛有两个很特殊的性质。首先，它们在细胞上以 45 度角向下向后伸出，向后部倾斜是由对整个胚胎头-尾极性的敏感细胞所决定的。[28] 其次，它不像鞭子那样摆动，而是做圆周运动——想想那些牛仔在抛出索套前的甩动，就不难理解了。纤毛旋转得极快，大约每分钟转六百转，相当于汽车发动机的怠速转速。如果你从纤毛的一侧看向细胞，纤毛总是呈顺时针方向旋转，这是因为马达蛋白复合体是手性的，只能从一侧附着和推动纤毛。[29] 在一个旋转周期内，纤毛的位置决定了它到达底部时总是会向着胚胎的左侧移动，到顶部时则会移向胚胎的右侧（图 14）。到现在为止，胚胎还是对称的，但纤毛位于顶端向右侧旋转时会距离细胞较近，此时它推动的液体就会因为细胞表面的黏性阻力而大幅降速。纤毛旋转到细胞底部时距离细胞较远，流动液体从细胞的黏性阻力中解脱开来，纤毛的推动会有效地加速液体的流动。这样一来，被推向左侧和右侧的液体就处于一种不均衡的状态。这类似于单引擎船上那种常见的螺旋桨：螺旋桨和船体之间有限的空间导致了不对称的推力，这就很考验船长们在拥挤港湾中的驾驶操作（图 14）。

由纤毛带来的偏向流动意味着，原结的左侧长久地浸在从纤毛下方不断抽取的新鲜液体中。[29] 细胞可以从这些液体中获得钙离子等很多微小物质，而原结右侧的胚胎只能接触到没剩下多少物质的陈旧液体。原结释放的蛋白质也多流向左侧。

原结细胞会往下部的液体中释放各种分子。其中就有一种以其来源命名的强力信号蛋白：Nodal（意为结）。两侧的原结都会产生一定数量的 Nodal，它们一旦释放到液体中，就会被扫向左侧。钙

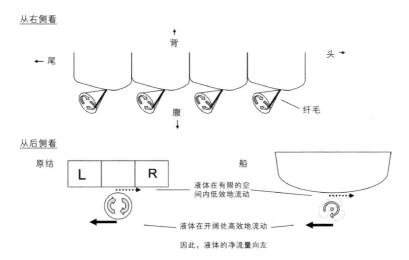

图14 在细胞附近旋转的纤毛制造出了向左侧流动的流向。上图展示的是从一侧观察到的原条，纤毛与胚胎将来会形成的腹侧大约呈45度角，并指向尾部。纤毛顺时针旋转，旋转路径如圆锥所示。左下图是从胚胎尾部看向胚胎的视图，展示的是纤毛旋转过程中所处的不同位置如何导致了液体的不均衡流动，其中从右向左的抽吸要有效得多。右下侧展示的是从尾部观察一条船，船在狭窄处行驶时也会出现类似的效果。

离子能够提高Nodal的产量，因此，随着富含钙离子的新鲜液体涌向左侧，这一侧的原结就会产生更多的Nodal。Nodal会影响其他一系列蛋白质的合成量，其中一些还会影响基因的表达。这就使得胚胎的左侧和右侧在基因表达上出现了轻微的差别，胚胎的左-右镜像对称就此打破。

失去完美的左右镜面对称有助于我们身体的构建。虽然从外观上看，我们大多数的解剖结构都呈现左右镜面对称，然而我们体内的很多器官并不对称。心脏以及循环系统是不对称的，我们只有一个脾脏和一个胰腺，它们的主要部分位于身体的左侧，肝脏和阑尾则位于身体的右侧。我们的大脑中存在大量左右微妙不对称的地方。有些不对称用肉眼就能看出来。例如，男性的一个睾丸要比另一个低一些（男性中大约有 2/3 的个体是左侧睾丸的位置较低）。[①]对高等脊椎动物来说，发育出不对称性的能力也许并不是演化过程中所必需的，但我们几乎可以肯定，这一能力让演化变得更加容易。另一套替代方案也许是除了肠道、中央神经系统、阴茎、阴道和膀胱（这些都是沿着中心线形成的）之外，其他器官每个个体都拥有两套。把这么多器官装进身体有点儿难，人的身体会变得更细长，就像一条鱼，如此一来，成对的器官才能一对对地往下排。对需要承载所有重量奔跑或飞行的大型陆地动物来说，这种身体结构应该不能带来什么好处。

打破左右镜面对称的惊人之处在于，人类身体尺度上的不对称性最终起源于分子尺度上的不对称性，是蛋白复合体推动纤毛运动所导致的。这个为数不多的例子表明，分子的性质可以直接转译成整个身体中相对应的性质。这一套机制不同寻常，但已经有一系列强大的证据支持：的确有这么套机制在运作。首先，人们已经直接观察到了纤毛的转动。其次，研究人员已经模拟出了纤毛理应制造出的流向，这其中一开始依靠的是数学模型，后来人们仿制出了类似的人工纤毛。[30] 通过在胚胎和模型中滴入微粒，研究人员直接观测到了液体的流动，并在接下去的研究中大量测量了 Nodal 的合成

---

① 1979 年，I. C. 麦克马纳斯（I. C. McManus）发表了一篇关于希腊雕塑上表现出的阴囊不对称性的详细研究。2002 年，他因为这项研究获得了《不可能研究年刊》（*Annals of improbable Research*）杂志颁发的搞笑诺贝尔奖。这本杂志特别关注那些惹人发笑和思考的研究。

和积累。还有一个证据可以证明关于这套机制的设想，那就是在一些不能产生纤毛或者纤毛不能运动的突变胚胎中，最终产生的身体具有随机的左右方向性。小鼠身上有一种名为 inv 的突变，它会使纤毛翻转指向，呈 45 度角指向头部。因此，在这种条件下，液体的净流量向右，根据理论预测，带有这种突变的动物，其身体结构的左右应该会完全翻转。这一结果的确出现在了这些小鼠身上。有些人一出生就左右逆转，成因可能与此相同。

　　本章提到的发育事件都在 2～3 天内（即受孕后的 15～17 天内）发生，而这就已经彻底改变了胚胎的性质。在此之前，它们只是毫无特色的简单圆盘，从形状上完全看不出与一个复杂动物的关系。在这个阶段的末尾，胚胎会成为一个头尾和背腹分明、左右明确区分的修长身体，有三种完全不同类型的组织按照确定的顺序排列，中央脊索贯穿身体。动物的基本结构已经成形，接下去要开始精巧地修饰内部结构了。

5

大脑之初

大脑：那个我们认为自己用来思考的装置。

——安布罗斯·比耶尔斯（Ambrose Bierce）

　　成年人类的神经系统有一个无比复杂的结构，几乎连接了身体的所有其他部分。神经系统的中心是脊髓，它是一个沿着背的中部自上而下、直径约为 2.5 厘米的长管（图 15）。在脊髓的头端，其基本结构转变成了一系列膨大的结构，它们的总和就是我们所说的脑。神经通过脊髓把信号输送到身体上的肌肉，接收诸如触摸、伸展、疼痛这样的感觉信息。另外还有几乎独立的自主神经系统调节肠道和心脏等内脏器官的行为，这其中的大多数活动都不受意识调控。但即使是这些神经系统，也会接收来自脊髓的信号。

　　神经系统对于控制成年身体的生物学机理非常重要，重要到什么程度呢？在绝大多数国家，无论身体的其他部分是否还由机器维持着生理机能，神经系统的死亡，即"脑死亡"都是判定生命结束的法定标准。但在胚胎变成一个较为成熟的胎儿之前，神经系统并没有开始起到什么重要的控制作用。但是它们远在很多其他内部脏

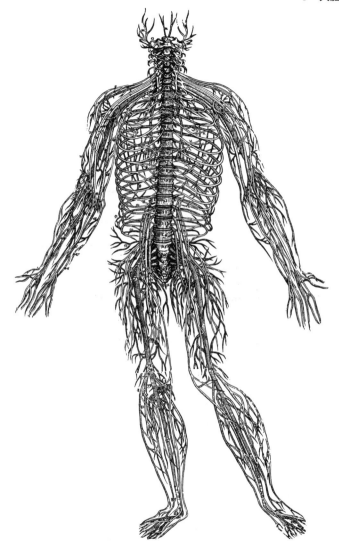

图 15 这幅图由文艺复兴时期的解剖学家安德雷亚斯·维萨里（Andreas Vesalius）绘制。图中描绘的是成年人身上从脊髓中放射出的神经线路，同时展示了它们如何与身体的其他部分相连。他没有直接画出大脑。大脑很少直接与身体的其他部分相连，而是依靠脊髓传入和传输信息（大脑与视网膜和鼻直接相连。不过从发育上看，这两个器官本来就是大脑的一部分）。图片来源：The Granger Collection/Topfoto。

器形成之前就已开始发育。导致这种顺序的原因可能有以下几种。一种可能，它是神经细胞的基础结构：因为跨越了身体的大部分，所以不得不在其他器官前生长。还有一种可能是从演化上看，它是身体上最古老的结构之一，在比鱼类更古老的祖先身上就已经出现。虽然有一些例外，但总体看来，胚胎中新结构的出现顺序，常常与它们在演化历史上出现的顺序保持一致。没有人知道为什么会有这样的规律。目前的主流理论是，与稍微增加一点点发育的细节相比，改变构建身体的基本发育机制更可能把胚胎搞得一团糟。因此，那些影响基础身体发育计划的随机突变很可能导致身体发育完全失败；如果突变影响的是较为后期的发育机制，那么更可能获得可存活下来的生命体，其中有一些个体可能可以更好地利用新的生态环境，最终发展成新的物种。从演化尺度上看，影响新物种生成的改变更可能出现在发育晚期，而不是早期。不同动物胚胎的相似程度，远高于成体之间的比较。有意思的是，发生在发育最早期的那些事件，也就是第2、第3章描述的那些过程，对演化改变更敏感。这可能是因为它们的出现先于身体的构建，因此发生改变后不太容易导致灾难性的后果。我们将在本书的最后部分讨论这一专题。

　　无论具体原因为何，在原肠胚形成后不久，神经系统就开始发育了。当原肠胚的发育仍在胚胎后部继续，神经系统其实就已经开始在头端形成了。神经系统完完全全来自外胚层（胚胎的外层皮肤）中一条位于背部正中、连接了头尾的条带。这条条带上的细胞必须不再像外胚层那样与胚胎外部保持联系，而是转而形成位于内部的管道系统，继而发育成大脑和脊髓。另外，这个转变必须在不破坏胚胎表面的情况下完成。这为第 1 章提到的问题举了一个例子：在胚胎进行大规模改变的同时，必须保证不让自己分崩离析。解决方法是，细胞要改变周围的组成和自身的拉伸程度，还要经历局部形状的变动——这会使整个细胞层经历类似于折纸的过程。

　　神经系统开始形成的第一个标志是胚胎形状发生显著的改变。在原肠胚的形成过程中，胚胎从简单的盘状变成在未来身体轴线方向上加长的椭圆。原肠胚形成后，这个变化趋势更加明显；随着两侧细胞不断流动、改变相邻的方式，它们在头尾方向上堆叠得越来越多，所以，又短又粗的胚胎会迅速变得又细又长。图 16 中画的是发生在果蝇体内的类似过程，展示了仅仅通过改变细胞相邻的方

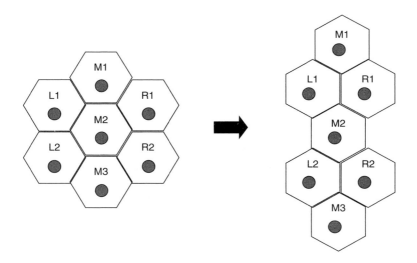

图 16　细胞改变相邻模式即可改变组织的形状。

式就可以改变组织形状的一种方式。[1, 2]那些一开始就分开的细胞，比如标记着 L1 和 R1 的细胞，移动到相邻的位置。与此同时，那些一开始就相邻的细胞，比如位于中轴标记着 M1、M2 和 M3 的细胞则相互分开。粗短的组织就这样变得细长。

胚胎的变化除了细胞相邻模式的转变之外，另外还可能包括细胞直接向中心线迁移。这两个过程都由细胞读取胚胎信号的能力引导（虽然我们已经有了一些线索，但绝大多数信号还有待发现[3]），这些信号会告知胚胎哪个方向是头尾，哪里是左右。内置的"指南针"①会让细胞在细胞层内部有方向感。这个"指南针"引导着胚胎在头尾方向上延伸、在左右方向上聚合。这两个过程共同作用，使得胚胎开始像成形的身体那样具有在前后方向上拉长的特征。这意味着，尤其是之前胚胎背部中线处那个又宽又短的区域正在变得细长，尽管那些以后会变成头的部位会变得比其他区域更粗一些。这时的身体形状有点儿像传统的锁孔。身体形状的基本框架搭好以后，神经系统就可以真正开始发育了。脊索已经沿着身体的中线延伸（第 4 章），并且开始分泌信号蛋白。这些蛋白会让所有处于其影响力范围内的外胚层细胞（也就是那些直接覆盖在脊索上的细胞）变得不再普通，为成为神经组织做好准备。这里的细胞开始启动之前沉默的基因，细胞本身也会增厚一些，因为接下去需要转变形状。研究人员把所有这些细胞的总和称为神经板。身处不同位置的神经板细胞会有微妙的差别：那些紧贴在脊索上方的会成为中央

---

① 这里的"指南针"说的就是平面细胞极性（planar cell polarity，缩写为 PCP）。

条带；而被两侧普通外胚层细胞隔开的那些会响应普通外胚层发出的信号，后来成为边缘条带。这些条带在这个阶段还没有什么可见的差别，但它们的位置已经决定了哪里是中心，哪里会形成一条深谷的两条边缘（图 17）。

神经板细胞间的连接方式与早期胚胎中的相同，细胞互相黏附在一起，形成紧实的团块（详见第 3 章）。在每个细胞内部，蛋白质的微丝从一个连接处延伸到下一个连接处，因而，这个完整的连接-微丝系统提供了一张连续的力学网络（图 18）。重要的是，这个连接系统并不位于细胞的中心，而是在直接与体外空间接触的那些细胞表面附近。

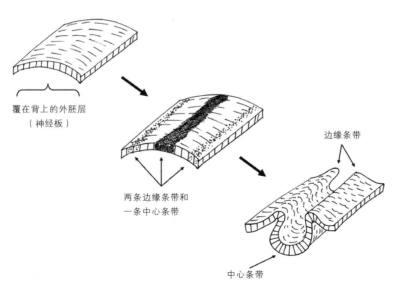

覆在背上的外胚层
（神经板）

两条边缘条带和
一条中心条带

边缘条带

中心条带

图 17 沿着胚胎背部的表面形成三条条带，继而形成一条深沟。

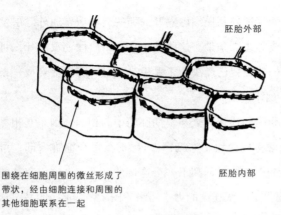

胚胎外部

围绕在细胞周围的微丝形成了
带状，经由细胞连接和周围的
其他细胞联系在一起

胚胎内部

图 18　细胞连接–微丝系统提供了一种在外胚层和神经板之间穿梭的完整力学网络。值得注意的是，这一整个网络都位于细胞的顶面，也就是胚胎对外接触的那个面。

　　这张力学网络的结构意味着，没有细胞能在改变形状的同时不影响到周围细胞。这也就意味着，细胞个体的动作会导致整个细胞层弯曲。中央条带中的细胞会产生高水平的 Shroom 蛋白，这个蛋白能作用于微丝系统，让连接收紧，使细胞结合得更加紧密。[4] 从一侧看，这些中心条带细胞会由此从长方形变成楔形（图 19a—b）。由于细胞连接始终紧密，所以即使变成了楔形，它们之间也不会产生新的空间，因而整个细胞层就会被迫弯曲[5]（图 19b）。这种弯曲使得外胚层的中线沿着胚胎背部中线向内部折叠，形成一条深沟（图 19c）。而边缘条带细胞似乎会在相反的末端膨大（研究人员尚不清楚其中的具体机制），这会让细胞层以另一方向弯曲，隆起褶子，而不是挤出一道沟。这两个过程的共同作用效果是，让外胚层上会成为神经组织的那些细胞下沉到胚胎内部，两侧的外胚层细胞则移动合并到一起。

中央沟的形成图示展示了局部力量能引起大规模的组织排列改变。如果从即将开始这个过程的外胚层上切下一片，再把这片组织放在培养皿中保持活力，它能在同样的时段内形成这样的深沟。这证明，这个过程一旦开始就只需要这个组织本身参与，根本不需要胚胎的其他部分参与控制。但仅靠自身只能进阶到这一阶段，因为接下来的步骤不只需要自身形成的神经组织，还需要依赖自身不能形成神经组织的侧面外胚层。这些外胚层会完成三件要事：稍稍变得平坦一些，也就是说比原来变得低而宽；迅速增殖；继续在胚胎的中线汇聚，参与上文提及的让胚胎变窄变长的过程。[6]这三种行

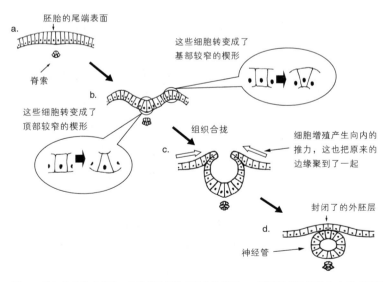

图19 神经管的形成步骤。这些都是胚胎背部的横截面。一开始竖直的细胞（a）变成了楔形，于是就产生了一条沟（b—c），沟的两侧合并在一起，最终形成一条管道（d）。

为共同作用的结果是，把神经沟的两个边缘向彼此推近，直到它们互相接触（图19c—d）。

它们互相接触之后，神经沟两侧的最顶端就会黏附在一起，"沟"就变成了"管"。至少一开始它仍然与外胚层相连。随着那些互相接触的区域彼此融合，它们还会帮忙把周围的区域拉拽到一起，于是融合过程像拉拉链似的在整个沟顶进行。一旦神经管的两侧互相接触，细胞就会重排，从而使得神经管从两侧的外胚层上完全分离，同时不在胚胎上产生任何孔洞。科学家们还没有研究清楚这个过程的细节，但目前已知：一种基于细胞黏附分子的机制可能参与其中。神经管细胞之间的黏附作用是通过 N-钙黏素这类蛋白质实现的，可能比它们与两侧外胚层之间的黏附作用强烈得多。因此，位于神经管边缘的细胞总会试图使自己最大限度地与其他神经管细胞保持接触，而这必须以牺牲它们与两侧外胚层之间的联系为代价。一旦对侧的神经管外胚层细胞互相接触（它们之间的黏附作用主要由钙黏素-E调控），此时虽然外胚层和神经管仍然黏附在一起，但是它们之间的黏附力远远小于对侧神经管细胞间的黏附力了。因此，外胚层以削弱自身与神经管之间的联系为代价，增加了外胚层彼此之间的联系。这种"物以类聚"不需要任何特殊的机制，只基于"黏附"这种简单的生物物理学原理。这两种组织最终会彻底互不相连，外胚层成为覆于背部的连续"皮肤"。外胚层会继续留在这里，未来会成为胎儿的外层皮肤。但需要注意的是，对这一机制的描述还只是一种假说，目前研究人员甚至不确定相似细胞之间的黏附作用是否真的大于不相似的细胞。

人类神经管的闭合是一个较易出问题的过程，有一些人的神经管，至少是脊髓和大脑的那部分并没有成功闭合。如果没闭合的位置在脊髓部分，那么这样的小孩出生时就会有脊柱裂（spina bifida）的问题。苏格兰（也是我写作本书的地方）曾有一段时间频繁出现这种状况，在某些地区，每一百次妊娠中就会有一例。在至少四分之一的案例中，导致脊柱裂的根本问题都在于神经管的两侧根本就没有互相接触。这是由于两侧的外胚层没有恰当地推动它们。后来人们发现，神经管闭合对组织中叶酸（folic acid，维生素 B_9）的含量十分敏感。如果叶酸含量过低，细胞增殖的速度就会过低，脊柱裂的风险会因此增加。"folic"一词的意思是"来自叶片的"，绿色植物、豆子、某些水果和种子通常是叶酸的主要来源。不幸的是，这些基本的食物并不在很多工业社会的日常食谱上，苏格兰某些较为贫穷的城市区域就因此而"闻名"。有好几个研究团队都在致力于研究清楚准妈妈服用额外的叶酸（作为一种维生素补充剂）会有什么效果，她们通常会从孕前到神经管发育完成这段时间内服用。几乎所有已经发表的研究都表明，服用额外的叶酸都显著减少了脊柱裂的出现，下降比例在大约 1/2 到 2/3 之间。[7, 8]

这些研究都表明，叶酸补充剂很可能可以降低发育缺陷出现的概率。而研究结果也很快转化成了推荐给备孕女性的注意事项：服用叶酸补充剂。但是，这个简单的建议并不能帮助那些计划外的妊娠，因为神经管闭合发生在怀孕后的 3～4 周左右，而很多准妈妈在那个时候还没有意识到自己已经怀孕。不幸的是，在教育和经济都较为落后的地区，这类意外怀孕和那些不能被及时发现怀孕的事情发生概率更高，也恰恰是这些地区的居民饮食中最缺少新鲜蔬菜。包括美国在内的很多国家现在坚持在面包、早餐谷物等基本食物中额外添加叶酸，从而保证全部人口都能获得。让一个国家往每个人的食物中添加补充剂，虽然添加的是一种公认安全[①]的天然分子，但这种做法在伦理上仍有争议。在我写作本书的这段时间，欧盟国家还没有要求往食物中额外添加叶酸，但是含有分子添加剂的早餐谷物已经进入市场。

虽然脊柱裂通常并不会危及生命，但根据缺陷发生的位置和严重程度，患病儿童可能不得不忍受或轻或重的残疾，常见的有下肢瘫痪和小便失禁等。如果没有闭合的是脑区的神经管，那么就会导致一种更严重的状况：先天无脑畸形。患儿缺少头后部和一大部分脑，这种缺陷是致命的，通常患儿在出生前就会死亡，即使能活着出生，不久后也会死亡。需要注意的是，上文提到的叶酸不足并不是引起脊柱裂和先天无脑畸形的唯一因素：遗传以及其他环境因素同样重要，即使那些自己很健康，同时非常注意饮食和生活习惯的母亲，也可能生出带有这类缺陷的孩子。[9]

还有一种罕见但明显的神经管闭合异常。在某些类型的双胞胎中，两个胚胎的位置非常接近，但大小相差很大。其中较小的那个胚胎有极低的概率会被较大胚胎的神经沟困住，被永久封闭在神经管内。[10]这个较小的胚胎还能继续发育，有时候只会变成一个无组织的肿瘤，但有时候也可以成为一个基本正常的超小胎儿。例

---

① 现在也有部分研究表明，补充叶酸也许会增加癌症发病率。——译者注

如，曾有一例关于六个月大婴儿的病例报告，他的头部出现了异常扩张，后来发现这个婴儿正常的脑腔内寄居着他的双胞胎兄弟：躯干、四肢和头部都清晰可辨。[11] 这是一种典型的寄生胎，即胎儿中的胎儿。另一种典型的寄生胎是胎儿寄居在另一个胎儿的肚子里，这类封闭出现在发育的更晚时期，这种情况的发生概率要高于脑内寄生胎（虽然前者也只有百万分之二的概率）。通常在婴儿出生数周或数月内，寄生胎就会被发现，但有时候过了很长时间也没有被发觉。另有一则报道[12] 描述了一名男性毫无察觉地带着腹内无名的兄弟生活了 39 年。

这两种神经管发育异常，无论是相对常见的脊柱裂，还是非常罕见的神经系统寄生胎，它们的共同之处在于，这些问题一定程度上都由胚胎自身以外的因素导致。脊柱裂似乎最常由母亲的营养不良引起，而寄生胎是由于一个胚胎碰巧待在了另一个胚胎即将闭合的位置。这些事实都强调了胚胎的发育不由遗传单独决定，而是在环境和基因的相互作用下进行，即使是子宫内部的发育过程也遵循同样的原理。

这一整章的焦点是神经管的形成，而此时神经管还不具有任何真正的神经细胞和神经连接。它没有感觉，也没有反射，无所谓理智、意愿、思想——这些都要更晚才出现。因而这些早期的神经管还不能像它后来形成的大脑和脊髓那样，行使任何指挥和控制功能。但它们还是已经完成了基本的计划，准备好了向外输送细胞——这些细胞将在不久后建立起外周神经系统。我们会在第 7 章讲述后续这些故事。

生命的成形

本章写到的所有事件都是在身体伸长的大前提下发生的。这一伸长过程也是另一个重要的身体管道——消化道的形成过程。原肠胚在形成（第 4 章）过程中创造出的内胚层将来会形成消化道，但在这个阶段，内胚层还只是胚胎前腹侧表层的一个平板状结构，对着卵黄囊的空腔（图 20a）。身体的伸长拉拽着胚胎的两端，使其"超越"卵黄囊的入口，延长的部分呈管状，分别伸入正在发育的胚胎的头端和尾端。随着胚胎不断发育，这个管道会变得越来越长，未来分别会发育成食管、胃、小肠上段的原始前肠，以及发育成后半段肠道的原始后肠的部分，它们都会逐渐清晰可辨（图 20b）。在原肠胚形成初期，与卵黄囊相连的部分相对于整个胚胎还很大，然而后来它跟不上胚胎的发育速度，不久之后就会变成不断长大的胎儿体内不断变长的肠道中的一个小分支（图 20c）。这个分支最终会完全封闭，这样消化道就被完全包围在了身体内部（除了两端形成了与外部的新连接，也就是口和肛门）。

写到本章的最后阶段，胚胎已经发育出了三个主要的组织胚层和一条脊索，背侧有神经管，腹侧是肠管（虽然仍然与卵黄囊相连）。此时胚胎已经有了脊索动物的基本结构。虽然离发育完成还有很长的路要走，但已经可以说是完成了起始阶段。在不到四周的时间里，一个单细胞的胚胎通过自我组织，把自己变成了由几千个细胞组成的、具有简单身体结构的群体。这个过程完全依靠自我引导，首先利用简单的"几何诡计"从相同中创造出不同，接下来以这些新生细胞类型之间的差异作为信息源，创造出更多的差异、更多的信息和更多的组织。所有这些过程都由相对简单的机制协调完成，遵循的是相对简单和局部的规则。达到一定复杂度后，胚胎就有了足够的内部信息，可以开始更快速地进一步建造复杂得多的结构。胚胎的解剖结构还会发生很大程度的改变，但是发育过程会利用简单规则和局部相互作用的这种根本逻辑，不会有任何变化。

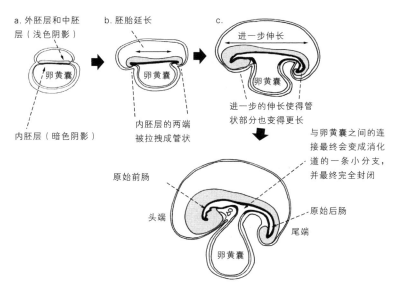

图 20　随着身体不断伸长，神经管也逐渐形成。同时，身体的伸长对消化道的形成也至关重要。肠道一开始只是内胚层的平板状结构，随着胚胎伸长，内胚层的两端形成管状。随着胚胎进一步伸长，朝向卵黄囊的那部分在整体中所占的比例越来越小，整个消化道基本变成了管状。到了图示的最后阶段，消化道上已经有了很多新的分支。清晰起见，图中省略了这些分支。

6

分　割

> 如果你擅长化整为零，就会发现没什么工作特别难做。
>
> ——亨利·福特（Henry Ford）

之前没怎么提到身体的一个重要特征，即身体不总是各处相同。有些特征，例如神经管从头部一直延伸到臀部，是一种贯穿全身的存在；也有很多特征只沿着身上主轴的某一区段出现。比如在一个成年人的身体上，手臂从头尾轴的 3/8 处伸出，腿部大约从位于体轴最底端的位置伸出。手臂和腿部之间的躯干上再没有其他附肢。身体的内部器官同样也有类似的独特分布：眼睛在头尾轴的 1/8 处，肝脏在大约 6/8 处。[①] 所有这些独特的结构都从胚胎的细胞发育而来，而头尾轴上的不同位置都会出现不同的结构，这意味着：位于胚胎头尾轴不同位置的细胞应该是不一样的。本章将讲述这些差异从何而来。为了理解其中的原理，我们首先需要理解人类解剖结构中一个重要而隐秘的特征。

---

① 艺术家看到这种比例说法可能会震惊，这里需要注意的是，我遵循的是动物学家的习惯：计算头尾轴比例时不把腿长计算在内。

　　观察一下花园中那些结构简单的无脊椎动物，比如蚯蚓、蜈蚣和黄蜂等，会发现它们的身体由一系列重复的节段构成。蚯蚓的身体呈长长的圆筒状，其上有一个个圆环把相邻的体节分隔开来（图21a）。从肉眼看，它们的大多数体节都一模一样，只有头节、尾节和生殖区的体节与众不同。蜈蚣也差不多，只是每个体节都长着一对腿。另外头尾也还是互不相同。黄蜂腹部也有明显可见的体节，它身上艳丽的条纹标明了这些区分。借助放大镜观察，你会发现位于腹部前方那段小小的胸部，也由三个体节构成。只是这三个体节之间的差别较大：每个体节上都有两条腿，但其中两个体节上还各有一对翅膀（你可能需要观察得十分仔细，才能发现黄蜂有两对翅

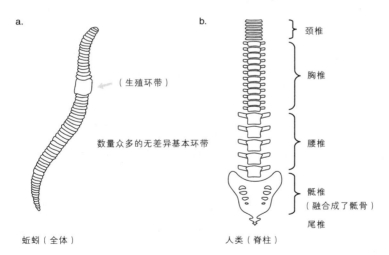

图21　蚯蚓的分节（a），这种动物有明显的重复分节，人类（b）的分节就远没有那么明显。脊柱是人类骨架的古老内核。为了突出显示脊柱分节的特性，这张图示省略了肋骨和肢体这些附属结构，也略去了头部和关节（包括最上面的两块颈椎）。另外，图中对脊椎的描绘也偏模式化，没有描绘出各种类型的椎骨在细节上的诸多差异。

膀。因为它们的后翅微小，而且紧贴在前翅的后缘）。

将身体分成很多体节是许多动物的共同特征，这些体节基本相似，但又因为所处身体位置不同而具有一定的特化特征。在一些较原始的物种中，比如蚯蚓的每个体节在生理上是自给自足的，有单独的原始肺、肾脏、神经系统等，而消化道等系统则贯穿所有或大部分体节；每个体节的神经系统相互连接，保证动物能作为一个整体活动。通过重复某一基本模块而构建出大部分身体，这能带来的最大好处可能是可以一次次地利用相同的基因和细胞系统。这一经济发育原则使得这种大小的动物非常不倾向于在体节间演化出大规模差异。那些较为原始的物种，无论是结构上最简单的，还是化石记录中最古老的，都呈现出极为相似的体节。在随后的演化历史中，特定体节执行的功能渐渐变得越来越专门化，例如让昆虫变得能飞或者能走。随着体节变得越来越专门化，它们在生理上也就越来越依赖彼此，后来每个体节就不再拥有自己的肾脏和呼吸系统等，而是共享中央系统。

虽然初看脊椎动物的分节并不明显，但它们确实有分节。以鱼为例，它们从外表上看都光溜溜的，几乎看不出任何体节特征，但是，吃过鱼的人都会注意到，它们的肌肉由重复的肌肉段（即所谓的"鱼肉"口感）构成，这些肌肉沿着重复的椎骨和细碎的肋骨排布。人类祖先的结构也和鱼类类似，现代人实际上有着和鱼类相似的分段解剖结构，只是从外表上很难分辨。人体的体节最明显地体现在骨骼上，特别是脊椎（图21b）。人类脊椎由33枚椎骨组成，所有椎骨的基本结构几乎相似，但每块又略有变化。最上部的2块椎骨位于颈部，它们是人们可以点头、摇头的基础；脖颈内还另有5块颈椎骨，紧接在颈椎下面的胸部有12块椎骨，每块都与肋骨相连；再向下是5块腰椎骨，它们十分坚实，有极强的承重能力。最底下有9块已经融合在一起的小椎骨，它们组成了骶骨和尾椎。与椎骨相连的软组织也是分节的：比如那些连接相邻肋骨的肌肉以及连接了身体和脊髓的神经。身体的其他部分也是分节的，只是更微妙，让人难以察觉。

在人类的发育过程中，可见的分节特征最开始出现在神经管两侧的中胚层上。这些在原肠胚形成（第4章）时期出现在组织中的细胞只是松散地互相连接在一起，并没有呈现出一定的结构。在分节过程中，这些组织形成了一系列分区，即体节（somite）。它们是椎骨、躯干肌肉和身体一些其他部分的形成基础。这些体节的形成不是一蹴而就，而是从颈部开始一点点向尾部发展。所以，体节是一个个依次出现的（准确地说是一对对出现的，因为它们总是同时在神经管的两侧增加）。人体胚胎大约每6小时形成一个体节（图22）。

让原本不分节的组织出现体节，是通过改变细胞的黏附特性而实现的。在原肠胚形成以前，原本在外胚层中的这些细胞互相黏附在一起，在原肠胚的形成过程中变成了松散的中胚层，此时再次启动新的黏着系统。[1]这个过程完成之后，它们就和中胚层中的那些老邻居彻底分开，形成一种连续的、近似囊状的物质，也就是新的体节。

还没有分节的中胚层是不可能同时完成转变的，因为如果这样

生命的成形

进行的话，整个中胚层就会形成一整个"巨型体节"，而不是身体真正需要的那种依次排列的体节。胚胎需要用某种机制告知机体：一次只让一小段区域内的细胞发生转变。保证一个体节完成转变后，下一节段才开始进行。这要求细胞精确地"意识到"自己是不是位于一个正在转变的体节中。

在发育早期，胚胎的体积还非常小，每个细胞都会根据自己所处的位置做出特异性响应，例如形成原条。又比如在原肠胚形成期，胚胎还够小，从 AVE 发出的信号可以利用其浓度梯度来定义

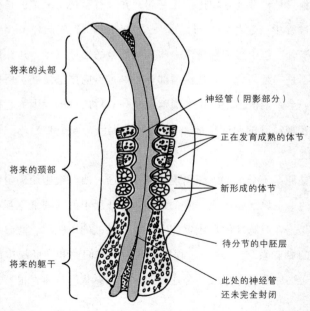

图 22　在大约第五周的时候，人类胚胎中的体节正在形成；这时已经形成了 6 个体节，它们会成为头盖骨和第一块颈椎的基础。体节会随着发育过程的推进逐渐向底部发展。

头-尾轴的位置。随着胚胎体积越来越大，类似这种简单的浓度梯度越来越不适合主导身体尺度上模式的形成。如果利用单一浓度梯度调控的组织区域越长，每个细胞跨越的浓度梯度就越小（图 23）。而浓度越小，相邻细胞间的浓度差异就越小，细胞就更难根据这类信号辨识清楚自身在胚胎中所处的精确位置。在短暂的胚胎早期，浓度梯度系统还足以给细胞采取不同的行为提供粗糙的信息，但现阶段身体已经长大太多，这种系统已经没有能力指导具有细致差异的一系列任务。

　　胚胎解决这个问题的方式不是把浓度梯度完全弃之不用，而是利用短距离的梯度创造一个体节，然后再沿着胚胎把一个体节长度的浓度梯度向下移动并如法炮制。这种机制听起来复杂到古怪，但

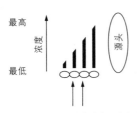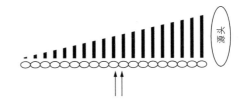

较短组织中的浓度梯度：相邻的细胞浓度迥然不同，因而细胞可以根据自身所处位置的浓度水平表现出一定的行为

较长组织中的浓度梯度：相邻的细胞浓度只有细微差异，如果细胞的行为以此时的浓度为标准，很可能会出错

图 23　在相对较短的距离内，由一个源头带来的浓度梯度能较为成功地界定细胞所在的位置。然而如果浓度覆盖的距离很长，相邻细胞的浓度差就会变得很小，信号也就会变得越来越不明确：细胞将不再能准确地分辨自己的位置，因为也无法决定应该表现出哪种行为。因此，固定的梯度不适合塑造具有多样行为的庞大组织，也不适合界定胚胎中多个体节的边界。

在许多物种身上开展的实验都已经证明，这种机制确凿存在。虽然相关细节还待进一步研究，但我们并不需要怀疑这一机制的真实性。

在整个变化过程中，中胚层中那些还没有分节的细胞还是位于已经分节完的组织的尾侧，它们总是在分泌一种名为 FGF 的信号蛋白。[2] 产生 FGF 是这些细胞的天然特性，只要没什么东西加以阻止，它们就会持续制造。这些细胞能够探测到自己分泌的信号，这让它们不会改变自己的黏着系统，也就不会形成体节。换句话说，这些还没有分节的中胚层不断地告诉自己"还没好呢！"，而它们使用的语言就是 FGF。[3]

那些正在向体节转变的细胞就不再产生 FGF，它们会转而分泌另一种信号分子：视黄酸。胚胎的头部细胞也会产生视黄酸。视黄酸会从最远的体节扩散到附近还没有分节的中胚层。虽然中胚层会产生破坏视黄酸的物质，所以视黄酸无法传播得很远，但至少还是能在 0.1 毫米的范围内保持一定浓度。[4] 视黄酸会让这里的中胚层细胞不再分泌 FGF，这样就产生了一个窗口，又名"允许区域"（permissive zone），这片区域中已经没有足够的 FGF 来阻止那些"还未形成体节"的细胞开始向体节转变（图 24）。

对体节的依次形成而言，明确窗口区极为重要，但这还不能解决所有问题。毕竟如果这个窗口区的尾部移动到正好包含某个迅速进入转变的细胞的话，细胞就会依次转变为体节，体节就永远不会有明确的末端。因为无论窗口到了哪个位置，总会有刚刚摆脱抑制的细胞大叫着"我也准备好了！"。这样的系统永远都不能把组织分

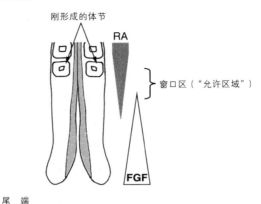

图 24 从身体头端以及逐渐发育成熟的体节中释放出的视黄酸（RA）的浓度方向，与从尾端发出的 FGF 相反。这个相反的梯度定义了一个窗口区，这个区域内的细胞有能力开始转变为体节。

割成区块，而只能形成一段长长的、没有明确末端的"巨型体节"。解决这个问题的方法就是，在窗口尾部方向多伸展出大约一个体节的长度前，细胞停止形成体节的转变。[5] 这时候窗口区的细胞就可以着手转变，但在窗口区多出一个体节的长度之前，不会再有更多的细胞开始转变。真实的生命体似乎就采用了这样的技巧：由分子钟调控窗口区内的细胞是否开始发生转变。

这个"分子钟"便是蛋白质网络，其中的蛋白质互相控制对方的合成，有时可以直接或间接地抑制自身的合成。想要理解受到控制的蛋白质合成是如何制造出一个分子钟的，我们可以从一个比真正控制体节形成的分子钟简单得多的"玩具"系统开始：这个系统由单个基因构成，这个基因启动表达后所指导合成的蛋白质恰好能抑制这个基因本身的表达。也就是说，这种蛋白质会抑制自身的合成。我们先假定这类基因存在于某些类型的细胞中，如此一来，合成蛋白质的基本生化过程也就和已知的相同。回想一下第 1 章我们提到的合成过程：基因首先被转录成 RNA "副本"，RNA 再被翻译成蛋白质。

如果我们首先假设，相对于 RNA 和蛋白质分子出现后的存活时间，转录和翻译过程只需要极短的时间，那么我们的"玩具"系统会让蛋白质维持在一个特定的水平。如果系统的蛋白质水平低于这个特定水平，基因活动就很少会受到抑制，转录出的 RNA 更多，蛋白质水平也会升高。这样就有了更多蛋白质分子去抑制基因的表达，新生的蛋白质会越来越少，直到新生速度和原有蛋白质的损失速度达到平衡（图 25a）。与之相反，如果蛋白质水平一开始就特别高，它便会强烈抑制蛋白质的合成，那么随着蛋白质渐渐衰老和降解，在浓度变得足够低以前都不会再有新的蛋白质产生；结果还是一样，蛋白质的浓度还是会趋于让降解速度基本平衡掉新生速度（图 25b）。因而，这个系统的净效果就是把蛋白质的浓度限制在十分严格的范围内。对那些能够存活很长时间（几小时或几天）的蛋白质而言，短短几分钟的转录和翻译所造成的延迟可以忽略不计，利用这种系统的细胞可以把特定的蛋白质浓度严格维持在一定水平。

现在我们更改一下条件，转而假设蛋白质能够存在的时间极短，生产蛋白质的时长能与其相当，那么就会出现完全不同的行为。想象这样一种情形：假设我们的"玩具"系统一开始只有极少

蛋白质抑制自身合成所花费的时间短到可以忽略

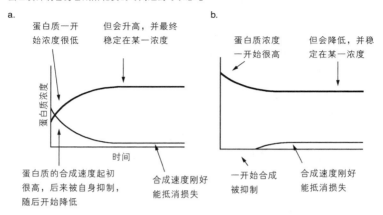

图 25　在这个系统中，蛋白质（粗线）抑制自身 RNA（细线）的合成，而这一时间差相对于蛋白质的寿命来说可以忽略不计。无论一开始蛋白质浓度是太低（a）还是太高（b），总会到达一个恒定的浓度。图 26 体现的变化正好与这一张图相反。

的蛋白质。由于抑制基因表达的蛋白质很少，转录迅速展开，一段时间后 RNA 水平逐渐升高，再经过一段时间，蛋白质水平也随着翻译过程的推进开始升高。基因表达随着蛋白质水平升高而受到抑制，但是此时细胞内还有相当数量的 RNA，所以在 RNA 降解前，还是会持续翻译合成蛋白质。因此，蛋白质水平会过度升高（图26）。这种特别高的蛋白质浓度几乎会完全抑制基因的转录。随着 RNA 和蛋白质开始降解，蛋白质水平逐渐降低，转录过程会再次被开启。但是由于转录和翻译都需要时间，所以蛋白质浓度需要过一段时间才会上升；同时，蛋白质持续快速降解意味着它的浓度还在迅速下降。这个系统中的蛋白质浓度再次进入过低状态，又一个循环开始。这种时间差使得系统蛋白质浓度在过高和过低之间循环往

生命的成形

蛋白质抑制自身基因 RNA 所用时间较长

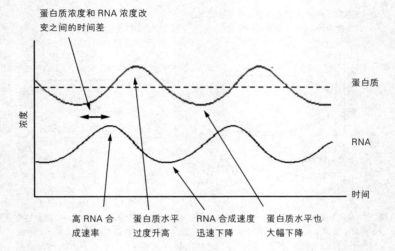

图 26　在一个蛋白质抑制其自身 RNA 合成速度与蛋白质自身寿命具有可比性的系统中，系统所表现出的行为。如图所示，一开始，蛋白质的浓度从高变低，但 RNA 的水平较低。寿命较短的蛋白质的浓度不断降低，虽然抑制 RNA 转录的蛋白质较少，但是 RNA 还是需要一段时间才能慢慢积累起来。因此，蛋白质水平就会过度降低，低于平均水平。这种过度降低会导致 RNA 快速合成，不久之后，RNA 就会迅速积累到很高的水平。这意味着蛋白质水平开始升高，但由于积累了太多 RNA，在蛋白质能抑制 RNA 转录到显著改变 RNA 的浓度之前，蛋白质浓度会过度升高。这种蛋白质水平的过高和过低交替出现，形成简单的振荡器，也就是我们提到的体节"钟"。

复，结果就是永远不会达到一个恒定的蛋白浓度，而是从极高到极低再到极高，就像钟表的走针"嘀""嗒"不停。

　　与仅由一个控制自身合成的蛋白质所主导的系统相比，体节钟的运转要复杂得多，[6] 但其核心似乎就像上述这种能够抑制自身合成的循环，依赖的特性就是，与转录和翻译相比，蛋白质自身降解得较快。真实系统的运作应该还有大量的其他蛋白质参与，帮助分子钟规律运转，也协助临近的细胞保持步调一致。小鼠的分子钟每两个小时完成一个循环。在这个循环中的某个阶段，所有那些还没有变成体节，同时又位于窗口区（低 FGF 浓度）的中胚层细胞都被允许开始向体节转变。低 FGF 区的细胞被允许转换的短暂"嘀"阶段，与这个区域不被允许转变的相对漫长的"嗒"阶段交替出现。这意味着，在细胞开始向体节转变之前，窗口区有时间向尾部延伸

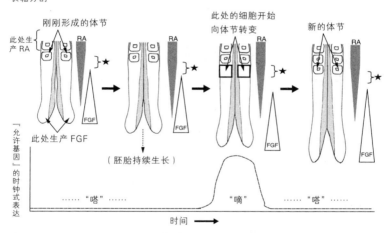

长轴分割

图 27 时间和空间是如何把连续的组织分割成体节的呢？图示就是现在解释这种模式的一种模型。最左侧图中的情形和图 24 相似，展示的是一对刚刚形成的体节的后部。此前形成的体节释放视黄酸（缩写为 RA），RA 向尾端扩散并逐渐减少；阴影三角代表 RA 的浓度。尾端产生的 FGF 向头部扩散，浓度也呈现逐渐下降的趋势：空心三角形代表 FGF 的浓度。因而在那些体节以下的间质组织中，细胞会因为所处的位置而有不同的 RA 和 FGF 浓度比。如果细胞位于某种特定的 RA 和 FGF 比例内，它们就处于黑色五角星指示的"允许区域"，就有了向体节转变的能力。胚胎随着时间的推进不断向尾部生长，成熟的体节也开始释放 RA。因此，这个决定了细胞是否具有转变能力的关键窗口也在向尾端移动。只有当体节钟处于"嘀"阶段时，窗口中的细胞才会真正开始形成体节。在下一个"嘀"到来之前，可以形成体节的这些细胞就已经完成了转变，因而新体节和旧体节之间就会有明显的界线。这个过程不断重复，直到身体完成所有体节的转变。

出一个体节的长度。细胞间质就这样形成了一个个区块，它由窗口区的长度和时钟的速度共同决定（图 27）。

上文描述的这种机制会导致一种有趣的后果：如果分子钟走得比较快，窗口区向尾端延展的区域就较短，就会形成很多个小的体节。有些动物比人类多很多脊椎，比如蛇，就是因为蛇的胚胎形成了更多体节。研究蛇类的学者近年来发现，蛇胚胎期的体节钟比人类和小鼠的走得都快得多。这一现象和我们上述的理论较为一致。[7]

视黄酸的产生、FGF 的产生、体节钟和胚胎向尾部生长——这四种机制在局部的细胞尺度上发挥作用，它们联合起来，在时间和空间上决定了一个细胞是否开始向新的体节转变。这些机制不需要细胞有任何内置的地图，或者知道自己所处的位置。细胞再次利用局部规则进行自我组织，创造出了有规律的大尺度的模式。

上述系统解决了把间质切割成一系列单元的问题。但是它没有解决另一个附加问题，就是人类的每个单元并不完全相同，而是应该各自特化，形成不同的椎骨等。例如胸部的细胞体节会产生中等大小的、支持肋骨的椎骨；腰部区域的体节会产生形状较大的、不含肋骨的椎骨；骶区的体节会产生形状较小、融合在一起形成骨环的后部，对骨盆起到保护作用。每个体节中的细胞必须知道自己在身体当中处于哪个区域。经过几十年的努力探索，科学家们终于开始了解细胞是如何判断自身的位置。根据我们当下的认知（就像我们对体节钟的理解一样，未来很有可能随着更多的发现而改变），这个系统再次利用了时间，把空间信息从分子尺度转换到了整个胚胎的尺度。

这个过程所需的空间信息就在 DNA 自身的分子尺度上，由
4 个基因簇承载。这类基因被称为 HOX 基因，它们共有 13 种基
本形式，编号分别为 1 型～13 型。这 4 个基因簇分别为 HOXA、
HOXB、HOXC 和 HOXD。每个基因簇包含一系列以数字顺序排
列的 HOX 基因（图 28）。命名规则是把 HOXA 簇中的 1 型基因命
名为 HOXA1，把 HOXB 簇中的 1 型基因为 HOXB1，以此类推。
HOXA 基因簇中包含的基因顺序为 HOXA1、A2、A3，以此类推。
但是没有任何一个基因簇中包含所有 13 种基因类型。如果我们在
一张图表中描绘基因簇，把同一型的基因放在一列，每个基因簇都
有缺口（图 28）。我们已经从其他动物身上得到强有力的证据，表
明我们的远古祖先只有一个 HOX 基因簇（就像今天拟谷盗属的面
粉虫等昆虫那样）。然而在脊椎动物的演化过程中，HOX 基因簇首
先复制了一次，形成了 2 条基因簇（无颌类脊椎动物就有两条）；
然后又复制了一次形成了 4 条（有颌类脊椎动物）。[8] 这解释了为什
么 HOXA1 和 HOXB1 如此相似，而 HOXA2 又和 HOXB2 如此相似。
我们推测基因之所以从那时起丢失了某些基因，是因为在复制发
生之后，由于基因太过相似，一个基因簇中同一类型的基因可以替
代另一个基因簇上的基因行使功能。例如，如果 HOXA6、HOXB6
和 HOXC6 能替 HOXD6 行使所有功能，那么失去 HOXD6 就并不
要紧。随着同一类型的不同基因经历长期的变异与分化，它们所能
发挥的功能开始出现微妙的差异，之后就不会丢失基因。无论人们
是否相信这样一个"恰好如此"的演化故事，现代人类 HOX 基因
簇中的基因就如图 28 所示。

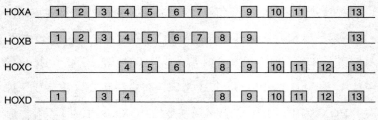

这一端活动较早   这一端活动较晚

图 28　人类 4 个 HOX 基因簇的基因结构。水平线代表染色体的连续区域，每个编码的盒子代表一个 HOX 基因（HOXA 基因簇的盒子 1 即 HOXA1，以此类推）。

令人震惊的是，在 4.6 亿年的演化长河中，有颌类动物无论是游泳、行走还是飞行，都从未改变 HOX 基因簇上的基因顺序。与之相反，许多其他基因都改变了自己的相对位置，证据就是现存动物在基因顺序上的差异。HOX 基因之所以这么保守，是因为它们的顺序与体节沿着身体分化的顺序联系紧密。

HOX 基因簇在原肠胚形成阶段就开始活动，影响身体模式形成。在颈-臀轴的每个位置，体节形成之前一点，它们就开始活动。在将来形成颈部的那个部分，随着细胞经历了原肠胚形成，胚胎就会激活 HOX 基因簇最左侧（即图 28 中的"左"）的基因。不久之后，将来形成身体后部的细胞参与原肠胚形成，HOX 基因簇右侧稍远处的基因就会被激活。继而随着原肠胚的形成过程在头-尾轴上延伸，图 28 中右侧的基因也会被依次激活。每个过程中的细胞都"记得"自己自原结出现时所激活的 HOX 基因，并且会让这些基因持续活跃很长一段时间（虽然这么说有些过于简化，但放在本章已经足够解释清楚）。

　　总而言之，较早参与原肠胚形成的那些细胞激活了图28中左侧的基因，较晚的则激活了较右侧的基因。胚胎如何才能控制这个过程呢？一种可行的方法是，给准备形成原肠胚的细胞安排一波潜在的基因激活，使它们缓慢地在HOX基因簇上由左向右移动。根据这种假说，当细胞从原结处下沉准备形成原肠胚时，此时本来就具有启动潜力的一组HOX基因就会被激活。细胞会记住这组基因。细胞越晚经历原肠胚形成，距离头部就越远，它表达的HOX基因就越靠近图28的右端。这是因为随着时间的推移，激活潜力的余波就会越来越向HOX基因簇的右侧移动。依据这个机制，HOX基因簇中这种分子尺度的结构，就被转化成了基因在胚胎中的表达顺序，此时胚胎已经达到了毫米级别。这是基因结构与胚胎结构直接相关的例子，这样的情况并不多。

　　在探索头尾轴不同位置表达不同HOX基因所造成的后果前，我们也许应该首先花一点时间研究一下那一波潜在的基因激活是如何扫过HOX基因簇的。虽然现在大家还在紧锣密鼓地研究相关细节，但穿越千百次细致的实验迷雾，这个过程框架已经朦胧地展示在我们面前。在染色体中，DNA缠绕在蛋白质周围形成一种非常紧凑的形式。这样虽然有利于节约空间，却不利于基因转录。DNA还可以以另一种易于接近的松散状态存在。在大多数情况下，绝大多数染色体有许多紧凑包裹的片段，也有很多松散的DNA环伸出来。有些DNA会一直处于紧实的状态，有些则一直松散着，还有一些可以处于两种状态中的任何一种，取决于周围存在着哪种序列特异的DNA结合蛋白。研究人员最近在小鼠胚胎的实验中发现，至少 hox[①] 基因簇中的一种 hoxb 能以这两种状态存在。

在 hoxb 基因被激活以前，所有的基因簇都处于紧实状态。在 hoxb 基因簇的所有基因中，位于最右端的 hoxb13 被埋在这个紧密线圈的最深处，而 hoxb1 则位于紧凑区的起点处，最容易接近。要让 hoxb 基因簇表达，首先必须让它从这个紧密组织的牢笼中解放出来。为了达到这样的目的，就要依靠序列特异的 DNA 结合蛋白。这些蛋白会结合到那些不易接近的单元中最容易接近的那一端，让染色体中包裹 DNA 的蛋白质发生改变，使得 DNA 变得松弛，脱离原来的紧密结合状态。激活这种序列特异的 DNA 结合蛋白的是视黄酸。视黄酸会对 hoxb 基因簇产生非常强烈的作用，所以，即使在简单培养皿中培养的小鼠胚胎干细胞中，也能观察到这一现象。[9] 如果向这样的培养皿中逐渐加入微量的视黄酸，原本紧紧结合在一起的 hoxb 基因簇就会从一端开始慢慢松开，首先是 hoxb1，然后是 hoxb2、hoxb3……这些基因一个个地进入可接近、可转录的状态（图 29）。以上这些过程的发生都需要时间，特别是考虑到 hoxb 基因簇的 DNA 足有 150 000 个碱基的长度。因而 hoxb 的解放是沿着它们在基因簇上的顺序进行的，是一个循序渐进的过程。我们推断小鼠的 hoxa、hoxc 和 hoxd 上也经历着一样的过程，[10] 人类的 HOX 基因簇也是如此。

人们也已经在小鼠胚胎内观察到了 hoxb 基因簇打开形成可表达的环的过程。DNA 解开的速度、启动表达潜力波的推进速度，与

━━━━━━━━━━

① 按照习惯，人类基因都用大写字母 HOXB 表示，小鼠的则用小写字母表示，写作 hoxb。

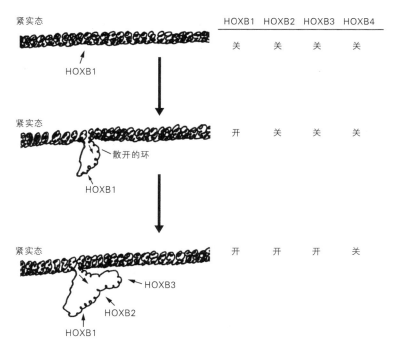

图 29　HOX 基因簇由紧实状态渐渐向松散状态转变，这使得更多基因可以转录。转变顺序与它们在基因簇上的顺序一致。

原肠胚形成过程向尾端推进的速度一致。[11] 因此，上述这些机制很有可能是正确的。虽然我们也已经知道其中还涉及很多错综复杂的机制来确保细胞知道自己表达了什么基因，确保相邻细胞表达的是同样的基因，以及在右侧基因表达时关闭左侧的基因。毫无疑问，还需要许多研究人员投入极大的精力才能把一切都研究透彻。

　　人类 HOX 基因（以及小鼠的 hox 基因）的重要性在于，体节中哪些 HOX 的表达会关系到体节能发育出哪种脊椎。[12] 例如第三、

四、五枚颈椎非常相似，产生这些颈椎的细胞表达的就是一组相同的 HOX 基因。接下来的两块椎骨不同，它们的细胞表达的 HOX 基因就存在微妙差异。不同动物的椎骨数目不同，例如小鸡有 14 块颈椎，而小鼠和我们一样只有 7 块。然而在这两种动物中，标志着形成颈椎的体节结束、形成胸椎的体节开始的，都是 HOX6 型的 HOX 基因（如 HOXA6、HOXB6 等）开始表达。因此，与 HOX 基因相关的不是简单的椎骨的数目，而是椎骨的类型。与之类似，HOX10 型基因的表达标志着胸椎体节的结束和腰椎体节的开始，HOX11 则标志着从腰椎向骶椎的转变。所有这一切都表明，HOX 基因的类型可能决定了体节会发育出什么样的椎骨。

人们已经在基因工程小鼠中检测了这一猜想，观察失去一个或多个 HOX 基因的小鼠，看它们的发育受到了什么影响。正常的小鼠应该有一个第一颈椎（寰椎）和一个第二颈椎（枢椎），每块椎骨都有各自的功能，动物在这样的基础上才能完成点头和转头等动作。这两块椎骨后面的第三、四、五颈椎都具有相似的颈椎的基本形状。实验人员敲除了小鼠的 HOXA4 基因后，本来应该发育出第三颈椎的地方未发生特化，发育出了类似于第二颈椎的椎骨，就好像细胞"以为"自己离头部更近。类似地，当小鼠同时缺少 hoxa7 和 hoxb7 时，本来应该发育出支撑肋骨的第一胸椎的体节，发育出了类似于颈部但不具有支持作用的椎骨。缺少某些基因的细胞再次"认为"自己距离头部更近。而在敲除了 hoxa5 和 hoxa6 基因的小鼠中，位于相同区域的细胞会"认为"它们距离头部更远，它们"以为"已经到了这些基因关闭了的区域。这就导致，第七颈椎像第一胸椎那样可以支撑肋骨。如果敲除的是图 28 右侧的那些基因，相同的事情就会在身体的下半部分发生。

在上述这两种分段系统中——体节钟与浓度梯度系统把身体分为体节，以及 HOX 基因系统告知体节应该发育成什么——依赖的都是简单的局部过程产生身体规模的模式。这两个过程都利用时间创造出了空间上的模式——这些例子再次展现了，在发育过程中，胚胎内的复杂细胞系统利用很简单的数学规则，创造出了远超自身大小的东西。

第二部分

增加细节

7

命 运 的 对 话

In principio erat verbum...[①]

——哲罗姆

    经过从第 2 章到第 6 章的过程之后，原本毫无特色的细胞团已经今非昔比。胚胎有了头尾区分明确的身体主轴，神经管贯穿背部长轴，消化道在前方延伸。神经管两侧的组织已经形成了区块，整体被外胚层覆盖。胚胎不同位置的细胞受到了 HOX 密码的限制，使它们可以在相应的位置发挥各自恰当的功能。相对于成年人，这个时期的胚胎就像一幅画稿终稿的第一版素描草稿：已经有了可辨识的基本结构，但所有细节都尚待涌现。

    体节最开始形成时，身体内的细胞类型还很少，此时包括外胚层细胞、神经管细胞、消化道细胞、体节细胞和其他少数几种类型，与成年人体内几百种组织类型相比差远了。因此，胚胎原始组织中的这些细胞必须把自身分割成不同的类群，继而向不同的方向

---

① "世界之初……"（译文选自哲罗姆《圣经》拉丁语通行译本）。

进行特异性分化，形成骨骼、肌腱、肌肉和血管等不同的组织结构，并且，它们还必须以一定的顺序完成这个过程。胚胎首次面临把一群完全相同的细胞转变成内细胞团和滋养外胚层的时候（第 3 章），它利用的是细胞环境的天然不对称性：有自由表面的细胞成了滋养外胚层。在进行自组织、分化成不同类群的过程中，神经管和体节同样利用了环境的不对称信号。只是到了这个阶段，涉及的信息主要不是来自自由表面这种几何特性，而是其他组织释放的分子。相邻的组织利用这些分子进行深度对话，使细胞分化成许多不同的类型，并且精准地组织在一起。

利用这种对话的典型例子，就是神经管不同区域的分化，其中每个区域都会产生在神经系统中发挥不同功能的细胞。[1]我们在第 5 章讲过神经管的形成过程。它位于胚胎的中部，在外胚层（原始的皮肤）和棒状的脊索之间，因此具有天然的不对称性：背侧贴着外胚层，腹侧贴着脊索。这种相对于脊索的不对称性非常重要，因为脊索会分泌一种蛋白质：音猬因子。① 音猬因子从脊索中扩散出去，创造出一个浓度梯度：距离脊索越近的地方浓度越高，越远的地方

---

① 遗传学家以命名基因时糟糕的幽默感闻名于世。音猬因子（sonic hedgehog）的故事始于他们给一种果蝇的突变起名为"刺猬"（hedgehog），因为这种果蝇的幼虫本来应该只有少数刚毛构成全身的条纹，而这个突变会令幼虫全身长满刚毛，活像一只刺猬。他们发现脊椎动物的几个基因都和这只"刺猬"有关，然后就开始把这些基因命名为各种刺猬。一开始还比较说得通，比如印度刺猬（Indian hedgehog），但后来就出现了这种取自电子游戏《索尼克》的音猬因子。关于果蝇的其他突变还有神奇的名字，比如 tinman（铁皮人，取自《绿野仙踪》，因为他没有心），cheap date（廉价约会，有这个变异的果蝇对酒精异常敏感），最让人"惊叹"的还是 Hamlet（哈姆雷特，本应该发育出 IIB 细胞的地方不能正常发育，这让科研人员忍不住发问：是 IIB 细胞，还是不是 IIB 细胞？）。

浓度越低。[2]神经管的细胞对浓度十分敏感，距离脊索最近处的细胞受到了足够的刺激（图30），此处的细胞就会产生一系列新的蛋白质，变得与其他的神经管细胞截然不同。从那时起，它们就有了新的名字：底板细胞（floor plate cells，这里用"底板"是因为无论动物是爬是跑还是飞，神经管最接近脊索的这一部分总是平行于地面的底边。把这类词用在站立的人身上可能让你困惑。试着想象一个爬行的婴儿吧，这能帮助你理解这个词）。

脊索对于底板位置的重要性已经由两个互补的实验证实：在这些实验中，科学家改变了神经管和脊索的相对位置。[3]在其中一个

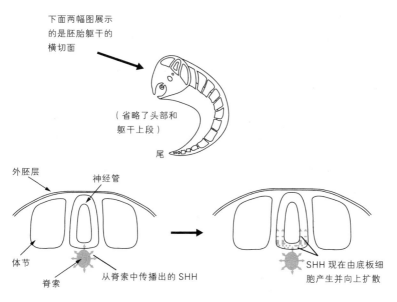

图30　脊索产生音猬因子（在图中缩写为SHH），这种信号分子向临近神经管的组织扩散。这让接受了信号的组织分化成底板细胞，并开始自己产生音猬因子。

实验中，人们给一个鸡胚做手术，植入了一个额外的脊索，并且没有让这个脊索处于正常的位置，而是放在神经管的一侧。这个胚胎的神经管在发育过程中形成了两个底板，一个在正常的位置，另一个则位于神经管的一侧——恰好位于植入的脊索的旁边。这符合我们对脊索控制着底板位置的预测。在另一个实验中，研究人员彻底移除了鸡胚的脊索，这次神经管没有形成底板。

在底板细胞能够合成的所有蛋白质中，音猬因子就是其中一种，因此它就变成了新的合成中心。而音猬因子不断向背部扩散。音猬因子寿命较短，因此不能扩散得很远，其浓度会随着距离增加而快速下降。神经管其他部分细胞的响应取决于它们接收到的音猬因子的浓度，而这理所当然地与它们距离底板的高度密切相关。

神经管细胞对音猬因子的反应，就是这些细胞开始向神经细胞转变的象征，（最终）会成为几种基本神经细胞中的一种。其中包括直接向肌肉下达信号的运动神经元，以及对从其他神经元得到的信号进行加工再传递出去的中间神经元。运动神经元和中间神经元位于脊髓腹-背轴的不同部位。[4] 这两种神经元截然不同：所以细胞要想正常发挥功能，只能二选一，要么成为运动神经元，要么成为中间神经元，不能是兼具两种特征的杂合状态。那么问题来了：根据物理化学规律，音猬因子的浓度会平缓地逐渐变化，但细胞的终极响应需要一段尖锐的"阶梯"，才能从一种细胞变成另外一种。从平滑的浓度信号到阶梯式的响应，会由一系列基因和蛋白质共同完成。

音猬因子的主要效应是激活特异性的基因。不同的基因对音猬因子的敏感度不同。正在发育的神经管中有一种敏锐的基因能被很低浓度的音猬因子激活，还有一种基因反应极其迟钝，需要极高的浓度才能激活。[①] 敏锐基因非常敏感，所以神经管腹侧细胞中的这个基因都会开启。而这个迟钝基因只在神经管最靠近腹侧四分之一处的细胞中开启，因为这里的音猬因子浓度足够高。重要的是，哪个细胞只要含有这种迟钝基因合成的蛋白质，就会关闭这个细胞中敏锐基因的表达。因而紧临底板的那个区域的细胞就会表达迟钝基因，而它们上面的细胞会表达敏锐基因，这两个区域完全不会重叠。[5] 结果就如图 31 所示。

底板细胞和脊索共同合作，塑造了神经管的下半部分（腹侧）结构。但神经管的上半部（背侧）同样需要塑造，而它们接收到的最初信号也来自邻近的组织。[6] 距离神经管背侧最近的组织是外胚层，神经管就是从中分离出来的（第 5 章）。外胚层会分泌出另一种很容易扩散到神经管中的信号蛋白。这种蛋白主要会产生两种效应，首先会抵消传播到此处的音猬因子的信号，另外是能把神经管的背侧变成自己的信号中心。这与发生在底板中的过程相似：神经管被脊索变成了自己的信号中心。这一次更复杂一些，底板部分神经管产生的信号分子和它从脊索中接收到的相同，都是音猬因子。而神经管背侧那些接收了来自外胚层信号的细胞，却并不产生相同的分子，取而代之的是产生新的信号蛋白：WNT 和 BMP。[7]

WNT 和 BMP 蛋白同样从产生它的细胞向外扩散，产生浓度

---

① 这两个基因分别是 Olig2 和 Nkx2.2。

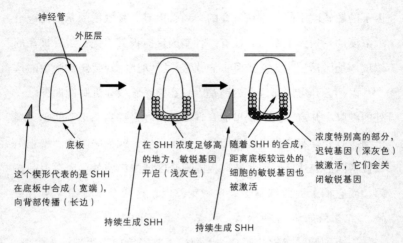

神经管

外胚层

底板

这个楔形代表的是 SHH
在底板中合成（宽端），
向背部传播（长边）

在 SHH 浓度足够高
的地方，敏锐基因
开启（浅灰色）

持续生成 SHH

随着 SHH 的合成，
距离底板较远处的
细胞的敏锐基因也
被激活

持续生成 SHH

浓度特别高的部分，
迟钝基因（深灰色）
被激活，它们会关
闭敏锐基因

图 31 随着底板合成，音猬因子（SHH）呈现出浓度梯度。这导致附近的细胞自组织形成明确的分区。

梯度。这种梯度会引导神经管背侧分化，而理论上，这个过程与音猬因子引导腹侧部分的分化极为相似（分子细节不同，但基本逻辑一致）。

　　神经管利用来自它上方和下方组织的不对称信号，可能还有从体节中获得的信息，把本来相似的细胞群精细地分割成不同的区域。随着脊髓不断发育成熟，每个区域都会形成不同的神经组织。神经管的细胞并不只是被动地接收信号，它们自身也会产生信号。神经管发出的信号以相反的方向传递，塑造着邻近的组织。这样的信号绝非以单行道传递，而是真的会进行对话，既有声明，也有回应，而它们的语言就是蛋白质生物化学。

　　在体节最初形成时，神经管两侧的体节结构仅由一种细胞构成

（第 6 章）。然而它们却是身体躯干上许多组成的起源，比如骨骼、肌肉、肌腱和皮肤的内层物质。与神经管一样，体节也需要创造出内部差异，而它们利用的也是来自不同邻居组织的信号。

神经管背侧产生 WNT 蛋白，邻近的那些体节部分就浸在高浓度的 WNT 蛋白中（图 32）。体节细胞表达基因的模式本来就和神经管不同：这也就是为什么它们是体节细胞，而不是神经管细胞。这样导致的后果是，它们检测到 WNT 蛋白后产生的响应也极不同于神经管细胞的响应。这种由于受体的内部状态不同而对同一信号产生不同响应的情况很常见。当人们听到句子"想象穿着suspender的我"时，脑中浮现什么画面取决于这个人是不是来自美国。在美式英语中这个词指的是男人的吊裤带，在英式英语中则指的是女人的袜带。① 类似地，面对"I propose we table this motion"这个句子时，英国人会理解成"让我们讨论这件事"，而美国人的理解恰巧相反，他们以为这是在说"让我们搁置这个话题"。大量的日常用语给来自大洋彼岸的游客带来了不小的尴尬，双方都是如此。这表明，即使在自然语言中，语言的意义也不仅仅取决于信息本身，还依赖接收者的内部特点。在生物学中也是如此，例如 WNT 蛋白的意思（效果）取决于接收信号的细胞类型。②

体节细胞接收到来自神经管背侧的 WNT 信号后，它们便开始产生用于制造肌肉的蛋白质。WNT 的扩散能力只有中等水平，因

---

① 我的一个美国男性友人曾经就因为没搞清楚状况而在英国爱丁堡一家著名的百货商店有了一次诡异的经历。

② 研究人类语言中信号和其意思之间关系的学科是符号学（semiotics），而将其思想应用于生物信号及其生物含义的学科是生物符号学（biosemiotics）。

而只有距离神经管足够近的那些细胞才能收到足够的信号，开始向肌肉发育。而体节外方和后方边缘得到了另一个信号源产生的WNT，形成了另外一个肌肉发育的中心（图32）。随着发育进程的推进，这两个区域各自形成不同的肌肉群，靠近神经管的那个区域发育出了背部肌肉，另一个区域则发育出了体壁肌肉。[8] 这二者之间的区域不靠近任何 WNT 的信号源，未来将成为皮肤的结缔组织（真皮）。

如果只有以上这两种信号，体节会被分割成三明治样式的三个区域：一个造皮区夹在两个造肌肉区中间。然而体节还会对脊索、神经管底板区等其他部位发出的信号敏感。那些靠近腹侧神经管和脊索的区域，信号蛋白的浓度足以抵消那些诱导细胞转化成肌肉和皮肤的信号，这使得细胞分化为结缔组织和骨骼 [9, 10]（图32）。

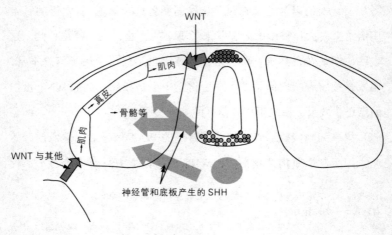

图32 周围组织发出的信号会重塑体节。

把本章的内容放在一起，我们看到神经管周围的组织会发出信号，塑造神经管的结构，而神经管给出的一种响应就是传回塑形四周组织结构的信号。因此可以这么说，在本来单调的胚胎上创造出细节是大量细胞互相对话的结果。

本章描绘的组织并无任何特别之处，任何在空间上邻近的组织经历的几乎是同一个转化过程。在整个胚胎中，邻近的组织利用来自彼此的信号、根据距离信号源的远近把自身分化成不同的细胞类型，这个过程的直接后果就是原本一整个区域的细胞分化出了不同的细胞类型，而它们之间形成了新的边界。如果这些不同类型的细胞又能产生不一样的信号蛋白，那么这些细胞又可以利用同样的技巧，创造出更多不同类型的细胞区。这是一项强有力的创造，所以人类大约有五十分之一的基因会生产出以某种方式参与细胞信号传导的蛋白质，可能也就不足为奇了。

除了让组织能够无限分化之外，细胞交流也是解决发育中细胞错误复制的卓越方案。请想象一个胚胎：组织以另外某种方式分割不同的部分，不受周围组织的影响——也许胚胎真的能阅读某种发育规划图。即使是每个细胞的位置只出现极其轻微的错误，但由于这个错误会随着时间推进而变得越来越大，最后还是会导致本来应该相邻的细胞不再相邻，发育就此失败。就发育规则而言，使用这种方法也许可以制造出微小的身体，细胞只需要分化成寥寥几个区域，关键连接处也因此较少，出现在这些位置的错误就不至于过度累积。但如果用这种方法来构建具有几百个能准确相互作用的不同细胞类型的身体，显然太容易失败。相反，在组织与组织依赖彼此传递的信号的系统中，形成特定细胞类型的细胞被自动定位，每个细胞的分化由周围邻近细胞产生的信号诱导，即使这个组织本身并不在最适合形成某个组织的位置。这个系统的组织模式使得它能够持续地适应环境，每个阶段都在纠错，因而错误不会积累。所以除非错误特别重大，要不然胚胎就会持续利用细胞之间的对话成功地调控发育过程，依赖的是实际的发育状况，而不是"应该"如何。

在蛋白质语言的主导下，利用细胞间的对话细分组织的过程会有一个有趣的结果。一种蛋白质能够扩散、创造出可用的浓度梯度范围，这是由生物物理学和生物化学定律决定的。对大多数蛋白质而言，这个范围大约是 0.05 毫米（＝50 微米）。这意味着，利用这种方法创造模式的细胞更可能位于距离信号源 50 微米的范围内，无论是在神经管的背侧或腹侧、牙根的发育，还是毛发的发育，等等。这会导致两个后果。其中一个后果是，胚胎不可能一次性创造出所有模式。首先胚胎要在相对较小的时候进行"粗略的"分割，在这一阶段获得基本特性的每个部分会随着胚胎的生长变大再进行细分，以此类推。这也就是为什么人类的发育不能是第一周创造出一个微型人，然后让它长大，而是必须让胚胎在不同的生长阶段依次分化出结构。首先，胚胎被大致分割为头部和躯干，头部长大后会特化出颌部（只是举个例子），颌部长大又会特化出牙齿，等等。

另一个后果是，对于任何特定格局的形成，例如对于神经管区间内特化区域的形成，胚胎的大小必须限定在相对严格的范围内。在这个发育阶段，无论是鼩鼱、人类还是蓝鲸，所有胚胎几乎都是一样的大小。如果你想鉴定动物的科内亲缘相似性，比如马、鲸和蝙蝠，与观察成年动物奔跑、游泳和飞行等行为相比，观察这些动物子宫的胚胎会更容易。

8

内 部 旅 程

Si le chemin est beau, nous ne devons pas demander o ù elle conduit. [①]

——阿纳托尔·法朗士（Anatole France）

你的脸大部分来自头的后部。皮肤里的感觉神经以及所有的色素细胞都来自脊柱的后部。而形成精子和卵细胞的那些细胞根本不来自你自己的身体。还有其他很多来自人类解剖学的证据，都在强调在我们的早期胚胎中，发育是多么依赖细胞从一个地方迁移到另一个地方的能力。细胞尺度上的迁移，完全可以与那些让无数动物学家着迷的鱼类和鸟类的迁徙历险相媲美。而且与鸟类不同的是，细胞不得不在形状持续改变的环境中导航，必须在没有眼睛、大脑的帮助，也没有向父母学习的机会下进行，可以说它们的行为更惊人。

我们可以把"细胞是如何正确进行转移"的问题分解成以下两个小问题来理解：细胞如何完成移动？细胞又如何找到正确的方向？

---

① "倘若路途优美，就别去问它将把我们带向何方"。

细胞很早开始就具备了运动能力，比多细胞动物的起源还要早数十亿年。那时候，类似动物的细胞首先演化出了在泥土中爬行、在年轻的地球表面捕食细菌的能力。它们为运动打下了基础，而这种运动方式到现在也没有发生很大变化。推动细胞向前爬的动力涉及好几个相关联的机制。一个从内部推动细胞的前部，另一个与下部表面建立新的联系，第三个利用这种联系拉动细胞的其他部分前进，以防它被前行细胞的前部落下。这些机制的细节极其值得研究，因为它们提供了一个非同寻常的例子来说明简单的组分如何组织自身、成为复杂的高层次系统。

从内部推动细胞向前的机制是基于蛋白微丝的精细网络而运作起来的，和第 5 章中讲述的东西本质相同，只是这次的机械力作用在细胞层。蛋白微丝的主要成分为肌动蛋白。单个肌动蛋白个头很小、结构简单，但它们结合起来后会形成长长的精细链状纤维（第 1 章）。新的肌动蛋白会极高效地添加到已有纤维裸露的末端，但几个肌动蛋白集合在一起形成崭新的微丝却极为不易。这意味着，如果细胞中没有提供相关帮助，新的纤维就几乎不会形成，而那些已经形成的纤维会迅速地越变越长。纤维成核蛋白会协助新微丝形成；细胞内有几种微丝成核蛋白，每种的作用都不太一样。对细胞前行十分重要的那种蛋白有一个特殊性质：只在能连接到已有的纤维时才发挥作用。这样的后果是，新形成的纤维蛋白总是原有纤维的侧枝，而这些侧枝又最终会获得新的侧枝[1]（图 33）。

如果纤维成核蛋白总处于活跃状态，细胞就会被微丝蛋白塞得满满当当，毫无益处。这种情况之所以没有出现，是因为没有别的激活纤维成核蛋白的分子在场，纤维成核蛋白就会一直处于不活跃的状态，大多数时候也的确如此。而很多可以激活成核蛋白的分子被束缚在细胞表层膜的内表面，因而这些成核蛋白只会在膜内侧被激活。关键在于，它们只会活跃很短时间，然后又会"衰退"到不活跃状态。这意味着纤维成核蛋白主要在细胞膜的内表面保持活跃，而在再次陷入沉默之前，它们仅能向细胞的中心移动一点点距离。因此，新纤维的形成仅出现在紧接细胞边缘的一小片区域。

　　向着细胞膜生长的肌动蛋白微丝最终与细胞膜发生碰撞并向外推；数千条蛋白联合起来，让细胞的表面向前移动。[2] 然而纤维成核蛋白对细胞的前部应该向哪个方向前进一无所知。它们毕竟只是大分子，不可能手持地图。许多蛋白会让微丝在错误的方向上形成分支，指向细胞倒退的方向。允许这些无用的生长继续是一种浪

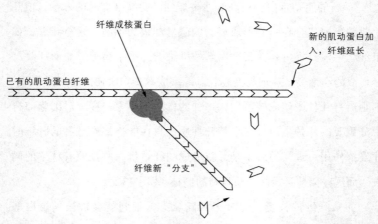

图33 在纤维成核蛋白复合体的作用下，已经存在的微丝的侧边形成了新的肌动蛋白微丝。

费，发育系统有办法防止这种逆向生长。细胞的大部分区域有一种
"加帽蛋白"，能给纤维末端戴上帽子，阻止其继续生长。与通常
不活跃、需要其他细胞膜上的分子激活的纤维成核蛋白不同，加帽
蛋白在正常状态下保持活跃状态，而与膜相关的一些蛋白能让它失
活。向着膜生长的那些蛋白能遇到的加帽蛋白都是失活的，因此它
们可以自由生长；而那些错误地逆向生长的微丝会迅速地被戴上帽
子。这个系统利用了自身环境简单的非对称性，即细胞膜的位置去
引导微丝向膜生长（图34）。[3]

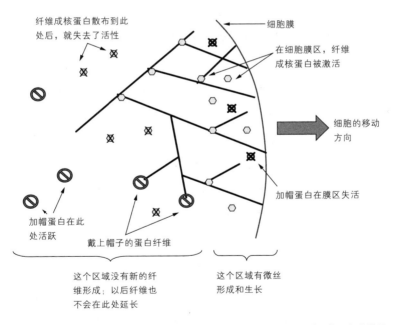

图34　膜区纤维成核蛋白的激活和加帽蛋白的失活创造出了不对称的环境，保证新的微丝
向膜生长，而任何往错误方向生长的都会被"戴上帽子"。

这些位于细胞前沿的蛋白质协调动作产生的最终效果是持续向前推动细胞膜，它们利用的是纤维末端生长所产生的压力。根据牛顿力学第三定律（作用力和反作用力作用相等，方向相反），如果纤维推向细胞膜，细胞膜同样会对纤维产生推力。如果整个微丝系统仅仅是漂浮在细胞中，那么它们对细胞膜的推动只会导致自己后退。若要防止出现这样的情况，纤维的尾端相对于前进的表面，必须固定。这种固定是通过黏附蛋白把细胞黏附在细胞爬行的表面而实现的。[4]

这些黏附复合体不仅给前缘微丝提供了用于推动的表面，更重要的是，还能让细胞的其余部分不落在后面而是一同前行。细胞前缘附近的肌动蛋白形成错综复杂的网络，但较远处的肌动蛋白常常彼此平行，形成缆线式的结构。一种名为肌球蛋白的蛋白质把它们交叉联系到一起，肌球蛋白会"拉扯"蛋白纤维使其紧绷。这些缆线与细胞之间的"缆线"十分相似（第 5 章）。细胞的前缘不会形成这种结构，因为肌球蛋白在此处总是处于非活跃状态。而在细胞内部，肌球蛋白能自由活动，组织肌动蛋白形成缆线（图 35）。这些缆线能形成的地方是细胞前缘的后方，一直向后延伸到整个细胞；也会联合黏附蛋白复合体。随着肌球蛋白让缆线紧绷、产生拉力，细胞的其余部分就会被拉向前方。[5]因而黏附复合体会承受两组作用力：一种是来自细胞前缘的肌动蛋白网络的推力，让细胞向前移动，另一种是来自粗缆线的拉力，拖着细胞的其余部分向前移动。事实上，这类作用力已经得到精确的测量，方法是让细胞在非常轻薄的有弹性的表面生长，推和拉所导致的形变就会清晰可见。[6]

黏附复合体的黏附强度在细胞前沿的附近最强烈，当细胞向前移动，原本靠前的位置就距离细胞的前沿越来越远；随着黏附性下降，这部分最终会与表面脱离，细胞就这样向前行走。

　　总而言之，一些相当简单的成分构成的肌动蛋白和其他一些蛋白质会利用简单的非对称性调节肌动蛋白的行为，把细胞组织成一台可以让细胞前行的机械装置。这种非对称性与每种成分和细胞膜之间的距离有关。毫无疑问，细胞核中的基因编码了这些蛋白质，但是除了合成这些蛋白质，细胞核和这些基因并不真正管理这台机器。在鱼类细胞内开展的实验已经漂亮地证明了这一点：那些并不

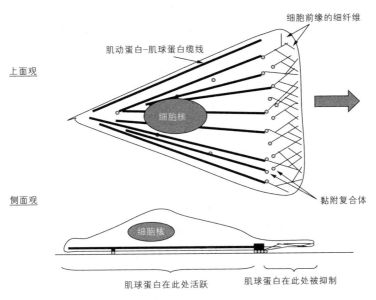

图 35　细胞前缘的微丝分布；细胞表面的黏附复合体位于其后方；肌球蛋白缆线在它的后方。

含有细胞核的细胞碎片表现出了完全的运动能力。与之相关的"智慧"来自一组蛋白质的特性。不是某一种蛋白质的特性——孤零零的一个蛋白质并没有什么用——发挥作用的是所有这一组蛋白。

于是这（至少大致上）回答了细胞迁移问题的第一部分：细胞究竟是如何运动的。这个问题的第二部分是，细胞如何被引导向特定的方向。胚胎大致使用两种方法，有时只是二选一，大多数时候两种都用。一种是给细胞提供具有不同黏附特性的表面，让细胞选择；另一种是增加位于细胞前沿的纤维成核蛋白的活性。

结合 20 世纪后几十年的培养实验，人们可以很容易地理解这类黏附性的引导能力。实验室里的细胞可以在各种表面生长，从简单的塑料到复杂的生物分子均可。可以根据用液体把细胞从某种生长表面冲掉的难易程度，给这些材料的黏附性做一个简单的排序。如果把细胞放在一个有"图案"的表面，就是说其中一部分比另一部分的黏附性强，细胞会随机移动，直到来到两类表面的边界。这很容易解释，想象一个细胞恰好位于滑溜的和有黏性的表面之间（图 36）。根据定义，有黏性的表面一侧会比另一侧形成更多黏性连接。位于这部分的纤维网络就会得到更好的锚定从而向前推动，细胞前沿的这一部分会向前移动得更快。位于光滑表面的细胞则得不到那么好的锚定，所以这一部分的努力付出就有所浪费。与之类似，有黏性的一侧起到牵拉作用的肌动蛋白-肌球蛋白缆线也比另一侧得到了更好的锚定，所以细胞主体会更向着黏附性强的这侧移动。因而无论是细胞前沿还是细胞的主体，这些部位向黏性表面的移动都会更高效，细胞也就自然而然地被引导向这一侧。

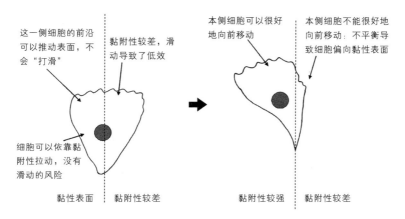

这一侧细胞的前沿可以推动表面，不会"打滑"

黏附性较差，滑动导致了低效

本侧细胞可以很好地向前移动

本侧细胞不能很好地向前移动：不平衡导致细胞偏向黏性表面

细胞可以依靠黏附性拉动，没有滑动的风险

黏性表面 | 黏附性较差

黏附性较强 | 黏附性较差

图36 两类表面之间的边界，一类表面能很好地提供支持，另一类表面的支持效果较差。这种边界的存在会引导细胞偏向黏附性较强的方向移动。

　　过去好些年间，科学家都对这种解释表示怀疑，怀疑这其中涉及的是否都是机械过程，是否是黏附蛋白的信号激活了纤维成核蛋白，如果是后面这种情况，那么最终发挥引导作用的是化学作用，而非机械过程。而这些怀疑都被一个精妙的实验终结了：[7]科学家把包裹了黏附分子的微型玻璃珠放在细胞前沿的顶部，这个玻璃珠被困在细胞的黏附复合体上，细胞会尝试以它为锚定，从而产生推力。但是由于玻璃珠不与其他东西相连，这些推力只会把玻璃珠的头部向后推，而不会帮助细胞前沿前行。所以细胞的移动方向不受其影响。如果用一条细的玻璃丝阻止玻璃珠向后移动，那么它附近的细胞前沿就会迅速地向前移动，细胞也就会向着这个方向移动。无论哪种情况，玻璃珠和黏附分子间都处于结合状态，产生的化学信号应该没有差别，但仅当玻璃珠本身受到限制，机械力才会发挥作用。这个实验证实，机械力对细胞方向的控制的确不依赖化学信号。

虽然在某些情况下，仅靠机械力就可以完成所有的引导任务，但在另一些情况下则要依赖化学信号的作用。有些位于细胞移动表面的分子没有黏附作用，但它们可以被细胞表面的受体识别，进而激活细胞内的信号通路。有些受体和信号通路的作用是激活局部的纤维成核蛋白，此处的细胞膜就会相应地向前移动。另一些受体和信号通路的作用正好相反，它们会阻止细胞前进，也使细胞排斥某类表面。

玻璃珠和有"图案"的材料的实验固然巧妙，但这种倾向于选择黏着表面的特性和复杂的胚胎环境有着怎样的关系呢？特别是在细胞总是简单地选择黏附性更强的表面的情况下，不同的细胞会如何选择不同的路径？它们甚至会穿过彼此？其中至少有一部分原因在于黏附复合体的多样类型，每种复合体只与特定的表面蛋白有最强的结合能力。比如黏附复合体 $\alpha 6\beta 1$-整合素，就会与层粘连蛋白结合；另一种相似的复合体 $\alpha 5\beta 1$-整合素则会与另一种差异很大的蛋白——纤连蛋白结合。不同的细胞具有不同的复合体组合：携带 $\alpha 6\beta 1$-整合素的细胞会把层粘连蛋白作为强黏性表面，而携带 $\alpha 5\beta 1$-整合素的细胞就不会。这意味着，即使路过的是相同的表面，不同的细胞仍然会选择不同的方向。

正在发育的组织中有一些静止的细胞会合成像层粘连蛋白或纤连蛋白这样的表面蛋白。不同类型的细胞会分泌出不同的分子组合。这意味着，对一个正在移动的细胞而言，不同的组织就像黏附度有差异的复杂景观，其中的一些细胞还会产生有吸引或排斥作用的化学分子。在不同的细胞看来，这片景观可能完全不同，对某个细胞有高度吸引力的组织，却可能对另一个细胞产生强烈的排斥，而这取决于这些细胞携带的黏附复合体和受体。这个例子再次说明，对信号的解读取决于解释者：我们仅仅识别信号本身完全不够解释它的含义。正是通过这种方法，不同类型的细胞在胚胎中找到了属于自己的路。

引导细胞在胚胎中迁移的通路还有很多很多细节有待人们去发现，但现在所知的已经足够让我们通过某些真实的例子来阐述其中大致的运作原理。这里选择的每个例子都与那些从神经管最背部分离并开始迁移的细胞有关。它们分别进入松散连接的细胞流，到达胚胎的不同部位。这些细胞作为一个整体，因其初始所在位置而得名"神经嵴细胞"。身体躯干上的神经嵴细胞主要有四种命运：生成感觉神经系统，负责把热、痛、触觉和位置信息传递给脊髓和大脑；生成自主神经系统，负责维持不受意识控制的那些器官的运作，比如心跳；生成肾上腺的核心，释放肾上腺素等激素；生成能保护皮肤不受紫外线侵害的色素细胞。这些相去甚远的命运走势，都和不同的细胞迁移路径有关。

最先从神经管上脱落的神经嵴细胞，会形成吸引层粘连蛋白和纤连蛋白的受体蛋白（图37）。因而它们会选择向着含有这些蛋白的表面迁移。神经嵴细胞还能产生另一种分子，即肝配蛋白的受体，肝配蛋白分子就会对神经嵴细胞产生排斥。[8]神经管两侧的体节会产生许多层粘连蛋白和纤连蛋白，外胚层的底部——神经管和体节之间的原始"皮肤"也是如此（图 37）。很多体节细胞还会让肝配蛋白表达，因而会对最初那些神经嵴细胞产生排斥。在将来形成脊柱的骨质部分体节的后半（尾端）部分，所有细胞都会表达肝配蛋白，其中还有很多细胞会生成其他的排斥分子。[9]体节前段的情况更复杂，位于背部原始皮肤正下方的细胞会表达肝配蛋白，其他细胞则不会。

如果神经嵴细胞产生自紧贴体节前部的神经管上，它们就会探测到来自体节左侧、右侧、本体节后部和前一个体节后部的肝配蛋白。所以，细胞不会向这些方向迁移。这些细胞已经占据了胚胎的背部顶端，因此也不可能再向这个方向行进。它们唯一可走的通路就是垂直下潜，进入体节的主体，这里有许多层粘连蛋白和纤连蛋白欢迎它们，而且不会受到肝配蛋白的排挤。就这样，这些细胞进

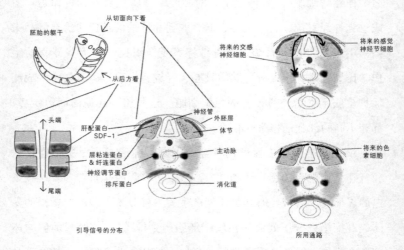

图 37 神经嵴细胞的迁移路径由它们途经细胞所分泌的分子决定。

入了每个体节的前半部分。那是一种松散的组织，细胞可以在其中自由移动。

远在体节以外，胚胎更深处的组织会分泌一种蛋白：神经调节蛋白（图37）。进入体节内的部分神经嵴细胞会生成神经调节蛋白的受体，从而被这种蛋白吸引。受到吸引的这些细胞会一路前行，一直来到吸引力更大的组织。这个组织深藏在主动脉的旁边。而主动脉是沿着身体主干行进的主要血管（第9章）。身体的更深处还有那些围绕在肠道周围的组织，这些组织会分泌能够强力排斥这些细胞的分子，保证这些去往主动脉周围的神经嵴细胞不会走得太深。一方面受到主动脉周围组织的吸引力，另一方面受到更深处肠道周围组织的排斥，[11] 这些细胞就留在了此处。主动脉会分泌一种蛋白，这种蛋白会促使这些细胞形成交感神经，正是这种神经控制着内脏器官的活动。

迁移的神经嵴细胞的成熟，由目的地的组织分泌的蛋白所引发，这是一种巧妙控制错误的方法。如果最终的安顿和成熟都由迁移细胞内部的某种东西决定（比如说有种内置的"时钟"，让它们经历若干小时的游荡后就开始成熟），那么，即使它们没有按时到达目的地，最终还是会开始成熟，人体也就会由此塞满各种怪异的"小岛"。这些小岛就是那些没有到达正确的位置，却依然决定发育成某种组织的细胞。这显然不是什么好事。让细胞的成熟过程依赖正确目的地所发出的信号，这一机制保证了那些还没有找到目的地的细胞继续找寻，而不是中途停下就开始成熟。

虽然最早离开的那些神经嵴细胞倾向于来到体节深处的主动脉

附近，稍晚离开的那些就会停留在体节中。随着它们离开神经管，这些细胞就会表达一种名为 SDF-1（见图 37）的蛋白质的受体。体节内的细胞会产生这种蛋白质。神经嵴细胞进入体节后，其中的 SDF-1 就会阻止它们迁移，让它们停留在此处。[12] 它们在这里聚集在一起，最终形成一个小小的神经团块。感觉神经节就由此形成，它们将参与把感觉信息传递到脊髓的过程。

上述两种迁移进行了一段时间以后，第三种神经嵴细胞类群也开始离开神经管。它们又不一样了。这些细胞同样会产生让细胞移动的蛋白，也会产生层粘连蛋白和纤连蛋白的受体，同时具有肝配蛋白的受体。和那些早期出现的细胞不同，它们还会在内部生产一系列蛋白，这些蛋白会让它们把肝配蛋白解读为有吸引力的。[13] 它们离开神经管时，就会检测到左右两侧的肝配蛋白。这些蛋白位于背部外胚层下方的那部分体节上，这些组织就迅速成了这些细胞迁移的目的地。因而这些细胞和之前两种细胞选择了完全不同的路径，它们选择停留在外胚层的下方。这十分重要，因为这些细胞已经准备好成为皮肤中的色素细胞。

出现较晚的神经嵴细胞的这种"提前准备好"成为色素细胞的行为引出了一个重要的观点。理论上，神经嵴上的细胞群可以通过两种途径变成不同的组织。用关于人类行为的古老辩论类比，可以把这两种途径分为"先天"（nature）和"后天"（nurture）。如果"后天"的确是分化的途径，那么它们一开始是一模一样并随机移动的，最终停留的环境会决定它们终将成为什么样的细胞。[14] 如果"天生"才是分化的途径，那么一开始基因表达的差异会决定细胞沿着正确的途径迁移，并找到已经注定去往的归属地。因为神经细胞会各自表达不同系列的蛋白，这些蛋白又会以不同的方式解读引导信号，所以细胞迁移的初始阶段显然符合"先天"途径。[15] 然而，如上文所述，细胞还是需要目标环境发出信号才会停止迁移，继续它们已经被决定好的命运历程。虽然证明了"先天"这种解释的正确性，但我们仍然不能回答关于神经嵴细胞如何决定自己命运的问题。现在只是把这个问题的发生时间推到了神经嵴细胞迁移之前。

至此，我们的讨论都集中在身体主干上的神经嵴细胞。颈区、头区、尾区的神经嵴细胞则有不同的命运，它们会形成肠道的神经系统、面部的骨骼结构、虹膜的色素细胞以及耳朵和心脏的部分，等等。这些细胞同样会因为自身要成为不同的细胞而走上不同的迁移路径。细数它们的迁移路径和信号系统会是一个冗长乏味的过程，需要明确的是，每种细胞的相关内容和此前详述的躯干神经嵴细胞同样复杂。复杂也就意味着，正确的导航要依赖许多正确的细胞在正确的时机产生特定的物质。有些基因突变就会破坏这个过程，例如有些让某种蛋白质不能正常合成的突变会导致发育失败。这类缺陷都能被归入神经嵴病（neurocristopathy，这个词由"neural crest"和"-path"这两个与疾病相关的词源组成）。例如有一系列突变会扰乱那些本应把颈区和尾区的神经嵴细胞带到肠道的信号，导致这些细胞不能发育出肠道神经系统。[16] 有这个基因缺陷的人会缺少部分或者全部的肠道神经系统。这意味着，这些人的肠道不能正常蠕动，不能带动食物和食物残渣移动，之后会导致严重的便秘。这种情况名为先天性巨结肠症：通常这些患者会在童年早期接受手术治疗。还有一系列突变发生在控制神经嵴细胞内部状态和成熟的基因上，所导致的缺陷名为瓦登伯革氏症候群。[17, 18, 19, 20] 这种类型的神经嵴细胞，特别是色素细胞的迁移和／或成熟异常会导致听觉出现缺陷、虹膜和头发色素沉着异常（最常见的是白色额发），有时还会同时导致先天性巨结肠症。头部的神经嵴细胞需要特定的蛋白质，例如 Treacle 蛋白，从而保证在构建面部结构的过程中能生产足够的细胞材料去跟上细胞的增殖速度。如果编码 Treacle 的基因有缺陷，许多细胞会因为缺少必要的构建成分而死亡。由于存活下来的细胞太少而不足以构成正常的面部，具有这种缺陷的人就会患上特雷彻·柯林斯综合征[21]，他们的面部会呈现扭曲的状态：眼睛歪斜、面颊发育不全、下巴小且位置较低、眼皮下垂、耳垂小或缺失。

这些在神经嵴疾病中突变了的基因的本质，阐明了发育、基因和疾病之间的相关性。一些大众传媒，甚至是一些不严谨的技术文章常常会用到"某种疾病背后的基因"这种说法。如果一种疾病涉及面部等某种结构的缺失和功能失灵，这些作品的作者就会倾向于认为这个基因（没有突变的话）的功能就是构建这种结构。然而，当我们仔细研究与神经嵴病有关的基因所合成的蛋白质时，我们会发现它们只是参与完成了某个任务，比如引导神经嵴细胞迁移机制的一部分，而这类机制通常十分复杂，有多个组分参与。比起面部这类"宏大"结构的发育，这类任务的层次往往要低得多，作用范围也小得多。如果单独看 Treacle 蛋白的功能，你可能根本不会觉得它与面部形成有关：事实上，Treacle 蛋白的功能保证了核糖体能够正常合成。如第 1 章所讲，核糖体是把 RNA 翻译成蛋白质的分子机器。这是一个与面部构建没有直接关联的生物化学过程。然而如果 Treacle 蛋白不能正常发挥功能，头部的神经嵴细胞中就没有足够的核糖体合成蛋白，这会给细胞带来极大的压力，大到足以让细胞死亡。[22] 这导致的后果就是，没有足够的细胞来形成正常的面部。这种缺陷让人们错以为 Treacle 蛋白的正常功能就是制造人脸，但其实它们只是制造核糖体而已。

上述这个关于 Treacle 蛋白的例子指向了一个普遍的问题：把异常发育与某个基因的相关性直接解读成某个基因制造了某个结构的证据。这个问题存在于对几乎所有基因的解读上。这种误解固然生发了很多有趣的科幻故事，但同时也可能让人们对利用基因工程改变少数几个"设计基因"来制造新的身体或部分身体抱有不切实际的期待。人的身体部件由相互作用的蛋白质所构成的网络运作形成，每个基因只制造一种蛋白。如果我们真的想要掌握身体的构建过程，为了或美好或愚蠢的目的去改造它们，我们就必须从互动网络的层面，而不是通过单个基因去理解人类的发育。

我们以神经嵴细胞为例讲述了细胞的迁移，但这绝非唯一一种会迁移的细胞类型。其他能够进行长距离迁移的细胞还包括生成精子或卵子的细胞（第 10 章），以及构建血液系统的细胞（第 9 章）。进行短距离迁移的细胞类型就更多了。它们会形成紧密联系的群体，成为骨骼或其他器官（第 12 章）。在神经系统的发育中，一小部分细胞进行迁移，形成电缆式的细胞投射（轴突和树突），这些结构会负责神经细胞之间，以及与感觉末梢和肌肉之间的联系（第13 章）。甚至在成年人体内，免疫系统中的防御细胞仍会进行长距离迁移，去到被感染的部位（第 17 章）。不那么友好的是癌细胞，它们可以重启迁移机制，从肿瘤最初形成的部位扩散到身体的其他地方，也就是所谓的癌症转移。许多关于正常细胞的迁移研究都由癌症研究慈善机构资助。人们希望能够通过理解正常细胞的移动机制，来明白如何阻止危险的癌症转移。胚胎学乍看起来是极为抽象的、"象牙塔"内的科学，但实际上它与影响人类生命的那些棘手难题息息相关。转移癌只是其中一例。

9

管　道

人类，是由一堆便携管道精巧装配而成的。

——克里斯托弗·莫利（Christopher Morley）

细胞非常非常小，常见的直径只有百分之一毫米。细胞中活跃的蛋白质更小，只有千万分之一毫米；而让它们溶于其中的水分子还要小。如果从一个很小的尺度上观察，细胞内部充满了运动。这与细胞本身的生命力无关，无论是在死细胞，还是温度同体温的汤水中，都有这些运动：这是基本的物理定律所带来的。只要温度高于绝对零度，分子就会随机振动和移动（"温度"只是用来衡量这种运动中蕴含能量的大小，反映的是所有分子的平均运动水平）。分子会随着活动发生随机碰撞，然后互相弹开。如果蛋白质之类的大分子溶解在水中，它们也会同水分子产生碰撞，动量就会从水分子传递到生物大分子。于是，这些分子也会呈现出随机运动。

你甚至可以在比蛋白质大得多的物体上观察到这种效应，例如烟尘或花粉颗粒。事实上，早在公元前60年，罗马诗人、科学家卢克莱修就提出，烟尘在空中的随机舞动可能是由空气中那些小到不可见的"原子"与烟尘随机碰撞造成的。[1] 1785 年，扬·英根豪斯（Jan Ingenhousz）首次在液体中观察到这种效应。42 年以后，苏格兰植物学家罗伯特·布朗（Robert Brown）再次记录到这种现象。这种溶解或悬浮在液体中的物体的运动，因为布朗的发现而得名"布朗运动"（虽然这似乎对英根豪斯不大公平）。另外，很多人通常把最初提出不可见原子 / 分子碰撞这件事归功于爱因斯坦（同样对卢克莱修不太公平）。

　　分子的随机运动对胚胎十分重要，因为这种运动自然而然地创造出了一种机制，可以把食物、氧气和构成身体结构的原材料等溶解后带到需要的地方。如果一种酶需要某种材料，它只需等待随机运动把它们带到一起。这种过程在短距离迁移过程中非常有效，然而随着距离增加，这种包含了很多逆向随机运动的运输作用就变得越来越低效。这对胚胎来说是个严重的问题，因为供给食物和氧气的源头是胚胎之外的子宫壁，那些位于已经长大了的胚胎深处的细胞，就有缺少这些必需材料的风险。在一个典型的哺乳动物的固态组织中，细胞通过随机热扩散获得原材料供给的最远距离，大约是细胞直径的几十倍（有一些特殊的细胞，特别是骨骼及其相关组织中的细胞，能够耐受更长的距离）。胚胎构建的身体比这大得多，一个成年人躯干中心到表皮大约有三万个细胞的直径，因而需要创造出一种高效的系统，把营养物质带到身体深处，而且所到之处，与细胞的距离要短到足够让随机热扩散完成剩下的任务。在人类中，或者说在所有脊椎动物中，解决这个问题需要以一种液体为传递载体，即血液的循环。血液会通过分布身体各处的各条管道流动。

　　一个能够正常运作的血液系统需要以下几个组成部分：血液中的液体成分，用于运载大多数营养物质和毒素；自由漂浮在液体中专门用于携带氧气的血细胞（因为氧气不能溶解在液体内运输）；能把血液带到各个组织的封闭管道系统；一个能为血液提供动力的"水泵"，让血液能在提供有用物质和使用这些物质的组织之间流动。发育中的胚胎，其所有的组织都在使用营养物质的同时产生废物。母亲会利用肺、肠道、肝和肾脏给自己的血液补充营养物质，清理废物。在胎盘中，胎儿的血液和母亲的血液距离极近。由于分子可以在母亲和胎儿的血液系统间自由移动，他们体内的各种分子浓度都开始趋于一致。于是，本来陈旧的胎儿血液通过胎盘获得氧气和食物，丢弃废物。因此，胚胎的血液需要在胎盘和胎儿的身体之间循环流动。此时，这一系列流动需要血管系统和"水泵"的支持。

　　人类胚胎的血管系统由两个主要部分构成。一个部分位于胚胎外部的卵黄囊中，另一个部分则完全位于胚胎内部。这两部分都十分重要。它们连接在一起，构成完整的系统。简单叙述起见，本章只集中讲述在身体内部发育的循环部分。

　　最早能检测到将来会形成胚胎血管的细胞的地方，位于神经管将要形成时期[2]（第5章，图38）的中胚层①内。它们的产生和增殖都受一种信号蛋白 VEGF 驱动。VEGF 由中胚层和下方的内胚层分泌。[3,4]

----

① 特别提醒：我们在第4章中描述过中胚层夹在内、外胚层中间，结构较为松散。

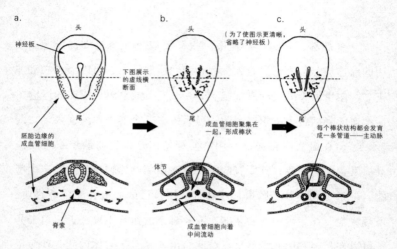

图 38 胚胎最初的主动脉的形成过程：(a) 展示的是胚胎形成的早期阶段。胚胎的平面图及横切面；成血管细胞形成于中胚层的外缘部分。在 (b) 图中，这些细胞向中央流动，聚集在神经管两侧，形成棒状结构。在 (c) 图中，这些棒状开始变成中空状，形成管道，但主动脉之间在这个阶段互相独立，并不相通。

中胚层中的细胞——成血管细胞 ① 还会对这种信号做出响应，开始增殖并表达那些标志着血管特征的蛋白质。它们也开始变得具有迁移能力，可以探测到体节产生的蛋白，并以此为目的地前进。成血管细胞就由此从它们起源的地方——胚胎的外部边缘，移向胚胎的中线 [5,6]（图 38b）。

如果没有接收到其他信号，成血管细胞就会停留在那里，和早期胚胎内中线附近的其他东西一样，它们的发育依赖脊索产生的音猬因子。[7] 有音猬因子的条件下，成血管细胞互相连接，形成细胞

————————————

① 成血管细胞的英文单词 hemangioblast 中，"hem" 意为血液，"angio" 为血管，"blast" 代表胚胎细胞。

网络。体节下方的这个细胞网络聚集得非常坚实，就像是在胚胎的两侧形成了两条实心棒（图 38b）。后来，这些棒子变得中空，形成了管道（图 38c）。要理解这种转变机制，我们可以先回忆一下更早期的胚胎：第 3 章中提到了滋养外胚层与内细胞团如何区别开来。这根棒子最外层的那些细胞会与普通的中胚层细胞接触，不像内部的成血管细胞只会与成血管细胞相邻：这些外层细胞对这种不对称的响应就是存活下来，形成一个密实的柱状层；而在棒子内部，不能探测到不对称性的细胞就会启动"自杀"程序，消除自身，留下空间（我们将在第 14 章中进一步探索细胞自杀在发育中发挥的作用）。结果就是实心棒转变成了中空的管道，并且这种管道壁具有一定的极性（图 39）。此时形成的这两条管道分别位于中线的两侧，就是"主动脉"。

　　由同一个研究组做的两个实验，都已经彰显了内胚层产生的音猬因子的重要性。[8] 最初，研究人员为了去除音猬因子，直接移除了产生音猬因子的主要源头——内胚层，然后发现胚胎不再能正常形成主动脉。在第二个实验中，研究人员人为地给移除了内胚层的胚胎添加音猬因子，发现胚胎又可以形成主动脉了。他们观察到，即使在简单的培养皿中，只要添加了音猬因子蛋白，就可以诱导成血管细胞转变为血管网络。这进一步证实了音猬因子的重要性。

　　考虑到在信号蛋白的影响下，成血管细胞之间的黏性增强，它们就有了全部连接在一起、在胚胎中线处形成一整根长棒的风险。脊索会放出一些在短距离内起作用的信号蛋白，例如 Noggin 蛋白，去阻止这样的事情发生。考虑到脊索与内胚层之间有限的空间，这

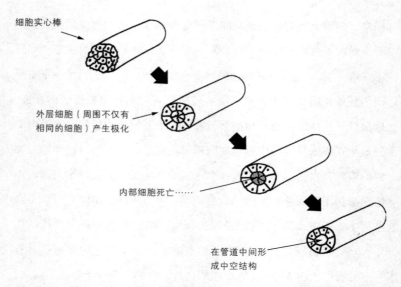

细胞实心棒

外层细胞（周围不仅有
相同的细胞）产生极化

内部细胞死亡……

在管道中间形
成中空结构

图 39 关于成血管细胞组成的实心棒如何变成中空管道的一种推测。在这种推测（已经在其他动物中观察到，但是还没有在人类胚胎中得到确证）中，最外层细胞具有不和其他成血管细胞接触的表面，它们检测到这种不对称性时会产生极化，形成密封的管道。内层完全由相同类型细胞包围的成血管细胞不与外界接触，它们会"有意地"走向死亡，留下将来可以让血液流动的空腔。

就有效防止了血管在中线形成，保证了在身体两侧分别形成一条主动脉（图 40）。[9]这对早期胚胎是一种正确的安排，虽然之后在胎儿的成熟过程中会发生改变。[10]

身体的血管有两种类型：动脉和静脉。动脉是相对来说直径较小、外壁略厚的管道，它会把心脏中血压较大的血液带到身体各处组织的小血管中；静脉口径大、管壁薄、血压小，负责把血液送回心脏。研究人员发现，成血管细胞迁移到胚胎中线变成大血管之前，已经为变成动脉抑或静脉做好了准备。命运不同的细胞在表达

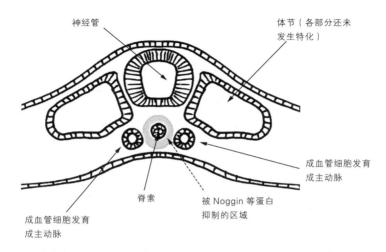

图 40 脊索产生 Noggin 蛋白会防止成血管细胞组成的棒状结构在胚胎中间合并在一起，保证它们在中线两侧分别形成棒状结构，之后再形成左右主动脉。

蛋白（特别是那些与细胞间相互作用有关的蛋白）时会有微妙的差异。人们至少已经在经过更细致研究的鱼上发现，决定细胞会成为动脉型成血管细胞或静脉型成血管细胞的还是 Hedgehog 蛋白家族（即音猬因子的蛋白家族）。如果细胞接收到高浓度的信号蛋白，它就会早发育、早迁移、参与形成动脉；如果只接收到中等浓度的信号蛋白，它就会迟发育、迟迁移，参与形成静脉。[11] 这些构建动脉和静脉的细胞表达出的信号蛋白能够让它们识别出和自己一样的细胞，并聚集在一起。那些已经准备成为静脉的细胞迁移的路径稍有不同，形成血管的过程基本一致。两条静脉沿着身体长轴与动脉平行延伸，但距离中线稍远（自然是这样，因为距离中线越远，Hedgehog 信号就越少，环境对静脉就越友好）。在组织中，动脉和静脉发散出的细小分支连接在一起，形成毛细血管网络。此处的血管壁极薄，营养物质和氧气都可以通过。

如果没有心脏把血液泵到全身各处，血管网络就基本毫无用处。所以心脏是胚胎最早形成的器官之一，也是第一个具有功能的器官。怀孕 19 天后，也就是大血管开始成形后的两天左右，心脏开始形成：与成血管细胞聚集到中线两侧形成血管的过程类似，就是将形成心脏的细胞聚集到一起，形成一对管道。心源细胞也来自中胚层的外缘，但不是来自胚胎躯干，而是头部的中胚层（图 41a）。它们被限制在这个区域内形成，这是三个家族的分泌蛋白相互作用的结果。[12] 首先是胚胎的内胚层边缘会产生信号，诱导心源细胞形成。第二个是神经管分泌的 WNT 蛋白（如第 7 章所述）：它们的作用正好相反，会抑制心源细胞的形成。第三个是胚胎头端的内胚层产生的蛋白质，它们会对抗 WNT 的作用（这种对抗仅仅发生在这些细胞内部）。因而只有头部的 WNT 受到足够的抑制，心源细胞才能形成。[①] 那些"支持性信号"仅出现在胚胎的边缘，也就意味着新形成的心源细胞会环绕胚胎头部外缘呈新月形，而不会出现在中央区域。

与构建动脉和静脉的成血管细胞一样，心源细胞会开始迁移，相互识别并增强彼此之间的连接。它们也形成管状结构，这个管道面向躯干的那一端与动脉连接，形成连续的细胞层。在这个过程中，胚胎迅速伸长，两端的几何结构发生变化。在第 5 章的结尾处，

---

① 支持性的信号由 BMP 蛋白携带；而能抑制 WNT 作用的信号由 Crescent 和 Cerberus 蛋白携带。

我们提到胚胎的两端卷曲盖过内胚层，转化成消化道。这种卷曲状态的另一个主要后果就是，胚胎头部边缘的那个新月状组织，也就是心源细胞所在的区域，会被向下拉拽。它最终会停留在消化道的下方，也就是将来形成胸腔的地方（图 41b，c）。原本要形成两条平行管道的心源细胞在这个地方被迫聚集在一起。当两条平行的主动脉在肠道背侧形成时，由于脊索发出了阻断信号，它们就没有融合在一起。而在平行的心脏管道的形成处，肠道的腹侧并没有脊索，因此就没有阻断信号。所以这两条管道相遇并融合在一起，形成了单一的、直径较大的管道：原始心脏。

胚胎在肠道末端的卷曲，把此时已经与心脏连接在一起的主动脉端部也带到了下方。左动脉末端被向下拉拽的过程中环绕在了消化道左侧；右动脉末端则环绕在消化道右侧，最终，它们在消化道周围形成了主动脉环（图 42）。[①] 不久之后，脊索停止分泌阻止主动脉融合的信号，位于消化道上方的两条背主动脉就融合到了一起，形成了单条血管。

早期的心脏管道仅由铺设血管的那类细胞构成，没有任何肌肉参与的迹象，也没有其他让心脏跳动或泵血所需的指挥控制组织。但形成几天以后，心脏就开始吸引其他类型的细胞。这些细胞形成心肌和其他心脏所需的组织。

心肌细胞有一个奇特的性质，它们不需要连接任何神经系统，

---

① 这个主动脉环就是主动脉弓，更确切的说法应该是"第一主动脉弓"，因为胚胎后期会发育出一系列平行于它的主动脉弓。这种解剖结构在我们的鱼类祖先身上非常有用，那个时候它们是用于呼吸的鳃。

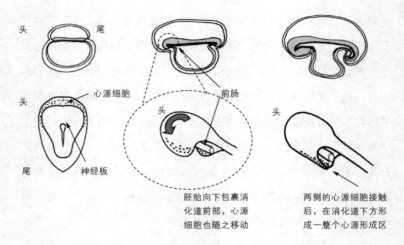

头　　　尾

头　　　心源细胞

尾　　　神经板

前肠

头

头

胚胎向下包裹消
化道前部，心源
细胞也随之移动

两侧的心源细胞接触
后，在消化道下方形
成一整个心源形成区

图41　心区形成的三个阶段。上方的是胚胎的侧面图，在第5章中出现过；下方是从上方（左）或是从上侧面（中，右）看。在第一个阶段（左），胚胎还非常扁平，伸长有限，这时候心源细胞位于头区神经板远端的中胚层内。后来（中）随着胚胎伸长，胚胎末端被拉入消化管，胚胎发生卷曲。当左右边缘在肠道底部接触（右），心源细胞聚集形成位于消化道腹侧的单一区域：这就是心脏形成的地方。

仅仅依赖自身就可以完成收缩。它们互相连接，使用电信号交流，让收缩同步。每天与胚胎干细胞打交道的研究人员常常会亲眼看到这样的情形。如果胚胎干细胞所处的环境条件能让它们重启发育，这些干细胞就会尝试形成一个完整的身体，一部分胚胎干细胞就会发育成心脏细胞。几天后，培养皿底部就会点缀着规律收缩的细胞小岛，散布在其他细胞的海洋中。[13] 这个场景非同寻常，即使对那些运气好到可以每天见到这一场景的人来说，这种变化的魅力也丝毫不减。

虽然简单的肌肉管道与成年人那种有着精巧复杂解剖结构的心

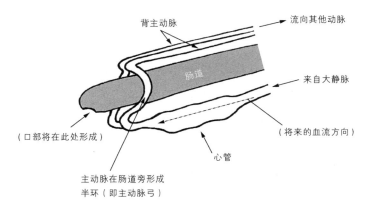

图 42　胚胎折叠把心源细胞带到胚胎底部，同样也把和心源细胞连接在一起的主动脉的末端拖拽到了此处。于是，主动脉围绕消化道形成了环状结构，即主动脉弓。为了让上图中的要素清晰显示，胚胎被"拉直"了。

脏还相距甚远，但似乎也足以把少量血液泵入早期胚胎了。出于显而易见的原因，我们很难观察到人类的胎心。但是我可以选择研究与人极为相似的鱼类的早期心脏。这不难实现，不仅因为大多数鱼类的胚胎在母体外发育，还因为这些胚胎是透明的。人们还利用基因工程技术改造了某些鱼类，让它们的心管发出绿色荧光，这样观察起来就更容易了。通过高速摄像技术，我们可以看到这些胚胎心脏泵血机制惊人的微妙之处。以前的假说认为，心管利用简单的蠕动推动细胞前行，也就是说，是收缩的肌肉和缩小了的管道产生的波动推动着液体向前。而对运动的细致研究[14]表明，心管使用的是更高明的方法：利用反弹到管道末端的压力波。

液体压力在管道末端，或是在管道直径或弹性发生改变的地方出现反弹是很常见的现象。例如在管风琴中，声波从上方的开放末端向下反弹就利用了这个原理，从上端反弹回去的声波会与还在向上行进的声波产生相互作用。如果两种声波的波长恰好合适，它们就会叠加起来产生极大的声音（要做到这点有赖于管道的长度，这也是为什么要用不同长度的管道来产生不同波长［音高］的音符）。液体的反弹波能产生非常强大的力量。在一本由退休铁路工人艾德里安·沃恩（Adrian Vaughan）撰写的自传《信号员的早晨》（*Signalman's Morning*）中，[15] 他的一段回忆更直白地向我们反映了这种力量的强大。当时有个工程师为了检测大的主管道而迅速开关了若干次阀门，第一次开阀门产生的压力波反弹回来遇到第二轮波时所产生的压力，大到足以让铁管断裂，这让伦敦和布里斯托尔之间的铁路陷入了好几个小时的混乱。

虽然早期的血管系统没有阀门或者开放末端，但在大静脉和心脏的连接处，血管直径和弹性会迅速转变。这已经足以反弹压力波，早期的心脏就巧妙利用了这一点。收缩周期始于接近尾端的那一片小区域，管道在此处变窄（图 43）。这里的收缩会同时向两个方向传播。向着头部方向的传播会把血液压向头端，这符合我们的直觉；但向后传播似乎会把血液压向错误的方向，这与我们的直觉不符。然而，这种由收缩产生的指向尾端的压力，会在与静脉连接的地方被强烈反弹回去。同时，原本呈收缩状态的心脏尾端开始松弛，于是就可以打开管道，把血液向前抽吸。所以，血液会同时受到前方抽吸产生的拉力和后方反射波产生的指向前方的强劲推力。血液就在这两种力的共同作用下，在收缩波后，冲向头端开放的广大空间。

简单的心脏已经足以推动血液流遍胚胎全身，也可以把血液压向胎盘和卵黄囊。在后续的发育过程中，基础心脏管道经历了复杂的折叠、接合和连接的改变，从只能把血液泵向前方的简单管道，变成了具有多个瓣膜和四个腔室的复杂器官。每个周期也变成了泵两次血，一次泵到肺部，一次泵到身体的其他部分。

一旦主动脉、大静脉和心脏发育齐备，胚胎就开始启用两种制造血管的新方法了。第一种方法是从已经存在的动脉或静脉上发展

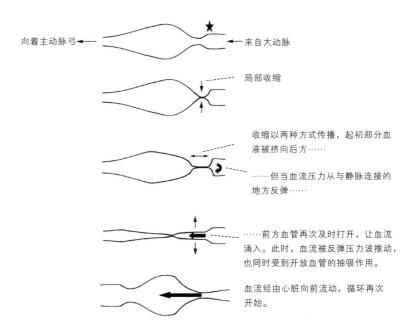

图43 早期心脏的解剖结构极为简单，没有瓣膜或者其他精巧的控制系统。心脏得益于这种在心脏-静脉连接处（第一幅图中的五角星处）反弹的压力，最终还是高效地完成了泵血任务。

出侧支；它们会伸入组织，会在侧支相遇的地方相互连接，生成让血流通过的连续管道。以主动脉为例，它在体节之间发出分支，然后进一步把分支发展到背部的神经管和肌肉，最终与静脉相接。它们也会发展出连到附近器官的分支，例如肾脏（第10章）和性腺（第11章）。在身体的某些部分，例如颈部，各动脉分支发出侧支，互相连接。这意味着，与颈中线垂直的一系列平行的动脉，最终会由一条头尾方向的新动脉贯穿（图44）。随后，那些横向的动脉就消失了，只剩下这条头尾向的新动脉（椎动脉）。类似的循环系统重塑会一次次地在人类发育中发生，时刻提醒我们：人类这种适应了陆地生活的四肢和身体，是在漫长演化中由鱼类的基础胚胎经过一系列复杂的演化改变而形成的，绝非源自从头开始的、注定发育为人的一种设计。也许，只是演化出可以从根本上改变鱼类的早期

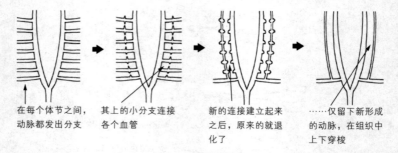

在每个体节之间，动脉都发出分支　其上的小分支连接各个血管　新的连接建立起来之后，原来的就退化了　……仅留下新形成的动脉，在组织中上下穿梭

图44　关于人类发育过程中血管在大范围内重塑的一个例子。与躯干部位一样，颈部主动脉从每个体节之间都发出分支。而这些分支上又发出头–尾轴方向的小分支，小分支再互相接触融合，把动脉交错连接到一起。随着这些新的连接逐渐繁盛发展，除了最底部的那条分支以外，所有左右方向的分支都退化消失了，仅剩下一对新形成的、头尾方向的动脉，即椎动脉。图片最底部那个最初的"幸存者"，将来会发育成人的锁骨下动脉。人类身体中还有很多类似的例子，为许多医学生的学习生涯蒙上了阴影。

胚胎而又不会完全毁了这个胚胎的突变实在太难（几乎可以说不可能）。因此，得以留存下来的都是小规模的、能带来有利细节改变的突变。

另一种形成血管的"新"方法很温和，可以在不破坏原有系统的前提下增加新的部分。我们在第 1 章中讨论过的发育受到的严重限制。这种新方法可以称为套叠分支，它能在保证血液流动的情况下产生新的分支。[16] 在此过程中，血管的顶部和底部分别有一个区域向内折叠，直到相互接触。此时，细胞的黏着模式发生重构，互相接触的区域结合在一起形成柱状，这根柱子沿着血管扩展，直到把一条血管分割成两条平行的血管（图 45）。然后由于其他组织细

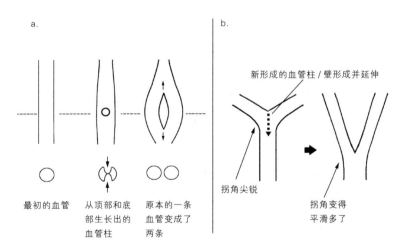

图 45 套叠分支。（a）中展示了套叠分支三个阶段的平面图（上）和虚线处的切面图（下）。上下的血管壁向内生长制造出柱形的血管，血管柱沿着血管长轴延伸，把血管分成两个。（b）描绘了简单的过程就能改变分支点的分离角度（即使这个分支是通过新的侧支形成），从而让血流的流动变得平缓。

胞的加入，这堵中央墙壁会越来越厚，血管最终也就一分为二了。同样的过程可以让这两条血管变成四条，以此类推。一条血管就是通过这样的方式，可以在不打断任何血流的条件下转变出一整张运输网络。套叠分支的方法还可以用于移动分支的位置，让血管岔口的拐角不会过于夸张。这对血液的平稳流动而言非常重要，本章很快就会详述这个专题。

除了身体的主要血管和把血液泵入周身的心脏，胚胎还必须制造在其中游走的血细胞。这里有一个拓扑学上的问题：血细胞应该只存在于血管中，而血管是一个封闭的系统，并无通向身体其他部分的出入口。那么，血细胞是如何进入血液的呢？非常简单：第一批血细胞就来自那些原本属于动脉壁的细胞，也就意味着这些细胞在出现的那一刻就在血管内了。[17, 18]

从血管壁上产生血细胞可以解决拓扑学上的问题，但是也创造出了另一个难题：只能有一部分细胞"决定"成为血细胞，因为如果每个细胞都这样改变的话，血管壁就消失了。因而，最初的简单细胞群需要分成两个命运不同的群体，依然由周围组织发出的信号来决定转化的方向。消化道等位于主动脉下方的组织所分泌的信号，会诱导血管壁细胞向血细胞转化。而神经管等位于动脉上方的组织所发出的信号，就会抑制这种转变。部分信号已经为人所知，激发动脉形成的 Hedgehog 家族蛋白也参与其中。[19]

虽然从周围组织发出的信号指定了从细胞壁向血细胞转变的区域，但依然需要其他机制来保障不是每个细胞都会转变，从而不至于破坏血管壁。本区域中那些受到其他组织的影响而准备转变成血液的细胞之间就开始了短程对话。这种对话利用的是与细胞本身相连的分子，因而是一种仅存在于相邻细胞间的私密交流，不会扩散，所以也不会形成浓度梯度。虽然它们的交流细节还有待探索，研究人员已经发现了参与其中的一些蛋白质分子，并赋予了它们含义丰富的名字，比如 Notch（缺口）、Jagged（锯齿）和 Mind-bomb（思维炸弹）。[20] 总而言之，这些短距离对话保证了这个区域只有一部分会变成血细胞。

刚刚离开主动脉的细胞还不是血细胞，只是血细胞生产线上的干细胞。我们在第 3 章中讲过干细胞的概念，那一部分的干细胞是指胚胎发育极早期还完全没有特化的细胞，它们可以通过发育成为任何一种细胞。然而此刻离开血管壁的，完全是另一种干细胞：它们已经准备好成为血细胞中的一种，不会再变成其他细胞。从动脉上产生的血细胞离开它们的初始位置后，首先会来到刚刚开始发育的肝脏（第 10 章）。早期胎儿的所有血液都在此形成。再经过一长段时间，骨髓形成，造血干细胞再次迁移，并终生定居在骨髓中。我们将在第 18 章中继续讲述这些故事。

人体的大血管都按照标准程序形成，所以每个人体内的都差别不大。那些把血液带到组织深处的小血管与毛细血管的形成则显著不同，它们的发育更大程度上取决于组织的局部需求，因而个体差异极大。这种系统在适应组织的精确位置，以及组织大小的错误与变化上有着极大的优势。如果组织中的细胞"意识到"自己距离最近的血管太远，就会发出化学信号求救，系统就会根据这些信号做出调整。

距离循环中的血管太远的最严重后果就是细胞会缺少氧气，也就是所谓的组织缺氧（hypoxia）。至少有一种控制血管发育的系统直接利用了这一原理。大多数细胞拥有一种名为缺氧诱导因子（Hypoxia Inducible Factor Alpha，缩写为 Hif1α）的蛋白质；在氧气充足的条件下，Hif1α 会被迅速转换到另一种化学状态，继而被细胞的蛋白质回收机制破坏。[21, 22] 但当氧气含量较低时，Hif1α 就会处于稳定状态，不会被分解回收。所以在这一条件下，它有机会进入细胞核，去激活几个特定的基因。其中一部分基因制造的蛋白质，其作用是暂时关闭细胞中某些需氧量高，但并非生存所必需的生物过程；它们尤其中止了细胞的分裂过程，以防本来就已经缺氧的区域中充斥更多细胞，防止进一步恶化环境。Hif1α 激活的另一个基因的作用则截然不同：它会特异性地合成一种蛋白质 VEGF；[23] 这种蛋白质会促进血管细胞增殖与迁移，是细胞发出的生化求救信号。

探测到 VEGF 的血管壁细胞，无论是动脉型还是静脉型，都会迅速向着 VEGF 浓度最高，也就是最缺氧的方向延伸。小血管的分支深入组织内部，在此处互相接触，连接形成小血管网。于是，原本缺氧的组织中就产生了一系列微小的血管——毛细血管；它们会连接动脉和静脉，把新鲜的血液带到这里。

细胞有了血液输送来的氧气之后，细胞内的 Hif1α 就会迅速降解。Hif1α 的浓度降到一定程度以下之后，它激活的那些基因就会停止表达。细胞就不再发出求救信号，并且开始正常增殖。如果它们开始增殖，那么细胞或早或晚又会变得多到让那些距离新毛细血管最远的细胞缺氧，同样的过程再次开启，而新的毛细血管可能就会发出更多分支。

这样一个系统能确保血液供应总能跟上细胞增殖和组织生长的速度。发育中的血管并不需要关于组织什么时候会发育到哪里的精确地图。它们唯一需要做的就是探测缺氧组织的求救信号，并向着发出信号的地方生长。从细胞发展所要携带的信息量来看，与其记住一整张计划图，不如通过现在这种方式，反而更经济，并且几乎有无穷的适应性，可以服务到所有的缺氧组织。

新血管分支的形成过程不仅需要血管服务的那些组织做出响应，它们对血流本身也十分敏感。当液体从管道中流过，流动的液体和管壁之间的轻微拉力会对二者都产生作用力。液体流速会变缓，管壁会受到一种名为剪应力（shear stress）的作用。如果液体流动平缓温和（流体力学中称为"层流"），剪应力就会相对温和；血管壁对此做出的响应是保持原本的形状。相反，如果太多血液涌入小血管，抑或是血管转弯的地方角度过于尖锐，这时出现的流体就会变成湍流，给管壁带来极大的剪应力作用。检测到这种现象的血管细胞就会发育出新的分支，这可以通过发出血管芽来实现，也可以通过套叠分支，抑或二者皆有。这种作用十分高效：如果鸡胚卵黄囊上的动脉系统被夹住不能行使功能，血液被迫转到其他血管，那么在 15 分钟以内，血管就会以套叠分支的方式重塑动脉系统，直到血压和流速再次恢复正常，组织可以得到足够的血液。[24] 这种对循环系统持续自主的重塑避免了任何湍流热点的产生，从而使得血流始终温和流动，保证了把心脏在湍流中损失的力量降到最少。这个过程依然是自适应性的。

　　血管发育的适应性对我们维护和修复自身而言十分重要（这将在第 18 章中讲述），但我们也要为此付出代价。与普通组织一样，肿瘤细胞在氧气充分的条件下才最健康。如果生长中的肿瘤细胞感受到缺氧，也会因为同样的环境条件发出与正常组织相同的求救信号。周围的血管并不能分辨这个信号是来自可能给人体带来危险的肿瘤还是忍饥挨饿的正常组织，所以血管会友善地把分支发展到肿瘤内部，分送氧气和营养物质，帮助肿瘤生长。研发抗癌药物的一种思路就是阻断血管对肿瘤发出信号的响应，让肿瘤细胞保持缺少氧气和食物的状态。但这里的难点在于，细胞事实上有很多种发出求救信号的方式。不过，研究人员在这方面还是取得了可观的进展：虽然研发出的相关药物本身并不会带来奇迹式的康复，但把药物与其他疗法联合起来，已经显著延长了部分癌症病人的生存时间。

10

器官的形成

器官，总是器官……

——迪伦·托马斯（Dylan Thomas）

　　人类这样的大型复杂动物，基本特征之一就是内部的解剖结构并不是连续的细胞，而是划分为不同的器官，每个器官都会执行特定的任务。肺负责给血液加氧，胸腺生产重要的防御系统，小肠从食物中吸收营养，胰腺首先分泌酶帮助小肠消化，继而分泌激素调节食物利用，肾脏过滤血液中的废物，子宫为后代提供生存空间。像这样把任务分配给不同的器官，可以让身体同时完成一些显然矛盾的活动。以儿童为例，他/她总是需要持续地制造肌肉蛋白，让肌肉生长；也需要制造分解肌肉的酶，消化刚吃下去的食物。显然，为了避免无意义的合成与破坏，这两种活动必须分开进行。

　　身体这种围绕着单个器官组建起来的模块化特征，也反映在发育上：每个器官的发育都依赖局部交流。仅有极少的关键决定要参考周围组织的信号，例如何时开始发育、何时结束发育，以及器官体积应该长到多大。内部细节主要由内部进程决定。事实上，许多器官如果被移出胚胎并在保温箱中培养，至少在几天内，它们的发育过程与在胚胎内发育时并无区别。[1]

根据器官的发育方式，躯干的内部器官可以分为三种主要类型。第一种类型仅包括心脏，我们在第 9 章已经讲述过它独特的发育过程。第二种类型包含的器官最多，例如肺、肝脏、胰腺和胆囊。这些器官的共同之处在于，它们都起源于肠道的分支（图 46）。无论是发育过程，还是从演化历史观察，肝脏都是第一个形成的器官。肠道分支的形成过程与血管分支相似（第 9 章），形成后也会深入其他组织。这些分支就成了肝脏的主要引流管，分支上再次分支，然后生成细胞，向周围延伸复制，形成一大团肝脏细胞。细胞团变得中空，形成细小的管道，这些细管道汇聚到主要的引流管上，后者会把肝脏的分泌物带入肠道，辅助消化。在这些过程进行的同时，肠道开始发展出另一条分支，这条分支最终将成为胆囊。距这里不远处又会萌生出两根枝杈，它们再不断地萌生出更多的小分支，最后形成树状结构，这就是胰腺的分泌系统。在身体上部更接近头部的位置也会萌发出一条分支。在鱼类中，这条分支会形成鱼鳔，是一个能够保存空气、控制浮力的简单"袋子"。在哺乳动物中，这条分支的结构发生了极大的变化：它不断地分支再分支，直到成为一大片树状结构。这里就是肺部的气道。在所有这些例子中，新萌芽的出现最初都由周围那些起源于中胚层的细胞发出的信号所控制。并且，上述所有器官都由起源于内胚层的肠道（形成气管、肝管等管道）和起源于中胚层的实质组织协作完成。神经嵴细胞也参与了部分器官的形成。

第三种躯干内器官完全来自中胚层，其中包括脾脏、生殖腺（即使是男孩的生殖腺，也是首先在体内形成，然后再掉入阴囊）、三对肾脏（成年人体内只剩下一对）、子宫，以及与泌尿和生殖相关的各种管道。这其中的大多数器官起源于在中胚层内形成的两条长管道。这两条管道还在体节外缘以外，被命名为瓦耳夫氏管（中肾管）和苗勒氏管（中肾旁管），它们将成为雌雄生殖系统的内部管道（第 12 章）。中肾管还会产生对永久肾形成而言至关重要的分支（图 46）。直接分化自中胚层与分化自肠道的器官最主要的区别在于，肾脏和生殖腺等起源于中胚层的器官会随着器官的建立而产生全新的管道，而起源于消化道的那些器官主要依赖在原有的管道上产生分支。

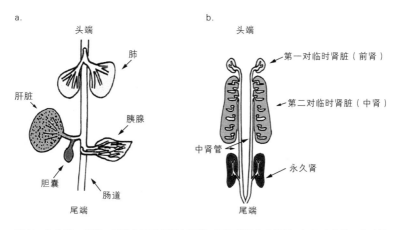

图 46 （a）肺、肝脏、胰腺和胆囊都源自肠道，而肠道源自内胚层。（b）生殖腺、临时肾脏与永久肾、子宫都源自中胚层内的同一片中胚层。没有在本图中标出的脾脏也来自中胚层，但它源自另一片区域。

　　每个器官会经历的发育事件都会以特定的顺序发生，最后每个器官都会发育出自己特有的解剖结构。每个发育事件都源于非常基本的机制，如制造管道、合并管道、让细胞聚集到一起，等等。[2]不同的器官往往会利用完全相同的分子机制来控制这些事件。因此，我在本章中没有选择去描述每一个器官的形成过程，而是以其中一个器官——永久肾——为代表来探讨其中的原理。

　　在我们探究肾脏是如何发育的之前，也许应该先概述一下它的功能及其最终的内部结构。肾脏的首要功能是去除身体内的毒素和积攒的废物。身体需要过滤的毒素种类无穷无尽，在杂食动物身上尤其如此。所以，为每种毒素类型准备特殊的运输系统根本不现实。肾脏选择把所有的小分子，无论好坏都过滤到一个临时等候区，再利用特异的运输系统把身体所需的有限几种分子重新吸收回来。过滤由几十万个工作单元肾小球来完成。肾小球是具有渗透性的、紧密的微血管丛，外覆精细的滤网。肾小球位于肾脏内管道（肾单位）的一端，每个肾小球都有自己的肾单位。滤网过滤出的液体会进入肾单位，并被新产生的液体推动着前进。随着液体流动，沿线的细胞抓取并回收糖类等特定的分子。而最终留在肾单位中的液体会进入并通过一个有着树状结构的收集管，形成尿液到达膀胱。肾脏发育的重要任务就是构建出这个尿液收集系统，制造出几十万个与它连接的肾单位，还把血管引导到肾单位末端，让它们生成肾小球（图 47）。

　　肾脏是发育自中胚层的器官中的典型代表。我们的生命中出现过三对肾脏，但出生时只剩下最后一对（永久肾，也称后肾）。永

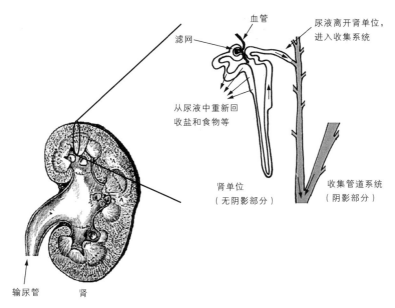

图 47　成人的肾脏有几十万个肾单位，这里为了便于图解仅画出一个。肾单位末端会过滤出血液中的水分和包括废物在内的小分子。曲折的管道重新吸收那些有用的小分子，尿液进入收集系统，被移除部分水分后排入膀胱。成熟肾脏的图片参照了《格氏解剖学》第一版。

久肾形成的地方接近胚胎的尾端。它们最初形成的可见标志是由几百个中胚层细胞构成的紧实细胞团。人们目前还没有研究清楚为何这团细胞会在这个时间、这个位置形成，但它的形成似乎由中胚层特有的蛋白，以及 HOX 蛋白在身体头尾轴上的分布特征（第 6 章）共同驱动。研究人员已经找到这团细胞要正常形成所必需的一些 DNA 结合蛋白，但是还没有研究清楚这些蛋白在形成过程中到底发挥了怎样的作用。

成形后的细胞团被称为生后肾间充质（metanephrogenic mes-

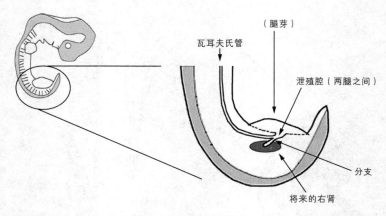

图 48　初始阶段的肾脏：阴影部分的细胞会分泌信号蛋白 GDNF，邻近的瓦耳夫氏管会向着它发出分支。

enchyme，本章我们就将其简称为"间充质"）。它的第一个功能是分泌信号蛋白 GDNF，这个蛋白会扩散到邻近的组织。随之而来的是位于身体下方的中肾管，它会伸出分支直接进入间充质。

　　信号蛋白的产生以及邻近组织分支的发生在时间上的一致性，让我们怀疑它们之间有因果关联。有几项实验证实，GDNF 能够吸引管道分支。有一类实验尝试用药物[3、4]或者基因工程[5]能抑制 GDNF 的作用：没有 GDNF，分支就不能正常形成。[①]另一类实验室尝试在中肾管旁边植入浸有 GDNF 的珠子，在这种条件下，除了生成正常的分支之外，中肾管还向着这些珠子额外发出了一些分支。这两类实验的第一种证明了这种蛋白信号的必要性，第二种证

① 但在敲除了 GDNF 的小鼠中，有时候也还是会长出分支（＝输尿管芽），这说明可能某些信号系统功能上有重叠。

明了单纯的分子就足以引发启动相应的活动，这是科学家证明特定信号控制特定活动的典型方式，也是支持本书中关于信号与应答论述的典型研究。

中肾管发出分支的过程与血管响应 VEGF 而发出分支的方式极为相似（第 9 章）：虽然两个过程中的分子信号不同（必须不同，相同的信号会导致混乱），产生的活动却是相同的。从这个时候开始，如果从胚胎中移出这个被间充质包围的管道，单独放在培养皿中培养，它就可以继续正常发育。[1] 此时，器官就进入了自主阶段，可以仅仅依赖自身的组织来发育。需要强调的是，输尿管芽和间充质缺一不可，不能单独保留一个条件进行培养——除非实验者设计出特别宏大的"骗局"，模拟出缺失的那个组织产生的所有信号，让另一个组织以为它还存在。

在间充质向中肾管的分支发出信号的同时，管道也在对间充质发出信号。这让原本松散的间充质细胞在管道分支的尖端形成一个密实的帽状结构。这里的帽状间充质细胞开始合成新的蛋白质并持续增殖。与此同时，它们依然在不断产生 GDNF 和其他信号分子，这些信号诱导管道不断生长并继续产生更多分支，这些分支又会长出新的分支。在整个分支过程中，每一条分支都得到了一部分帽状间充质细胞，最终发育出一株管道之"树"，各条管道都顶着分泌 GDNF 的帽状间充质细胞（图 49）。这株管道之树会成为肾脏的尿液收集系统。

---

[1] 如果仅仅是在培养皿中，它无法获得血管系统。但如果在鸡胚中血管丰富的膜上培养，它也可以建立血液系统。

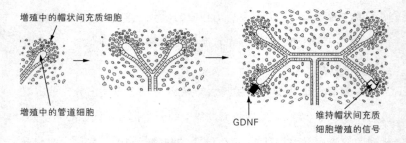

图 49　帽状间充质细胞与分支管道之间的相互支持。帽状间充质细胞分泌 GDNF，这种蛋白会促使管道细胞增殖并分支；管道细胞则会分泌维持帽状间充质细胞增殖的因子。这两种信号共同保证，在系统生长过程中，这两种细胞群的数量会保持平衡。

　　这个过程令人震惊的地方在于，分支管道与间充质细胞的相互依赖。我们可以大致想象有另一类生长系统，即每种细胞只按照自己的意愿生长。在那种情形下，总有一种细胞比另一种细胞增殖得更快的风险，于是两种细胞的占比会变得越来越不平衡：要么会出现很多没有帽状间充质细胞的管道，要么就会有一堆帽状间充质细胞没有管道可以覆盖。即使增殖的比例恰到好处，也还是有管道的生长方向与帽状间充质细胞不一致的风险，这同样会导致发育出的器官出现功能障碍。而在真实的肾脏中，管道依赖帽状间充质细胞发出的信号，帽状间充质细胞又依赖管道发出的信号，所以这两个组织才能保持步调一致。如果某种细胞不小心跑偏，远不及足够数量的另一种细胞，前者就会停止繁殖，因而不会造成麻烦。组织之间的这种相互依赖是肾脏自组织系统的重要特征，这也毫不奇怪地出现在其他器官中。使用的信号分子可能不同，但基本原理是一致的。

对于肺之类相对简单的器官，上述这种控制分支的方式就足以保证其主要结构的构建：我们可以把肺近似地看作高度分支的气管系统，周围还环绕着松散的细胞与血管。成熟的肾脏更复杂一些：因为除了高度分支的排水管道，它还必须有肾单位。研究人员最初研究肾脏时，曾以为肾单位由排水管道的侧支形成。但在维多利亚时代后期，人们才意识到肾单位实际上来自帽状间充质细胞。这是源自中胚层的器官习惯于从零开始构建管道的一个例子。要想理解这一切是如何发生的，我们必须先了解分支管道生物学上的更多细节，因为它们控制着间充质细胞的行为。

在多数分支管道中，仅有分支尖端的几十个细胞才会发生增殖。[6]增殖产生的细胞既要用于维持尖端细胞，还要保证留下一部分形成枝干。这些枝干细胞会产生不一样的蛋白，其中就包括一种WNT-型信号分子（WNT9b）。[7]那些位于帽状结构边缘靠近枝干细胞的间充质细胞会遇到浓度最高的 WNT，这种条件会让它们开启新的蛋白质表达模式。它们离开这个帽状结构，形成小而密实的细胞团（图 50）。这些细胞团会继续形成管道，即肾单位。

就在细胞团形成的肾单位正在变得中空时，那些排水管道（其分支激活了这个过程）也会继续发育。它的尖端会再次分支，并向前伸长，产生新的枝干，不断增殖的帽状间充质细胞形成的新枝干末端细胞又会从新的枝干那里接收 WNT 信号。它们就会形成自己的肾单位。随着排水管道向前铺设，一个个新的肾单位就这样形成了。

肾单位的形成依赖于枝干发出的 WNT 信号，这意味着它们仅

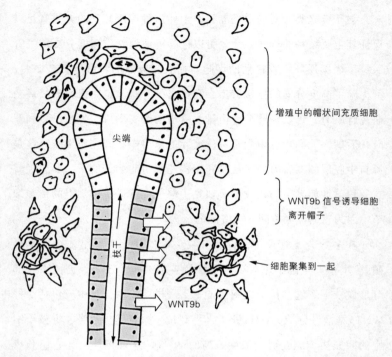

图 50　那些被生长尖端甩在后面的帽状间充质细胞位于管道的枝干区域，枝干管道会分泌 WNT9b。这种分子，也许还有其他因子诱导这些后方的间充质细胞聚集成团，为形成肾单位做好准备。

会在排水管道附近形成，那也是它们最终会连接的管道。这有效地确保了将来连接的可靠性。同样，与将来会互相连接的两种组织中的细胞各自决定自身发育路径的机制相比，这种系统要保险得多。然而它们与输尿管芽分支的距离过近也带来了风险：由于肾单位的构建过程十分复杂微妙，倘若输尿管芽发出分支到这个区域，这就会毁了这个肾单位。解决这个问题的方法就是让那些准备形成肾单位的细胞关闭分支激活因子 GDNF，同时开始分泌抑制在临近区域形成新分支的各种因子。肾单位就是以这种方式避免新分支入侵。

细胞从制造促进分支 GDNF，转而制造抑制分支的因子，这种转变会导致一系列后果。那些附近还没有排水管道的细胞会持续生产 GDNF，而已经有分支侵入的那些区域的细胞就不会。这意味着管道分支的形成位置会被自动地引导到那些还没有管道的区域，而不会进入已经有管道的区域。假若某些区域由于一些随机因素一开始被管道分支遗忘了，那么它们就会持续产生 GDNF，呼唤管道分支前来，直到成功。因而这株分叉树会自动伸展到所有空间，有效地服务于整个器官。分支尖端的互相排斥也可能促进了它们的间隔。这样的系统已经在乳腺导管的分支发育研究中得到了强有力的证据，[8, 9]肾脏研究中的证据也越来越多。

肾脏的血液系统来自肾动脉和肾静脉，它们是直接从主动脉和大静脉发出的分支（第 9 章）。在肾脏中，血管必须形成分支系统，把血液带入千百个过滤单元。肾脏中血液系统的发育由更多分子控制，其中就包括我们在第 9 章中讲到的 VEGF。[10]肾单位特化为滤网的末端会分泌 VEGF，强烈地吸引血管细胞。血管会因此向着这些过滤单元生长，并与它们形成合适的连接。我们推测，必须有某种系统在血管到达时就关闭 VEGF，这样血管才会继续前行，寻找新的过滤单元，而不是停留在最近的地方。

因此，与其他内脏器官一样，肾脏的发育在很大程度上由细胞间的对话控制，通过扩散信号蛋白来交流。细胞会做出什么样的行为，特别是它们会发出什么样的信号，都由它们接收到的信号决定。因此，这个系统中到处都互相依赖。无论是在容忍错误还是允许演化变化上，这种方式带来了高度的适应性。举个例子，如果某种动物的演化让它生长得更长，那么在延长的生长期内，肾脏就会自动生长出更多的收集管、肾单位以及血管分支，而无须对这个系统本身进行任何改变。器官只需利用内部组织间的互相交流就可以发生适应身体大小的重大改变，甚至很多是形状上的变化。倘若器官是根据某种"计划蓝图"运作的——如果这样的确可行的话——即使是让某个器官增加一倍体积这样的变化，都需要牵扯到数以千计的细节修正（事实上，如果初始的计划蓝图中指定了每个肾单位的位置，那么新计划蓝图中需要指定的细节就会成倍增加）。实际上，目前发现，小鼠形成那个小小的肾脏所用到的基因和人类的别无二致。

器官发育的相对独立性还带来了另一种优势。脊椎动物演化的一大特征就是很多新器官的产生。[11] 例如在有颌鱼类身上出现了胰腺，爬行动物长出了带有分支气管的肺，而只有哺乳动物长出了前列腺和乳腺。这些器官经常借用更早期演化出的器官自带的控制系统。前列腺长出管道分支的过程由 FGF 信号蛋白控制，这种信号蛋白原本就被肺部用来控制管道分支，甚至更早期阶段还被用来控制胰腺中分支的形成。器官这种相对独立、互相隔离的控制系统意味着，它们可以互不打扰地控制自身。因此，不同的器官可以重新利用相同的系统，从而减少每次演化出新结构时必须全新配套创造出来的东西。

肾脏发育的另一个惊人特点是，它对母体的营养状况极其敏感：研究人员已经从大鼠实验中获得确凿的证据，很可能也能在人类中发现类似的现象。如果母鼠在妊娠期间只得到正常水平一半的食物，那么它们后代的肾单位就会显著减少。而这导致的后果之一就是血压升高[12]（造成这一后果的生理事件链十分复杂，其中的反馈回路涉及无机盐和肾素、血管收缩素等激素，但我们可以大致想成：身体为了让正常体积的液体流过数量较少的肾单位，于是就增加了推力）。对人类而言，慢性高血压十分危险，会增加中风、心脏病以及肾损伤（颇为讽刺地）进一步降低能发挥正常功能的肾单位数量。人们早就意识到，母亲营养不良的话，所生的孩子在成长过程中常常会出现高血压、慢性肾脏损伤等状况，也容易罹患糖尿病。[13]母亲孕期所处的环境对孩子将来成长起到的决定性作用被称为胎儿规划（fetal programming）。肾脏对母体营养的高度敏感性可能是造成这一现象的主导因素。

如果以一个丰衣足食的西欧人的视角来看，这似乎是纯粹的适应不良。但可能并非如此，出生时肾单位较少可能是为了适应饥荒年代而演化出的结果，因为这样可以在血液中保留下更多珍贵的营养物质与无机盐。历史上开展过两项涉及广泛人群的关于母体营养不良的卓越研究，都间接支持了这种假设。这两项研究都追溯到第二次世界大战期间，主要围绕胎儿规划的另一个结果——二型糖尿病——采集相关数据。其中一项研究着眼于荷兰的饥荒时期，当时那里的人们经历了好几个月严重的食物短缺，由于荷兰解放后人们的生活条件迅速得到改善，那些之前挨过饿的母亲的后代，在后来的生活中有更高的概率患上二型糖尿病等胎儿规划相关疾病。而在另一项研究中，"二战"期间列宁格勒被德军长期包围，那里的孩子出生后很长一段时间都生活在物资持续贫乏的环境中，这些孩子就很少患上这类婴儿规划疾病。这些故事的解释力尚存争议（比如，人群的遗传背景不同）。但至少有一部分研究者认为，这两项研究说明，胎儿规划对适应低营养环境可能有积极意义，只有当适应了饥荒环境的婴儿再在富足条件下生活时，才会有患病危险。[13, 14] 这是一个很重要的问题，它对比如是否应该给出生体重不足的婴儿喂养高能量的配方奶以促使其体重快速增长这样的问题，有着重要的临床指导意义。

身体的每个器官都有自己的解剖特点，它们会共享一部分发育机制，但又各具特色。肾脏发育带给我们的重要认识就在于，身体在发育过程中广泛采用了这种利用灵活交流而非提前规划好的方式。

11

伸展手臂（和腿）

天真的孩子

呼吸得那样柔和

感到生命充盈四肢……

——威廉·华兹华斯（William Wordsworth）

对哺乳动物的生存而言，四肢必不可少。它们参与行动、防御。在人类以及与我们亲缘关系较近的物种中，它们还要精细地操作物件。从演化历史上看，脊椎动物的四肢要比躯干和头部的基本解剖结构出现得晚得多。从发育过程看也很类似，仅当胚胎完成基本的身体构造后，四肢才开始发育。人类胚胎出现四肢的迹象最早表现在怀孕后的第 24 天，这个时候躯干的主要结构已经成形，具备了虽然简单，但已经能发挥一定功能的循环系统。

四肢发育始于胚胎侧面两个小小的突起。它们所处的位置比心脏稍往前一些，将来会发育成人的手臂。不久后，躯干另一头的相对位置上也会发育出两个类似的突起，这就是腿的雏形。这些突起形成的动力来自那些紧贴在外胚层（它包裹在整个胚胎外层）下方的细胞的持续增殖。事实上，并不是由于这些细胞的复制速度特别快，而是它们在其他细胞都减缓了增殖速度的情况下仍然保持原来的速度：我们看到的结果就是四肢处的增殖速度远远快于身体侧面的其他部分。这些细胞并非独立决定保持这种高速增殖，躯干中胚层发出的信号诱导了整个过程。很可能由 HOX 基因密码（第 6 章）引导，躯干中对应手臂和腿部水平的中胚层细胞开启了新基因的表达，[1,2] 其中就包括开启制造 WNT 基因家族的信号蛋白。WNT 蛋白会激活 FGF 信号蛋白家族的制造，[3] 而这会促使可见肢芽的产生。研究人员已经利用戏剧化的实验证实了 FGF 诱导四肢发育的强大能力。他们把浸有 FGF 蛋白的凝胶或一种改造基因后能产生 FGF 的病毒植入鸡胚的侧面，就在将来会发育出翅膀和腿之间的位置：结果就是覆盖在植入物附近的细胞长出了额外的突起，继而生成额外的肢体。[4,5] 人工诱导这些位置产生 WNT 信号也能达到同样的效果。[6] 另一方面，阻断 WNTs 和 FGFs 的功能会导致原本应该形成四肢的地方发育失败。

一旦这些地方启动了四肢的发育，肢体形成区一个细条状的外胚层（"皮肤"）就会变厚，它下面的中胚层细胞会开始增殖。这样就会向外推出一个桨叶状的肢芽，而肢芽上端会被增厚的外胚层覆盖（图 51）。

肢芽中的大多数细胞都有发育出骨头、肌腱等各种组织的能力。这些细胞显然不能随机决定自己成熟后会变成什么类型的细胞，否则四肢就会一团混乱；它们需要根据自己所处的位置做出恰当的决定。那些最终会停留在尖端的细胞应该会发育成手指上的短

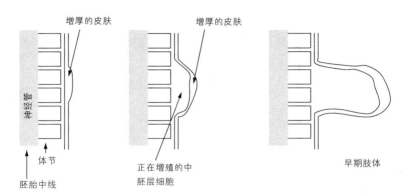

增厚的皮肤

增厚的皮肤

神经管

体节

胚胎中线

正在增殖的中
胚层细胞

早期肢体

图 51　从胚胎侧面发出的桨叶状肢芽。图中展示的是右侧上臂的出现过程。外胚层会在未来形成肢体的位置增厚条形，然后会因为下层细胞的增殖而形成一个肿块样的肢芽，继而变成桨叶状的早期体肢。

骨，靠近肩膀的细胞则会发育成肱骨，即上臂的大型骨骼。位于它们之间的其他细胞会分别发育成肘关节或前臂骨；另外如果它们正巧不在发育成骨骼的那条线上的话，就会发育成相应位置上的肌肉和肌腱等。因此，发育中的四肢需要一个强大的系统来保证每个细胞发育成与其位置相对应的组织。据我们现在所知——虽然远称不上真正理解——它们似乎与第 7 章描述的体节一样，依靠的都是探测肢体内部几个固定位置发出的不同信号分子的浓度梯度。它们的命运同时也受到时间的影响。

肢体的解剖结构可以利用它们在三条轴线上的位置来描述，这三条轴线是肩膀-指尖轴、拇指（趾）-小指（趾）轴，以及掌心-掌背轴。虽然决定这些轴线的系统在发育上并不完全独立，最简单的方法可能是分别认识它们，然后再去考虑它们之间的相互作用。

在我写作本书期间，学界关于如何明确肩膀-指尖轴这个方向还存在争议：现有的几种假说都有各自的拥护者，但又没有一种假说能得到完全的证明和反驳。从某个角度说，存在这个"争议"是个问题，本章不能确切地给出"答案"，但从另一角度看，这又给了我们一个机会去解释生物学研究是如何推进的。

首先列举一下那些不存在争议的事实：第一，肢体逐渐伸长，大多数细胞增殖都发生在尖端附近的渐进带（progress zone）。随着肢体伸长，渐进带会像蜗牛留下痕迹一样把细胞留在身后，留下的那些细胞会继续成熟，形成精巧的组织结构。第二，正在发育的四肢两端的细胞会接触到不同（至少是不同浓度比例的）的信号分子。肢芽顶端的外胚层细胞会产生 FGF 蛋白。[7, 8] 而肩膀部分会有视黄酸（第 6 章关于体节形成的部分提到过相关内容）从身体的躯干进入肢芽。第三，上臂的可见骨骼前体比下臂出现得更早，而后者又比手部更早出现。

有一个有关肢体特定生长位置的模型很有争议，它是直接基于以下事实建立起来的：[9] 在渐进带停留的时长，最终会决定细胞发育出手臂的不同部分。这个模型提出，在渐进带内停留的时长本身就是一种信号，一个细胞在渐进带停留的时间越长，它成熟时就会表现出更多与靠近指尖部位相关的特征（图 52）。早早被增殖区留下的细胞开始相应地发育成上臂，那些较晚留下的细胞则会发育成肘部，更晚留下的会分别发育成下臂、手腕和手，那些从没有被留下的就是指尖。这个优雅的模型做出过一个预测：如果实验人员能够强制细胞长期留在渐进带，那么就会形成超短的上臂组织和超长

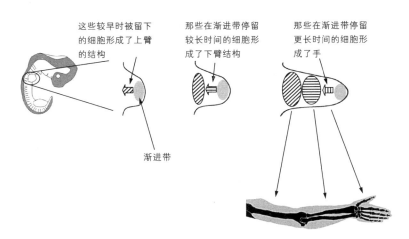

这些较早时被留下的细胞形成了上臂的结构

那些在渐进带停留较长时间的细胞形成了下臂结构

那些在渐进带停留更长时间的细胞形成了手

渐进带

图 52　时间模型：随着肢芽伸长，在渐进区增殖的细胞在不同时段留了下来。根据这个模型，那些将来所处位置越靠近手指的细胞，离开前在渐进区停留的时间也越长。清晰起见，本图只粗略地把整个手臂分为三个区域，对应的是三种状态。但这个模型可以在细致得多的尺度上进行更细致的分区。

的手部组织。有一个实验就是这么做的，实验人员用 X 射线照射鸡胚肢芽，杀死了渐进区的许多细胞，幸存的细胞不得不在这个区域停留更长时间才离开，通过继续增殖来补充细胞死亡所造成的损失。实验结果是，长出的肢体没有肱骨只有手部，就像模型预测的那样。[10]

上述实验的问题在于，推迟幸存下来的细胞从渐进区离开的时间，这是 X 射线导致的间接效果，其主要效应还是杀死了其他细胞，人们自然会开始怀疑上臂的缺失可能是因为不同的细胞对 X 射线的敏感度不同。近期，有研究人员重现了这个实验，[11] 他们用新技术检测了各种基因的表达，发现 X 射线并不会对启动制造上臂的细胞产生差异。实际上，X射线杀死了那些正在成熟、正在准备形成上臂的细胞。就这样，原本被认为给时间模型提供了坚实证据的实验却被发现并非如此。虽然时间模型并未被完全摧毁，但是也不再像以前那样受到推崇了。

另一个模型和时间毫无瓜葛，它基于的是，来自指尖的FGF蛋白与来自肢体肩膀端的视黄酸所形成的相反的浓度梯度。这个模型的核心理念是，这些分子信号的扩散会让处于不同位置的细胞接触到不同的视黄酸和FGF的浓度比例，细胞将来就会表现出相应的行为（图53）。由于信号分子扩散能力有限，这个模型的很多版本都主张在肢芽还很小的时候，虽然等到真正表现出来还要一段时间，但每个细胞都已经决定好自己的将来。这种关于浓度比的假设已经得到一些实验的支持：研究人员把早期肢芽中的细胞放在培养皿中进行体外培养，然后让所有细胞都处于相同浓度的信号分子中。[12]如果添加了FGF蛋白这样原本由指尖产生的信号分子，与上臂发育相关的基因表达就会受到抑制，而与下臂发育相关、继而与手部发育相关的基因都会增加表达。添加视黄酸（通常来源于肩端）能激发细胞发育出与上臂相关的特征，即使同时添加了FGF也是如此。在一个广义上相似的实验中，人们把肢芽细胞嫁接到胚胎中那些富含FGF蛋白或视黄酸的位置，肢芽都有类似的表现。[13]这些实验已经证实，上臂的发育离不开来自身体侧面的视黄酸或其他能发挥相同作用的信号分子。[14]

如果信号比例模型正确，那么给肢芽添加额外的FGF应该会导致手部/手指区增长，同时上肢的其他区域缩短。但实验结果并非

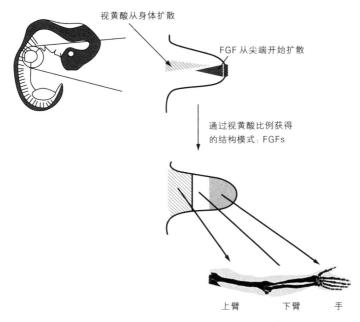

视黄酸从身体扩散

FGF 从尖端开始扩散

通过视黄酸比例获得的结构模式：FGFs

上臂　　　下臂　　　手

图 53　信号比例模型：从肢芽末端发出的 FGF 与从身体扩散的视黄酸形成相反的浓度梯度，激活不同的基因表达。那些暴露在高 FGF、低视黄酸中的细胞发育出手部结构，而暴露在低 FGF、高视黄酸中的细胞构造出了上臂结构。FGF 与视黄酸的精确浓度决定了细胞是成为手的指尖还是手的主体，抑或是上臂的肩膀还是肘部。

如此：和这个模型预期的不同，手的长度和正常的一样。[15] 这说明，信号比例模型并非完全正确，至少不够说明手端的形成过程。

这就是研究现状了，我们有两个主要的模型，它们都得到了某些实验的支持，但又都至少被一个实验证明并不完全正确。科学领域每次遇到这样的问题时，最好的应对策略也许是看一下是不是两种模型拥有某种共同的假设。这个例子中暗含的假设就是有一个唯一的机制决定了整个肩膀-指尖轴的模式。事情可能并非如此。在我们的演化历史中，四肢并非一次性齐备了所有部件。比如，肉鳍鱼类的胸鳍有相当于上臂和下臂的结构，但完全没有"手"，这说明手的发育最可能是后来"加"上去的。这也是有证据支持的，因为陆地动物的上肢发育与鱼鳍有着类似的基因表达顺序，之后才开始发育出鱼身上没有的新部位：手。更原始的无颌鱼类有（对那些已经灭绝的物种来说是曾经有）更原始的鱼鳍。[16] 因而四肢上的不同部分，虽然现在都在肩膀-指尖轴上，却可能由不同的机制主导形成（图 54）。有可能信号比例模型是对上臂格局形成过程的正确解释——由身体侧面生产的视黄酸会"保护"应该形成上臂的区域不变成其他的组织。但对下臂来说，在那些身体侧面产生的信号所鞭长莫及的地方，时间模型才是正解：这就可以解释为什么额外的FGF 没有让下臂变短，也没有让手掌更长。

建立起肩膀-指尖轴只是上肢模式的一部分：还有两条轴需要考虑。小指-拇指轴上的差异主要由早期肢芽小指侧的一群细胞控制。这群细胞会制造并分泌一种信号蛋白，这种蛋白质在肢体上扩散，距离越远浓度越低。这个蛋白又是音猬因子。在发育早期制造出来以及接触到高浓度音猬因子的手部细胞，接着发育出了与小指那侧相关的组织；接收到较少音猬因子的细胞发育为中指部分；而接收到音猬因子浓度最小甚至完全没有的则发育为拇指（图 54）。前臂的发育原理也一样，只是接收到最高浓度音猬因子的会发育为尺骨，浓度最少的发育为桡骨。

细胞发育类型取决于音猬因子浓度的这种假设，已经显著得到相关实验的证实。这个实验用鸡胚的翅芽为材料，鸟类的翅膀相当

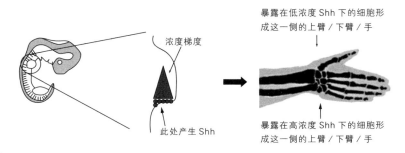

浓度梯度

暴露在低浓度 Shh 下的细胞形
成这一侧的上臂／下臂／手

此处产生 Shh

暴露在高浓度 Shh 下的细胞形
成这一侧的上臂／下臂／手

图 54　细胞利用局部的音猬因子（Shh，在小指侧产生）浓度决定形成哪种类型的手指或
前臂骨（桡骨／尺骨）。

于人类的上肢。实验人员在鸡胚翅芽的"拇指"那一侧——也就是
不应该拥有高浓度音猬因子的一侧植入了额外的音猬因子源，让这
一侧也有很高的信号浓度，此时翅芽的中央变成了音猬因子浓度
最低的地方。随着翅芽渐渐发育成翅膀，其上发育出了第二套"手
指"，但顺序与正常的手指相反。在正常的"小指"那一侧，一开
始的顺序还是正常的 4-3-2：鸡本来就没有拇指和"小指"（或第五
个指头）。2 指出现在了中间处，也就是 Shh 浓度最低处。然后又出
现了第二个 2 指，然后是第二个 3 指，最后是第二个 4 指。因而整
个顺序就不是正常的 4-3-2，而变成了 4-3-2-2-3-4（图 55）。这种
完全符合理论预测的非正常肢体的形成，证明了这种基于浓度的理
论框架的正确性，虽然还有很多细节尚待探索。[1]

　　第三条需要了解的轴线是手掌和手背的特化，这也定义了手肘

_____

[1] 值得一提的是，许多导致人类或动物在拇指侧长出额外手指的基因突变都参与控
制了 Shh 的合成。

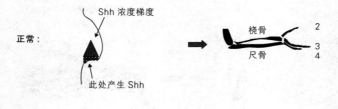

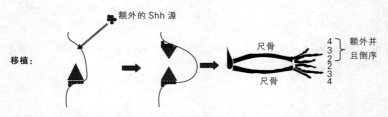

图 55　鸡胚正常的前肢芽会有三指，相当于人的第 2、3、4 指。如果在正常肢芽的对侧植入第二波 Shh，创造出两个相反的浓度梯度，这就会导致肢芽发育出额外的呈镜像排列的指头，两个前臂骨都会发育成尺骨。

关节的方向。肢芽再次利用了从一侧发出的信号分子。[17] 这一次的分子是来自 WNT 家族的 WNT7a，它们只在手背那一侧产生。这个信号会抑制细胞发育成手掌：那些因为基因突变而出现 WNT7a 功能失常的动物，其肢体的两边都会发育出手掌的特征。[18]

　　肢体似乎就是利用了内部分子的浓度梯度来控制内部结构：这些浓度梯度会呈现一定的角度，因而能覆盖空间的三个维度。从几何上讲，这几条轴相互独立，但生化上它们又保持着复杂的联系。[19] 如果用实验干扰其中一条轴的功能，那么另外的轴至少会部分地受到影响。WNT7a 是定义了手背-手掌轴的信号分子，它的存在是小指一侧产生正常含量的音猬因子的必要条件。而一定含量的音猬因子又是 FGF 合成所必需的。类似地，WNT7a 的正常合成也依赖音猬因子和 FGF。我们还没有足够的知识去解释为什么这些因子是互相依赖的。也许是因为组织让来自不同信号源的信号分子对彼此，以及对肢体大小保持适合的比例。

肢体生长过程中需要一个高效的供血系统，来为正在分裂的细胞提供氧气和营养物质。和第 9 章中一样，组织中的信号诱导了新血管的形成。四肢的迅速伸长要求血管必须生长得特别快，否则组织内的细胞就会因为缺乏营养而减缓增殖，也就会导致四肢短小或其他异常的出现。1958 年到 1961 年间发生的由医疗失误导致的严重悲剧，让人们认识到了这一点。

这一整场悲剧都源自人们希望控制早孕反应（即孕妇晨吐，这种情况在孕妇中广泛存在，有时候还会导致孕妇身体虚弱）的美好愿望。人们发现，有一种原本主要作为镇静剂和用于控制炎症的药物能有效地抑制早孕反应，于是当时许多孕妇都服用了这种药物。这种药物就是沙利度胺。然而，1958 年时的人们并不知道，实际上直到 21 世纪，人们才发现这种药物会在人体内分解产生一种分子，这种分子会抑制新生的和未成熟的血管的生长。[20] 这种抑制作用极为高效，如果母亲在胎儿急需血管供给四肢发育的时期服用这种药物，胎儿的四肢就会因为血管不能及时生长而发育失败。最极端的状况是婴儿出生时根本没有四肢，或是只有小小的手或脚直接连在身体上。人们还没有搞明白为什么有些婴儿会在其他部分都发育失败的情况下还是长出了手脚。如果以时间模型来理解，四肢细胞都在渐进带停留了过长时间，发育成手脚倒是正好说得通了。

几年后，人们才把在人群中突然出现畸形或者短小四肢的婴儿与沙利度胺联系起来。这种联系在 1961 年被确证，之后沙利度胺就不再作为治疗晨吐的药物。即便如此，沙利度胺仍然因为能有效地应对包括麻风病在内的很多疾病而被继续使用，全世界每年还是会出现一两例由它引发的畸形。沙利度胺后来也回到了西方世界，因为它能极有效地治疗某些眼部疾病和癌症，这正是缘于它能够减少血管发育的特性。但是医生开处方时会特别小心，不会把这种药物配给那些可能怀孕的人。

12

Y 染 色 体

人类的繁衍是一个奇迹，也是一个谜。

倘若上帝以此询我，我的建议是，继续以泥塑人。

——马丁·路德（Martin Luther）

到现在为止，所有的发育过程都曾出现在每个人的身上：这是我们在拥有记忆、人格，甚至性别差异之前所共有的胚胎期梦幻时光。小于 7 周的胚胎是完全看不出性别的，即使窥探内部器官也没有用，只有分析染色体才能看透这个秘密。男人和女人的身体从一模一样的肉团上发育而来，后来才开始具有其中一个性别所独有的部分。两性的胚胎最初并没有解剖上的差异，所以不可能通过简单地变大而形成不同的肉体。实际上，胚胎有两种潜在的发育途径，胚胎组织选择遵循其中一条来完成发育。哺乳动物中最先在男女之间做出的选择是性腺，它们随后会与身体的其他部分交流这个决定。

女性的卵巢和男性的睾丸都由很多种细胞构成，简化起见可以分为两类。第一类是生殖细胞系，包括卵细胞和精子这些生殖细

177

胞，也包括将来会形成生殖细胞的细胞。生殖细胞系中的细胞是唯一一种有能力把遗传物质贡献给下一代的细胞，从这个意义上说，它们是整个生殖系统的重点所在。确实有很多生物学家认为生命就是把遗传物质一代代地传递下去，所以他们会认为生殖细胞是整个人存在的关键：就像塞缪尔·巴特勒（Samuel Butler）说的"鸡只是鸡蛋用来制造另一个鸡蛋的方式"。生殖腺的其他细胞都属于体细胞，这样分类是因为它们是现有身体的一部分，无论是它们自身还是它们分裂形成的细胞，都不能变成下一代。体细胞有各种类型：有的能产生性激素，有的负责在生殖细胞发育成精子和卵细胞的过程中提供保护和营养，还有的负责固定分割每个区域、组织血液供给、把组织连接到神经系统，以及完成各种零碎的任务等。

体细胞和生殖细胞系起源于胚胎的不同位置。生殖腺的体细胞形成于躯干上部的中线两侧。如果你把自己想象成一个胚胎，生殖腺的形成位置大约在你肺脏的下部。如果只考虑成年人的生殖腺，特别是睾丸的位置，那么它的形成位置可以说非常奇诡。但如果从演化角度来思考就完全说得通了。和其他哺乳动物，还有鸟类、爬行类、两栖类一样，人类从鱼类演化而来。鱼类的生殖腺，特别是那些"原始"鱼类的生殖腺，都位于身体的前部。这个位置的生殖腺可以方便地与附近的其他管道和组织互相作用，发育出能发挥一定功能的生殖系统。人类的生殖系统也需要这样的互相影响过程。由于其他的组织还要参与形成主动脉（第9章），因而不能改变位置，否则会把血管弄得一团糟。这也就导致了生殖腺的形成位置不能发生变化。

　　大约是在原肠胚形成（第 4 章）前，生殖细胞系变得可以识别，它们停留在原条后部的上胚层中，大约有 50 个细胞。这些细胞很可能随着原肠胚的形成进行了少许移动，但因为它们行动得太早，最终又跟随中胚层向外移动，来到身体外部。[1, 2] 在原肠胚形成的进程中（第 4 章），胚胎出现了头部和身体，生殖细胞系的细胞则被留在体外，栖居在卵黄囊的上部（图 56）。在胚胎不断组织自身，形成神经管、体节、循环系统等部分的过程中，它们就一直停留在此处。当身体的基本结构完成，它们才再次进入体内，其间部分依靠其他细胞运动（这个运动也参与肠道的形成）产生的推力，部分依靠自身的爬行。它们把正在发育的肠道的外表面当作某种"高速公路"，从身体的后部一路来到正在发育的生殖腺区域。到了这里之后，它们在特定分子的吸引下开始爬行。在这一整个过程中，生殖细胞系的细胞还在增殖，从原来大约有 50 个细胞的群体变成了大约有 5 000 个细胞的群体（之后还会继续增殖）。

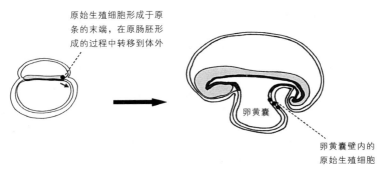

原始生殖细胞形成于原条的末端，在原肠胚形成的过程中转移到体外

卵黄囊

卵黄囊壁内的原始生殖细胞

图 56　早期生殖细胞系的细胞（"原始生殖细胞"）形成于原条末端，之后再被带出体外，在卵黄囊中等待身体成形。

虽然生殖细胞系最终会成为精子和卵细胞，但是决定个体性别的不是它们，而是性腺的体细胞。性别决定过程要用到一系列蛋白的相互作用。这些蛋白的名字都很古怪，但是不提它们的名字，就不能说明白性别是如何被决定的。所以我先在这里跟大家说声抱歉。

在这个发育阶段，一组体节细胞开始产生一种名为 WT1 的蛋白质。WT1 在细胞中有着令人眼花缭乱的各种作用，但其中最重要的一种功能就是结合特定的 DNA 序列，和其他 DNA 结合蛋白合作开启某些基因。WT1 激活的大多数基因存在于每个人的染色体上，但是其中有一个 *SRY* 基因位于 Y 染色体。[3] 从统计上看，只有一半人类胚胎携带 Y 染色体，关于这一点稍后会详述。如果一个胚胎含有 Y 染色体，那么 WT1 就会让染色体上生产 SRY 蛋白。如果胚胎没有 Y 染色体，自然就不会有 SRY 了。而后来的一切差异就始于此。

首先考虑可以产生 SRY 的胚胎。与 WT1 一样，SRY 也会结合 DNA，但它们与 WT1 能够识别的碱基序列截然不同。SRY 会开启一些基因，这些基因只有在 SRY 存在时才会表达。其中有一种基因会编码 SOX9 蛋白，这种蛋白又会让更多的基因表达。就这样，具有 Y 染色体和没有 Y 染色体的那些胚胎之间的差异就像雪崩一样。[4] SOX9 并不位于 Y 染色体，而是在每个胚胎的 17 号染色体上。

SOX9 蛋白的第一个功能就是维持自身的持续产生。这很重要，因为胚胎必须清晰分明、不可逆转地决定性别，避免出现半男半女的状况。SOX9 的表达激活了一个基于 FGF 信号蛋白 ① 的信号通

① 其中涉及的蛋白是 FGF9 和 FGFR2：FGF9 始终存在，SOX9 会让细胞开始产生受体 FGFR2。

路，这个信号通路会反过来激发 SOX9 的表达，即使不再有 SRY。SOX9 与 FGF 就这样成了自我维持的循环，一旦开始就没有回头路可以走：胚胎已经注定成为男性（图 57）。

已经有一系列在基因工程小鼠身上开展的实验证明了 SOX9-FGF 环的重要性。即使 Sry 存在，性腺中 *Sox9*① 基因被完全敲除的小鼠还是会发育为雌性。这是因为如果没有了 Sox9，Sry 就没有办法再影响身体。[6] 敲除 Fgf 也有相同的效果。相反，如果强迫 Sox9 在性腺中表达，无论 *Sry* 是否存在，甚至连没有 Y 染色体的小鼠都会拥有雄性的身体。[7]

对 SOX9 应答而表达的基因使得表达 SOX9 的细胞迅速增殖，它们的形状和生化特性变得适于给精子的制造过程提供支持和营养。一旦做出决定，它们就开始联合性腺中的其他细胞构建睾丸。睾丸的内部是一大团管道，生殖细胞系的后代就在这些管道的厚壁

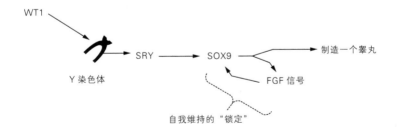

图 57　制造雄性的级联结构，它激活了 SOX9-FGF"锁定"。

---

① 本段从大写字母（例如 SOX9）变成部分小写字母（Sox9），只是因为人们在描述人类和小鼠的基因时习惯不同。

中产生精子。

上述段落讲的是雄性的发育。如果要理解雌性的发育，我们要回到性腺刚刚开始表达 WT1，但还没有做出任何关于性别差异的决定时。*SRY* 基因并非 WT1 唯一的靶标。在所有的胚胎中，无论 *SRY* 基因是否存在，WT1 都会激活常染色体上的一系列基因。人们对这些序列的细节了解得还不够清楚，但是可以确定的是，细胞在几小时后开始产生 WNT 家族的一种蛋白：WNT4。我们在第 7、第 10 和第 11 章都提到了 WNT 家族信号蛋白。如果 WNT4 的功能没有被强力抑制，生殖腺就会发育成卵巢（图 58）。

显然雄性的 WNT4 通路必须被阻断。由 SRY 激活的 FGF-SOX9 通路会强烈地抑制 WNT4 的活性。因此，除非雄性的通路已经激活，雌性的相关发育受到抑制，否则系统就会遵循 WNT4 的驱动，向雌性的发育。[8]

雄性发育过程中用 SOX9-FGF "锁定" 细胞向雄性发育的路径，这个过程变得非常确定，不会因为环境噪音产生动摇。以 WNT4 为中心的雌性通路也会使用类似的锁定，去保证那些较弱的、随机出现的促进发育成雄性基因的激活不会把事情搞得一团糟。而这种锁定一旦启动，WNT4 就会强烈地抑制雄性特异性通路，保证所

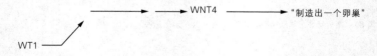

图 58 "雌性" 通路：WT1 的表达最终会导致 WNT4 的表达，后者会引导性腺的细胞发育成卵巢。

有的细胞不会因为某些外界波动而锁定雄性特异性过程。因此，性别决定就是两种锁定之间的斗争。如果 SRY 及时出现，开启 FGF-SOX9 锁定，雄性特异性发育就会进入自我维持状态，而雌性发育所必需的 WNT4 通路就会被牢牢抑制。如果 SRY 不存在，或者出于其他任何原因没有及时（在小鼠中是 6 小时左右）建立起 FGF-SOX9 锁定，WNT4 通路就会被激活，促使胚胎向雌性发育，坚决阻止任何与发育成雄性相关的活动（图 59）。

　　WNT4 信号系统在促进雌性发育上的重要性，已经得到了更多以基因工程小鼠为实验材料的研究的支持。人们通过基因干预使得 Wnt4 在性腺中强烈表达，这种信号让没有 Y 染色体的小鼠也发育出了雌性的性腺和身体。[9]

　　WNT4 锁定了处于雌性状态的细胞之后就会发育成支持卵细

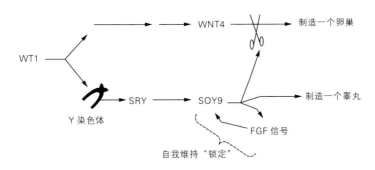

图 59　性别决定的分子逻辑。性腺内 WT1 的表达会引发一系列事件，并最终让细胞开始表达 WNT4。WNT4 信号会指导性腺发育出卵巢。如果 Y 染色体存在，WT1 也会导致 Y 染色体上的 SRY 蛋白表达，继而产生 SOX9，SOX9 会产生多种效应。它会激活基于 FGF 蛋白的信号通路，维持 SOX9 本身的持续产生，阻断 WNT4 的活动（因而使得"制造卵巢"信号保持沉默），它还会让性腺发育成睾丸。

胞发育的细胞。它们发出的信号让性腺内的其他所有细胞开始发育成卵巢组织，而不会变成睾丸（卵巢不像睾丸那样满是管道，而是松散地包围着发育中的卵细胞的组织和细胞群。这些细胞发出的信号之一会让生殖细胞系进入一种特殊的分裂：减数分裂。减数分裂是精子和卵细胞形成的关键过程。男性进入青春期之前都不会开始减数分裂；而女性这边，减数分裂几乎在卵细胞开始发育的瞬间就开始了：女性出生时携带的卵细胞已经进入减数分裂。说来可能奇怪，虽然减数分裂在出生之前就已经开始，却会暂停大约 12 到 50 年，然后每个月经周期会有几个卵细胞重新开始发育。这种发育方式带来一种不幸的临床后果，减数分裂中暂停发育的生殖细胞对某些化疗药物非常敏感。因而女孩子和年轻女子们很可能因为抗癌治疗变得终身不孕。幸运的是，我们可以在化疗之前将卵巢组织提取到体外冷冻保存，当这个女性到达生育年龄并打算生育的话，再植入她的体内。[10]

与普通细胞增殖时的分裂不同，减数分裂产生的子细胞并不拥有原来细胞的全部染色体。正常人类的细胞在分裂前拥有两套染色体，一套遗传自母亲，另一套来自父亲，因而一般的细胞中有两个版本的一号染色体、两个版本的二号染色体，以此类推。如果这个细胞是女性，那么细胞内就有两个 X 染色体；如果这个细胞是男性，那么细胞内就只有一个 X 染色体和一个 Y 染色体（正如前文所述，正是由于这个 Y 染色体的存在，它携带的 *SRY* 基因才让身体发育成雄性）。由于普通的细胞分裂高效地复制了每个染色体，两个子细胞的染色体构成与亲代细胞一模一样。减数分裂会让染色体分开，也就是说一号染色体的一个版本进入一个子细胞，另一个版本进入另一个子细胞。就是这样，每个子细胞只会携带每个染色体的一个版本，而这正是卵细胞和精子所需要的，因为精子和卵细胞结合又会让细胞的染色体数目恢复正常。雌性减数分裂产生的每一个卵细胞都有一个 X 染色体。雄性的细胞含有一个 X 染色体和一个 Y 染色体，因而减数分裂产生的一半精子只含有 X 染色体，另一半只有 Y 染色体。如果让卵细胞受精的精子携带的是 X 染色体，胚胎就会拥有两个 X 染色体，没有 Y 染色体，这样就会发育为雌性；如果精子携带 Y 染色体，胚胎就有了含有 *SRY* 基因的 Y 染色体，就会发育为雄性。人群中大约 50/50 的男女比例① 就是染色体减数分裂的直接后果。

事实上，减数分裂不只是染色体的分割。在你的两套染色体中，遗传自父亲的版本和来自母亲的版本又有轻微的差异。这些是与父母的性别无关的个体差异，反映了他们的个体性。染色体的 DNA 在演化过程中不断突变，因而人群中染色体的每个版本都有微妙的不同。染色体上的差异性部分决定了人的肤色、体型和能力（另一部分差异由环境所致，例如营养、疾病、锻炼、文化等）。在减数分裂早期，每个染色体的两个版本互相靠近并"重组"，它们以复杂的剪切-拼接步骤互相交换部分 DNA。这意味着，传递给精子和卵细胞的染色体都是普通体细胞染色体的杂交版（图 60）。重

---

① 男性人口略少于女性，一部分原因是没有第二个 X 染色体的补偿作用，男性对 X 染色体的致死突变更敏感，还有一部分原因是年轻男性比年轻女性更倾向于冒险（如争斗、飙车等行为），年轻时的死亡率更高。

生命的成形

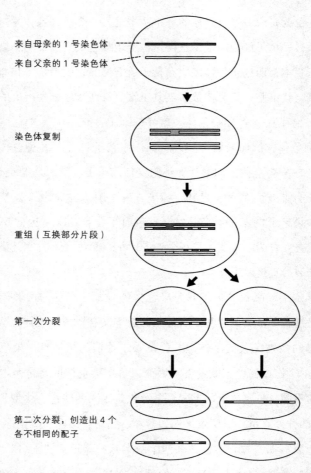

来自母亲的 1 号染色体 ----

来自父亲的 1 号染色体 ----

染色体复制

重组（互换部分片段）

第一次分裂

第二次分裂，创造出 4 个
各不相同的配子

图 60 染色体在减数分裂中的重组，以睾丸为例。简单起见，图中仅描绘了普通细胞 23 对染色体中一对染色体的分裂过程。和任何细胞分裂一样，这对染色体在分裂过程中，其中所有的染色体都会复制一次。接下来就是减数分裂所特有的过程了：来自母亲的染色体与来自父亲的同一个染色体的两个版本发生重组、互换部分片段。在此之后，细胞分裂成 4 个配子，每个配子都有一个全新的、独一无二的 1 号染色体版本。2 到 23 号染色体也是如此（但是最后一对染色体 X 和 Y 不会互相结合）。女性卵巢内的减数分裂过程也类似，不同之处在于，卵巢内每次减数分裂后都会有 1 个子细胞死去，最后只剩下 1 个配子，而不是 4 个。

要的是，进入减数分裂阶段后，每个细胞几乎是完全随机地交换染色体片段，因而一个个体产生的精子或卵细胞，个个都不相同。这也是为什么同一对父母生下的两个孩子可以非常不同。

事实上，性腺中在减数分裂阶段发生的这种来自父母的染色体的结合，是它们第一次在遗传层面的结合。虽然人们都携带来自父母的染色体，但是这一对对染色体在体细胞中始终分开，当它们不同时，彼此可能给出截然相反的指令。基因功能上来讲，父母的染色体总是在关于孩子应该如何发育的问题上争论不休。"蓝眼睛！""不，棕色眼睛！""高个子！""不不，矮点儿！""沉着冷静！""不，容易激动！"，如此等等。例如，眼睛的颜色之类的特质，只由少数几个基因控制；但和面对压力的敏感程度相关的基因则要多很多。只有在减数分裂的这次重组中，来自父母的基因才终于合二为一，组成联盟，准备在子女孕育自己后代的过程中与子女配偶的父母的基因竞争。

成为男人或女人绝非形成相应的性腺这么简单。其中最明显的是男女生殖系统中其他部分的差别；而发育结束后，身体的其他部分也多多少少出现了各种不同。在成人期，这包括乳腺的大小（男性的仅存痕迹，女性的高度发育）、骨骼的形状（男性和女性骨盆前侧的形状各有特点，考古学家会据此推断骨骼主人的性别）、骨骼的大小（在同一族群的人群中，男性的骨骼平均比女性的更大）、肌肉的大小（同样是男性平均大于女性）、毛发的分布（男性的体毛较多）、大脑的解剖结构和功能等。全身各处的细胞与性腺内的细胞分享着相同的染色体（XX 或是 XY），但迄今为止还没有人在哺乳动物中发现体细胞会因此而产生任何差别。^① 即使人体内含有的是 Y 染色体，它在早期的性腺之外都保持着沉默。身体内的其他细胞并不是根据自身的染色体，而是主要依赖性腺发出的信号来决定发育方向。这些信号由易于长距离传播的小分子——激素构成。

如果把性腺从早期兔子的胚胎中移除，让身体的其他细胞都不能接收到性腺产生的任何激素的话，胚胎就会向雌性发展，无论染色体内是 XX 还是 XY，都是如此。[11] 这个实验说明，如果胚胎不受性腺驱使自由发育，就自然而然会形成雌性，这也就意味着，睾丸产生的激素是克服这种内置偏向性所必需的。

一旦性腺被 SOX9-FGF9-FGFR2 锁定而开始向着睾丸发育，在此之后就会开始产生两种重要的激素：抗中肾旁管激素和二氢睾酮。这些激素是睾丸作用于胚胎其他部分的主要途径。抗中肾旁管激素得名于这种激素对胚胎中这两条管道的作用，我们曾在第 10 章中提到过这两条管道，它们平行于中肾管（图 61）。所有的早期胚胎都拥有中肾旁管，如果它们存活下来，就会发育成雌性生殖系统内的大部分管道。这些管道包括输卵管、子宫以及阴道的上部。对雄性来说，这些结构不仅毫无用处，甚至会成为发育的障碍。抗中肾旁管激素本身无害，但如果中肾旁管的细胞检测到环境中的这种激素，就会产生一系列蛋白，引发自身的选择性死亡——细胞自杀程序。细胞选择性死亡广泛存在于发育过程中，对动物的正常发

---

① 最近有一项惊人的发现，鸡胚的体节细胞竟也会留意自己的染色体构成。这让人开始怀疑（但还仅仅是怀疑）有些哺乳动物的细胞也会如此。

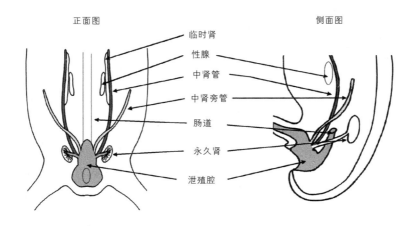

正面图　　　　　　　　　　　　　　　　　侧面图

临时肾

性腺

中肾管

中肾旁管

肠道

永久肾

泄殖腔

图61　中肾管与中肾旁管的位置以及与它们相连的各种结构。它们都位于胚胎的臀部。

育来说十分重要，我们会在第14章提到更多细节。

　　抗中肾旁管激素就是这样在雄性体内消灭了雌性生殖系统的前体。另一个课题是塑造雄性的生殖系统。中肾管的重要性就在此刻体现出来了。中肾管在胚胎两侧延伸，从第一临时肾脏，经第二临时肾和发育中的永久肾，再到腿芽之间的泄殖腔处开口（图61）。这条路径距离发育中的性腺非常近。如果没有睾酮的存在，中肾管以及几乎所有临时肾的结构中的细胞都会启动细胞自杀程序而消失。如果睾酮存在，中肾管就会存活下来，并且保留与临时肾的连接。临时肾的部分管道会生长进入睾丸，失去所有所谓肾的结构，转变成输送精子的管道。当临时肾的其他部分消亡以后，这些保留下来的部分就会与中肾管一起变成成年人体内的输精管[①]，负责把精

----

① 这是输精管结扎手术中切除的部分，是一种常见的绝育手术。

子从睾丸输送到尿道。精子会从尿道离开男性的身体。

如果性腺发育成的是卵巢，那么它既不会产生抗中肾旁管激素，也不会产生睾酮。没有抗中肾旁管激素，中肾旁管就会保留下来并发育成雌性生殖系统。而没有睾酮，中肾管几乎会完全死亡并消失，这样的人体就再也不可能拥有使其成为男性的内部管道了。

胚胎不仅要发育出男性或女性特有的内生殖器，还要发育出两性特有的外生殖器官。内生殖器的发育机制是胚胎选择消灭或者保留原始的组织。外生殖器的发育机制正好相反，它们会用到完全相同的原始组织材料，但只是把这些材料塑造成完全不同的样子。就像折纸爱好者能用同样的纸张折出完全不同的作品。

外生殖器起源于发育中的腿部的中间位置，大约始于第五周。两腿芽的中线处有一个空腔，即泄殖腔：在这个发育阶段，它是肠道、尿道、生殖系统的管道共用的开口（图61）。这种解剖结构来自我们的远古祖先，例如鱼类和爬行类，它们的消化道、尿道和生殖道就共享一个与外界相通的开口。在发育过程中，泄殖腔被中间生长的组织分割为两个或三个开口。前侧部分形成膀胱的一部分和排泄管（尿道），后一部分形成直肠。只有在女性身体上，中间部分才与中肾旁管相连，形成阴道的下半部分（图62）。

在发育的第五周，泄殖腔的附近形成了三个膨大，其中两个为长条形，在前后方向上延伸，第三个位于这两个的前部（图62b）。最后这个膨大名为生殖结节，它会继续生长变成棒状。女性的这个突起会形成阴蒂，相对较小；男性的则大得多，会形成所谓的阴茎（图63）。

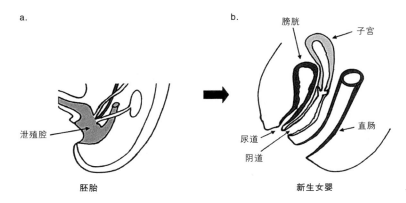

图 62 胚胎泄殖腔的分割让泌尿系统、女性生殖系统和消化系统有了各自的开口。

　　在女性身上，泄殖腔两侧的膨大都在生长。但会留在原处，形成阴唇，即形成女性生殖器外边界的一对唇形物。而在男性中，由于没有阴道开口，它们在中线处汇合，然后形成连续的表面，即阴囊。睾丸最终会下降并进入阴囊，这个过程依靠的是一条从性腺延伸到发育中的生殖器的长韧带。韧带把睾丸牵拉到最终位置的这个过程，起初依靠的只是"不生长"（身体的其他部分会持续生长，速度超过睾丸，睾丸的相对位置就会越来越低），后来韧带主动变短，把睾丸拉入阴囊。在女性的胚胎中，每个卵巢也各有韧带牵拉，但它们的韧带缩短的程度要小得多，因此只是把卵巢拉入骨盆，并没有进一步下降。

　　形成男性或女性的过程涉及很多步骤，会经历十分复杂的发育机制。因而这个过程可能失败也毫不奇怪。有些失败，比如心脏没能正常形成是致命的，但不能正确地形成性别并没有那么严重。因

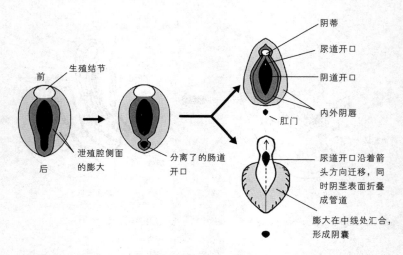

图 63 同样的组织发生了不同的形变，分别发育出男性和女性的外生殖器。图示是对人类生殖器官发育的仰视图。一开始只有泄殖腔这个开口以及围绕在周围的三个膨大（有些解剖学家倾向于把它们细分成更多个膨大，但归纳成三个已经足以让我们理解后续的过程）。肛门从泌尿生殖系统中被分割出去以后，膨大继续发育：前侧的那个延长形成阴蒂或阴茎，侧边的膨大要么留在原来的位置形成阴唇，要么在中线处汇合形成阴囊。

而，很多人出生时形成的身体与染色体不符，或者有着介于男女之间的性别特征；还有人有一部分女性特征，另有一部分男性特征。

那些令 SRY 或者 SOX9 不能正常发挥作用的突变会让携带 XY 染色体的个体发育成女性的身体。SOX9 失活突变的个体还会出现一种名为短指发育不良的侏儒症，这是因为与 SRY 不同，SOX9 还在一些与性别完全无关的发育中发挥着重要作用。[12] 如果突变导致染色体中出现额外拷贝的 SOX9，那会发挥截然相反的效应。1999年，医学研究人员描述过一个案例：长着基本男性身体结构的小男孩有两条 X 染色体而没有 Y 染色体。[13] 包含了 SOX9 基因的一段

17 号染色体在他身上发生了重复，因而人们推测，只要 SOX9 的产量足够高，在没有 SRY 的情况下也会开启 SOX9-FGF 锁定。

性别的形成过程由性腺获得染色体信息，然后利用激素来告知身体的其他部分，这就为性腺与其他部分发育出不同的性别特征创造了机会。能感知睾酮这种传递"男性"信息的只有相应的受体。如果这个受体因为突变无法激活，那么即使个体拥有睾丸，身体也会由于不能探测到这个激素而就此遵循女性的发育过程。经历这种状况的个体，即使观察她们的裸体，也没办法与正常的女性区分开来（但她们没有卵巢，所以不会有月经周期。由于抗中肾旁管激素仍然会发挥功能，所以她们不会有任何中肾旁管形成的组织）。

还有一种突变会导致非同寻常的男/女选择异常，这类例子在世界范围内都极为罕见，但在某些岛屿上相当常见。这种突变会影响睾酮在组织中的加工。虽然在大众文化中，睾酮差不多是男性气概的代名词，但实际上睾酮促进男性化的作用极其微弱。它在组织中会被转化成一种能发挥类似作用，但效果强烈得多的分子：二氢睾酮。如果促进这种转化的酶的基因发生突变，睾酮没有被转化的话，由于它们促进组织进行男性化发育的能力太弱，婴儿出生时从外表上看就是女性，也会被当成女孩养大。[14] 但随着步入青春期，就像发生在普通男性身上的变化一样，睾酮呈爆发式增长。系统中的睾酮含量如此之高，虽然作用微弱，还是足以促使人体发育出男性性征。这足够让最初类似阴蒂的阴茎开始发育，让睾丸掉入阴囊，也能使这个人的毛发呈现男性特征。于是这个人以女孩的身份度过了童年，之后将以男儿身度过余生（就像弗吉尼亚·伍尔夫的

《奥兰多》中男变女的逆转版）。

信号发出和应答如果出现不那么极端的异常，会导致身体上出现不那么严重的性别模糊。这些性别模糊为帮助人们理解性别的发育过程做出了巨大的贡献（不是有意把他们视为研究对象的意思）。16 世纪的寡妇伊内斯·德托若莫里斯（Inés de Torremolinos）有三个孩子，她显然有正常的女性功能。但可能因为某些内分泌异常，她出现了阴蒂增大。阴蒂不正常地增长，大小介于正常的阴蒂和阴茎之间。这种非同寻常的器官引起了她的医生，同时也是科学家马泰奥·科伦布（Mateo Columbo）的注意。这种介于二者之间的形状让医生开始懂得男女外生殖器在发育上的联系。这可能是人们第一次意识到男性和女性的外生殖器并非各有起源，而是同一个东西的不同版本。他"治疗"了这个病人，后来又治疗了其他女性；放到现在，他的治疗会让他立刻被吊销行医执照。他的工作让人们意识到阴蒂的性敏感性。他 1558 年发表的结果被认为是人们对阴蒂性功能的"发现"。然而把这个观察称为"发现"其实很奇怪，因为如果去阅读从古罗马流传下来的文字，从经典诗歌到庞贝遗迹中的淫秽涂鸦，无不在告诉你几千年前的人就已经明白阴蒂的敏感性；至于女性中的一半人，她们更可能从古至今都一清二楚。

有些性别的完全错乱是环境因素而非遗传所致。已有一些证据表明，近年来西方男性平均生育力的下降至少部分是因为环境污染干扰了激素信号。[15, 16, 17] 邻苯二甲酸酯是一种用于增加塑料可塑性的物质，目前已经引起人们的重视，实验证实它们会抑制实验动物中雄性个体的发育。人们发现，母亲暴露在邻苯甲酸酯环境中，与生下男性性征发育不良的儿子这两件事之间具有相关性。近年来，欧洲已经禁止在玩具中添加邻苯二甲酸酯。但还有其他的可疑成分在引起人们的关注。这类话题总是充满矛盾，并与政治牵扯不清。无论现阶段的污染浓度是否真的显著影响到了人的生殖功能，动物实验的结果都应该被视为某种警示：即使像发育这样强大的过程，我们也不能想当然地认为无论我们如何肆无忌惮，都不会影响到它。

13

神经线路

只有连接起来……生活不再支离破碎。

——E. M. 福斯特（E. M. Forster）

在胎儿发育出的所有器官中，中央神经系统毫无疑问是其中最惊人的。在发育完成之际，数百亿个细胞紧密联系，每个细胞可与上千个细胞相互连接。在人类的大脑中，每立方毫米内可以有大约一亿个细胞连接。我写作本书时用到的计算机中微处理器的连接比大脑中的少得多。如果我们把人脑中的细胞与处理器中晶体管的数目进行比较（这个方法事实上颇为保守，因为从功能上讲，人脑的神经细胞更接近于一个微处理器，而不是组成微处理器的晶体管），会发现人脑相当于每个晶体管有三百万个神经细胞。细胞如果要联合起来完成这样的壮举，其中涉及的合作与装配远比人类最杰出的工程师曾经完成的项目复杂得多。虽然我们对此还有许多许多疑问，近几十年来的研究还是让我们窥到了其中的一些奥秘。

中枢神经系统起源于早期胚胎的神经管，神经管由神经沟向内部折叠而成（第 5 章）。头部的神经管将来会膨大，发育成脑，其余部分则形成脊髓。一旦中枢神经系统的神经管的基本结构成形，下一阶段的主要行为就是细胞增殖。细胞增殖的速度比跟上胚胎生长所需的速度快得多，因而那些"多余"的细胞就可以用来增加神经管壁的厚度。这个加厚的过程涉及复杂的细胞组织，包括细胞自身的运动以及细胞核在细胞内的运动，但简而言之，结果就是神经管左右的壁很厚，上下相对较薄。

之前的章节已经探索过神经管在两个维度上的模式形成。神经管上的模式形成，由头–尾轴上不同水平激活不同 HOX 基因的表达组合，通过这个染色体开放过程来控制（第 6 章）。整个神经管上的模式形成，则由从底板和顶部释放的分子信号的浓度梯度指挥完成（第 7 章）。神经管侧面新形成的侧壁给神经管在径向上增加了第三个模式形成方向（图 64）。如果细胞发现自己紧邻神经管中央的空腔，就会表现出与那些位于神经管壁中间的细胞不同的变化，而中间的细胞又会与位于外层的细胞有所不同。中枢神经系统的某

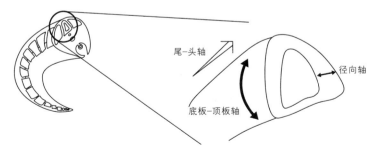

图 64 三种轴，神经细胞能探测它们的位置并据此相应分化。左图是胚胎的主干（没有画出头部），包括神经管和两侧的体节。右图展示的是神经管的透视图，上面标明了三条轴。

些部分，例如在大脑皮层中，这种层次结构对它的功能而言极其重要；但在另一些结构中，层次的区分就没那么明显。

虽然用于神经管模式形成的三个轴从理论上讲非常简单，但由于并非每个细胞都会留在原来的位置上，所以这个过程就变得复杂了。特别是在大脑中，非常多的神经元在神经管内迁移，从一个地方换到另一个地方。很多大脑皮层中（也就是通常认为用于"思考"的那个部分）的细胞并非起源于这个位置，而是从脑的其他发育区迁移过去。与此相似的还有嗅球，与嗅觉相关的那个部分的很多细胞也来自别处。[1] 这些细胞的导航机制与第 8 章中讲过的相同，研究人员已经找到了其中的很多引导分子（还有很多未知尚待人们继续探索）。

神经元与周围细胞的联系方式主要是发展出细长的部件：树突和轴突。树突可以接收神经元的输入并进行局部计算，轴突则把神经元产生的信号带到其他神经元和肌肉。轴突的长度可以达到它们发出的神经元胞体本身长度的几万倍。连接人体脊髓基部和脚部的轴突近一米长，而发出这个轴突的细胞胞体的直径仅有百分之一毫米。轴突非常细长，会把不同的部分联系在一起，我们可以把它类比成神经系统的"线路"。与电气工程一样，神经线路也要传播很长的距离，它们也被聚集在一起形成电缆（神经），每条神经中含有几百条"电线"。我们还可以继续类比下去：因为自然状态下的神经信号本身就是电信号。只是轴突中的电流形式比普通电线中的复杂得多，仅靠类比还是不够。

在轴突与另一个胞体接触的地方，会形成一种特殊的连接结构：突触。信号就是通过突触传播的。身体某些位置的突触会直接传播电信号。但更多的突触传播依赖神经递质的释放。这是一种生物小分子，在树突和另一个细胞之间的缝隙间传播，激活那个细胞上的受体，然后这些受体会激活接收细胞内的电活动和／或生化活动，交流就此完成。不同类型的神经元使用的神经递质不同。有些药物（有些合法，也有些不是）可以模拟或抑制某些神经递质，这些药物可以通过脑神经的活动来影响大脑的功能，同时不会影响其他部分。

神经系统发育中要解决的最重要的问题，就是如何安排这些"线路"、让它们以适当的方式互相连接，并在适当的地方连接到感觉器官（眼、耳、鼻、触觉感受器、温度感受器等）或动作器官（肌肉、血管、腺体等）。这个过程的完成主要有赖于一个结构，位于发育中的轴突顶端：生长锥。

生长锥（图 65）主要由蛋白质构成，这些蛋白质驱动细胞迁移的机制与第 8 章中描述的相同。[2] 生长锥的前缘有微丝构成的网络，是突出来的；这些纤维不断生长，并把前方的膜结构向前推进。这种向前推进有时候会创造出细长的长钉状丝状伪足，它们会伸向距离生长锥较远的地方，再向后收缩。在生长锥的中心，肌球蛋白等马达蛋白与微丝互动，让微丝形成能够收缩的束状结构，这个结构会把前方的膜向后拉拽。如果没有其他力量与这个拉力抗争，那么生长锥的边缘就会回缩，轴突也就不能生长。为了防止这样的情况发生，生长锥上备有特殊的蛋白质复合体，这些复合体能黏附到它们所附着的细胞表面的特定组分上。[3] 它们为微丝系统有效地提供

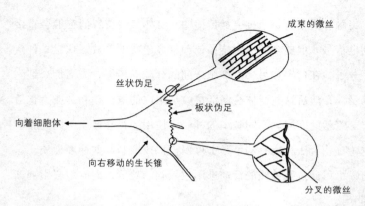

成束的微丝

丝状伪足

板状伪足

向着细胞体

向右移动的生长锥

分叉的微丝

图 65 生长锥中的微丝可以形成两种突起结构：板状伪足（前缘）和丝状伪足。支持板状伪足的是具有分支的微丝网络；丝状伪足由成束的微丝驱动。

了锚定，让生长锥前缘有了可以推动的地方。它们同时阻止了生长锥中心的肌球蛋白把边缘向后拉：这种拉力转而让被拖着向前的生长锥向着前缘移动。就是通过这种方式，生长锥以及后方的轴突都向前移动了。

如果细胞的前进机制真的如上文所述，那么生长锥的前进能力就与它们自身的黏附能力息息相关。无论是在培养皿还是胚胎中，生长锥对表面的选择都至关重要。如果生长锥以下的表面的某一部分比另一部分黏性更强，那么生长锥的中心在前进过程中就会偏向那一侧。黏性更强的一侧也会把新的前缘向前推进。因此，生长锥就转向了这一侧。

不同的神经元会产生不同的黏性蛋白复合体，即使是同一类神经元，也会在自身生活史的不同阶段制造不一样的复合体。每种复合体会黏附在下表面不同部分的分子上。不同的神经元就是用这种方法，即使面对相同的选择也依然能够找到自己独特的生长路径。

黏附性的差异性是生长锥依赖的唯一一种导航信号。另一种引导机制是给生长锥的前缘发送装配信号。[4] 如果前缘的不同区域探测到不同的外部信号浓度，那么它们不同的部位向前突起和向后收缩的程度也会产生差异，生长锥会向着突起的方向生长，同时相对远离收缩的那些位置。[5] 有些时候，胚胎内各个区域中的这种差异非常强烈，以至于生长锥出现了"全或无"式的响应：某些区域内完全不会出现某些类型的生长锥。在另一些情况下，浓度差异不那么极端，不同的生长锥也会给出相应的响应，这会让它们实现微妙的分布模式。还有些时候，浓度有一系列梯度，这样的差异会把生长锥引领到远处。

这种全或无式的响应，可以在决定神经是否会穿过脊髓中线的系统中观察到。如果一个人正在进行非对称行为（比如左手拿着托盘，同时右手举起茶杯这类动作），那么此时对穿不穿过脊髓中线的控制就十分重要。举起茶杯需要二头肌（以及其他肌肉）的主动收缩。据人们目前所知，左臂和右臂的二头肌所表达的分子并没有什么本质差别。脊髓中那些将来会控制二头肌的运动神经元的生长锥，本身并没有什么左右之别。如果生长锥在走出脊髓之前能够跨越脊髓中线、随意移动，许多本应控制右臂的神经元也会控制左臂，那些本应控制左臂的也是如此，那么左右臂只好同时摆动了。因此，胚胎必须保证不会出现这种情况，要让脊髓右侧的运动神经元只能到达右臂肌群。对感觉神经元来说也是如此。我们之所以能够分辨招呼我们的人是站在左侧还是右侧，是因为大脑与左耳及右耳有精确的连接。我们的大脑的确能够通过精细的加工过程探测并纠正偶尔出现的错误（第 15 章会提到），但前提是大多数线路都连接得准确无误。

中间神经元的轴突能否跨越中线主要取决于细胞与底板（即神经管腹侧的条状细胞，第 5 章）之间的反应活动。底板细胞在其表面会表达一种名为 SLIT 的蛋白。能探测到 SLIT 蛋白的一种受体是 ROBO，某些神经元的生长锥上就有这个受体。当 ROBO 与 SLIT 蛋白结合，就可以激活生长锥中的信号通路，阻断前缘突起，同时主动产生向后的拉力。[6]生长锥中携带 ROBO 的这部分前缘接触了表达 SLIT 的细胞后就会瓦解，阻断了轴突向这个方向前行。于是，轴突便拐向另一些方向，向着那些没有与中线上携带 SLIT 的细胞接触的前缘前进。另一方面，如果生长中的生长锥并没有 ROBO，那么它们的生长就完全不会受到 SLIT 的影响，因此可以肆意地跨越脊髓中线（图 66）。

生长锥的不同生活阶段可以改变自身表达的蛋白类型。那些需要跨越脊髓中线的轴突就是如此。在向着中线生长的阶段，它们会表达受体蛋白，这让它们受到脊髓中线细胞所释放信号的强烈吸引，并向着中线行进。此时的它们几乎不会产生 ROBO，而是会产生让 ROBO 信号失效的蛋白，因而能够跨越中线。但它们在跨越中线的过程中，因为暴露在底板细胞产生的高浓度音猬因子中（第 7 章），所以经过一段时间的延迟后会开始变得对 ROBO 敏感，而这段时间间隔正好允许它们完成跨越 。[7]这种新出现的敏感性使得生长锥开始排斥中线，因而它们不会尝试重新跨越中线，而是走得

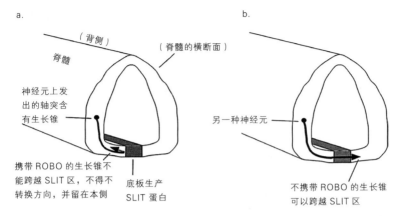

图 66 脊髓底板含有信号分子 SLIT。这足以排斥那些会发挥功能的 ROBO 生长锥（a），并阻止它们跨越底板区；而没有发挥功能的 ROBO 生长锥（b）可以自由穿越。

越来越远，向着最终目标行进。[8]（"ROBO"这个名字出自果蝇的突变"roundabout"，意为环岛；这个突变会让果蝇的 ROBO 失活，导致生长锥从脊髓中线穿过又穿回，就像自行车骑手在环岛线路上环行。）

有些神经细胞只应该与同侧的中枢神经系统相连，所以它们的轴突就不应该穿越底板。轴突的生长锥表达 ROBO，所以与底板接触时会受到排斥，也就不能穿越这个不欢迎自己的区域。还有一些神经元对底板发出的吸引信号敏感，同时又会受到底板 SLIT 的排斥力。由于受到吸引与排斥这两种矛盾的影响，这些神经元便会停留在一个尽可能接近吸引信号源，同时又不会受到太大排斥力的位置。[9]就像飞蛾在保证自己不被灼烧的前提下，会尽可能地向着火光飞。生长锥与底板之间保持一定的距离，保持平行地沿着脊髓生长。这种轴突会把头-尾轴上不同的身体部位联系在一起，例如连接了大脑和控制肱二头肌（就是让人们举起茶杯的那块肌肉）的运动神经元。

像这样采用相对的，而非全或无的排斥的运作方式的，还有一个例子就是眼睛与大脑的连接。成熟的人眼会让图像聚焦在视网膜上，视网膜就是位于眼球后方的曲面"屏幕"。视网膜上覆有感光细胞，打到这些细胞上的光线会因为强度不同而改变膜上的电压。附近直接与这些细胞相连的神经细胞会对电压信号进行处理，再传递到大脑。这些信息处理细胞直接发出轴突与大脑连接。在哺乳动物中，大多数信号都会被传递到头后部一个被称为上丘[①]的地方。视网膜神经节细胞的轴突在延伸过程中保持互相平行，呈缆线状——这就是所谓的视神经。但它们到达上丘以后就分散了，以一种很特别的方式与脑连接：它们与上丘相连的部位，精确地取决于神经节细胞在视网膜上的位置。这样的排布可以让上丘以脑电活动的形式完全重现视网膜中以光信号构建的图片。

把视网膜内的信号投影到上丘，并把原本粗糙的图像变得更加精确，这涉及多个机制的相互合作。其中一个强大的机制，缘于上丘细胞携带的排斥分子与生长锥上受体之间的相互作用。如果受体探测到了排斥分子，对应的生长锥前缘就会瓦解。[10]上丘内的排斥分子浓度并不是均一的，那些从眼睛的侧面最靠近鼻子的位置（鼻侧）所发出的轴突，连接的上丘部分浓度最高。排斥分子的浓度从

[①] 上丘是用在哺乳动物上的名称，鸟类中相应的位置被命名为视顶盖。本章中的研究内容来自哺乳动物和鸟类，简洁起见统称为上丘脑。

此处开始逐渐降低，在与距离耳朵最近的视网膜部分连接的地方降到极低。① 视网膜神经节细胞的生长锥上的受体水平也不一致：鼻侧的神经节细胞只表达少量的受体，靠近耳朵的部位则会表达大量受体，中间部分的浓度按照一定梯度过渡。耳侧眼睛上发出的生长锥会受到那些大量表达排斥分子的上丘的强烈排斥，所以它们会转向表达排斥分子最少的上丘边缘生长。眼睛中间的生长锥会表达一定数量的受体，因而也会在一定程度上避开表达排斥分子的上丘。由于上丘内的空间有限，耳侧生长锥的受体特别多，所以更渴望与排斥分子数量最低的部分结合，视网膜中间部位的细胞因而无法与它们竞争，只好与排斥分子浓度中等的部分连接。与此相反的是鼻侧的生长锥，它们携带的受体特别少，因而可以容忍有高浓度排斥分子的上丘。总而言之，生长锥通过竞争远离了排斥分子，它们得以在上丘上形成与自己离开视网膜时相同的排布（图 67）。

上述机制让生长锥根据眼睛的水平轴，即鼻-耳轴生长。而在眉毛-脸颊轴的垂直轴上，视神经会用另一套排斥因子与受体来组织生长锥，眼睛的"线路"因此可以准确地投影到上丘。这两个系统中似乎都还存在没有发现的信号系统，它们可能是吸引性也可能是排斥性的，会与上述的排斥机制共同完善这个投影系统。我们对这一系统的理解还处于初始阶段。

以上对生长锥如何让视神经连接到大脑中正确位置的解释，主要说的是一个局部相互作用的故事。在这个故事里，生长锥从视网

① 用更专业的术语表达就是，这两端分别是鼻侧和颞侧（颞指的是头骨的一部分）。

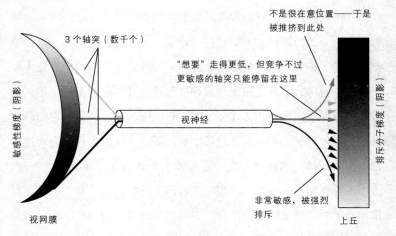

图67 本图选取了3个轴突来代表数千个轴突，以此来说明视网膜上的图像是如何重绘到上丘上的。起源于耳侧的轴突（图像底端）携带了大量的受体，因而会受到上丘内排斥分子的强烈排斥。由于排斥分子也呈分级排布，这些轴突只愿意连接到排斥分子最少的上丘末端（在图中的最底端）。起源于中间的轴突停留在上丘的中间，这里也会产生排斥分子，但数量没那么多（它们也希望到达更低处，但因为竞争不过来自耳侧的轴突，所以只能留在这里）。起源于鼻侧的轴突只含少量受体，它们探测不到排斥分子，所以几乎不会受到排斥，于是连接到上丘中排斥分子最丰富的地方，这里没有其他轴突与它竞争。本图非常简略，无意描绘出真正的视神经中的所有通路，也没有描绘出上丘的真实形状。

膜到上丘的漫长旅行被视为理所当然，这个过程本身非常复杂，并且依赖各种各样的排斥与吸引信号。[11]

从眼睛到大脑之路面临的第一个导航上的挑战，就是让原本在视网膜各处的生长锥找到眼睛后部视神经产生的那个点。实现这种导航一方面依靠生长锥表达从视网膜边缘发出的排斥因子的受体，另一方面依靠生长锥拥有一种受体：朝向视网膜中间视神经即将出现的地方产生吸引分子的受体（图68）。此处的吸引分子也包括音猬因子。如果人们阻断动物胚胎中的视网膜中央产生音猬因子，视

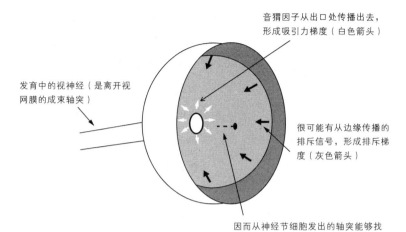

发育中的视神经（是离开视网膜的成束轴突）

音猬因子从出口处传播出去，形成吸引力梯度（白色箭头）

很可能有从边缘传播的排斥信号，形成排斥梯度（灰色箭头）

因而从神经节细胞发出的轴突能够找到正确的出口，与其他轴突一起成为视神经的一部分

图68 视网膜背部的结构近似杯状（非常接近真实的形状）。引导视网膜神经节细胞的轴突来到出口形成视神经的，是像音猬因子这样的分子所产生的吸引力，很可能还有从视网膜边缘发出的排斥信号的作用。

网膜神经节细胞的生长锥就不能正确找到这个点，整个导航系统就会变得一团糟。研究人员已经找到一些证据来证明来自眼睛边缘的排斥梯度。

它们一旦离开眼睛，生长锥最先面对的是狭窄的"廊道"，这条廊道内壁上的细胞会产生另一种排斥分子。[12] 被这条廊道包围的细胞只有一条路可走：沿着一条窄道进入发育中的大脑，来到近乎中心的位置。随着数千条生长锥涌出正在发育的视网膜，它们把自己的轴突铺设在后方，共同组成缆条状结构，这就是视神经。

两只眼睛发出的视神经在大脑的中央交汇，所以它们在此处需要面临路径的选择问题。其中一些会跨越中线去往对侧大脑的上丘，也有一些会突然转向，前往本侧的上丘脑（图 69）。这种路径的选择从本质上讲是功能性的，取决于我们看东西的方式。很多动物，特别是作为被捕食者的动物，它们的眼睛都位于头的两侧。这种排布方式的优势是尽可能地减少了两只眼睛所看到的视野的重合程度，让动物能够尽可能地同时看到周围所有的天空和土地；运气足够好的话，它们就可以及时看到捕食者，并有时间逃离或把自己藏起来。如果两只眼睛的视野范围没有重叠，来自两只眼睛的视觉信息就可以分别经过加工。在这类动物身上，视神经就直接穿越大脑中线到达对侧。但是我们人类的眼睛长在面部前侧，目光向前。这是一种典型的捕猎者或者说需要精确判断距离（比如如何从一根树枝荡到另一根）的动物的眼睛。

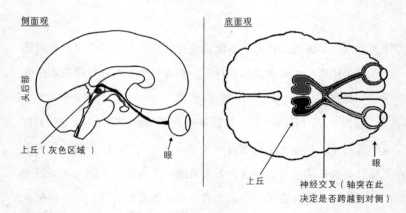

图 69 图示为轴突从视网膜到上丘的路径，视觉信号就是这样在上丘中重现的。左图展示的是大脑侧面，显示的是上丘的位置。右图为了清楚展示，把上丘和神经都画得稍大，展示了轴突到达视交叉的过程，它们要在这里决定：穿越到对侧，还是留在本侧。

　　人类两只眼睛的视野范围在超过一半的区域都是重合的，由于两只眼睛之间有一定的距离，大脑由此可以把看到的处理成三维的图像。为了理解其中的运作原理，你可以把手指移到自己面前30～60厘米的地方，然后闭上左眼；再移动手指，让它与远方的某个物体处在一条直线上；保持手指不动，闭上右眼，睁开左眼，你会明显感觉到手指与物体之间的相对位置发生了变化。两只眼睛观察同一物体的视觉位置的差异可以让人精确地计算出距离，这就要求大脑的同一区域同时获得来自两只眼睛的信息。为了达到这个目的，相当数量的生长锥必须不跨越中线，而是转向同侧大脑，与来自对侧的生长锥汇合。这种转向也由中线上的细胞产生的排斥分子引导。[13] 部分生长锥能探测到这种排斥分子并给出响应，另一些则不会，这是因为它们具有针对这些分子的不同受体组合。[14] 无论跨不跨越中线，通过这个交叉点以后的生长锥去往上丘脑的路径，都再次由那些防止它们偏离正轨的排斥因子来界定。目标处可能也会发出吸引分子向外传播：[15] 人们已经发现了对其他生长锥起作用的吸引分子，例如把感觉信息传入大脑皮层的那些分子。

　　列举所有的引导信号固然重要，但这又引出了下一个问题：发育中的大脑是如何产生这些错综复杂的信号的。对此我们仍然所知甚少，但它反映的机制和前文所述胚胎整体的机制是一致的。随着中枢神经系统的发育，来自周围组织的信号以及细胞本身的蛋白质决定了基因的开启和关闭。这其中有些基因产生的蛋白质又作为邻居细胞的信号，影响它们的基因表达。原本简单同质的系统，就这样变得复杂且充满异质性。神经系统更复杂的地方在于，一旦生长锥从神经元上发出，并根据周围的信号导航制造出轴突，这些轴突本身就会成为一种信号源，或改变周围细胞的基因表达，或指导其他细胞的轴突行进。和胚胎整体相似，发育中的神经系统也是一片自我创造之地，在复杂之上加载复杂：历史决定现在。

在这种发育中，对一种变化的响应是另一种变化的刺激源，这种方式在增加复杂性方面非常强大，然而也带来了相应的风险。某个机制上的一点点差异会在它引发的后续事件中被成倍扩增。因而这种方式对错误的容忍力极低，任何早期失败都可能导致后续不成比例的严重后果。也许就是出于这个原因，有关神经的基因缺陷都会给脑功能带来严重的影响。

神经系统早期发育时出现问题而导致大脑异常的一个例子，就是无脑回畸形（lissencephaly）。许多种基因突变都会在神经管加厚时期干扰神经元细胞体的运动，这意味着大脑的多层结构不能正常形成，也就会使得神经元制造的管道表面积太小，以至于大脑不能形成正常的沟回，"无脑回畸形"的病理改变就是大脑表面光滑。[16] 由于不能形成多层结构，大脑就不能正常工作，情况比较严重的儿童会表现出严重的智力发育异常，智商终生都不会超越几个月的婴儿，通常还会伴随肌肉痉挛和癫痫，常常在非常年幼时就因为不能控制呼吸而死亡。

在后续进程中，许多种突变会引发生长锥引导上的缺陷，导致它们正常的连接失败或建立异常的连接。L1CAM 是大脑中特定细胞表达的一种黏附分子。长有正确受体的生长锥会识别 L1CAM 并黏附到这些细胞上，沿着这些细胞迁移。影响 L1CAM 功能的突变会移除这些关键的迁移信号，[17, 18] 有这种突变的人的左右半脑之间，以及大脑和脊髓之间会缺少某些连接。他们在运动和其他脑功能方面会出现异常。有些人的突变出现在控制穿越中线的 ROBO/SLIT 系统所需的蛋白质的编码基因上，这些人的生长锥对 ROBO 异常敏感，在本应跨越中线的时候不能跨越中线。这些人会出现视力损伤和运动协调问题。[19]

本章只举了生长锥引导的几个例子，提到了几个相关分子的名称，从整体上来说明人们当前对控制神经系统的线路铺设的理解。其中有两个容易造成误解的地方。其一，读者可能认为控制神经系统线路的只有那么两三个分子。但事实绝非如此。神经系统作为一个整体，包含了许多种有引导生长锥功能的蛋白质，不同的生长锥会对不同的蛋白质做出响应。这些蛋白质通常会组合起来发挥功能；即使某个位置只存在两种蛋白质，从数千种备选蛋白中选出两种也会创造出百万种可能的组合。事实上，神经系统可以在一个位置上同时产生几十种蛋白质，可能的组合数量多到写一整行零都不够数。这里的原理和我们现在只用 0～9 这几个数字就能组合出全世界亿万个独一无二的电话号码类似。我们几乎可以肯定，神经系统就是通过组合使用生长锥引导分子，创造出了这么多特定的连接方式。另一个我们绝对不该有的想法，就是认为我们已经对神经系统发育所知甚多。事实上没有人彻底了解。我们对其中的某些部分有了些许了解，比如本章中提到的部分。也许我们可以说已经掌握了生长锥引导的基本原则。但从这些基本原则到完全理解大脑的每一部分是如何连接的细节，我们还有很长的路要走。还有许多东西需要探索。

依靠本章描述的生长锥导航机制，神经系统建立起了基础的连接，但还缺少完整系统里的那些精准连接。许多精准连接的形成依赖的是在已经连通的神经系统中传播的信号，它们不断完善模式、增加连接强度，这个过程可以持续人的一生。由于这个过程主要发生在更晚的时候，主要是人出生以后，我们将在第 15 章讨论神经系统的完善过程。

第三部分

精雕细琢

14

死亡造人

生命的中心是死亡。

——《公祷书》

人类生命中充斥着各种讽刺，其中之一就是对死亡的依赖：健康的躯体由无数细胞的死亡塑造而成。这种死亡与我们每天穿衣、剃胡子等日常活动导致的偶然的刮擦等损伤不同，与细菌或病毒性的感染性疾病杀死细胞也不一样。这是细胞故意的死亡，细胞激活蛋白开启程序性的自我毁灭。据估计，在胎儿正常发育过程中，半数以上的胚胎细胞最终会消灭自身。正因为这种消亡是细胞自己的"选择"，这一过程也被称为"细胞选择性死亡"。[①]

细胞选择死亡的一个原因是它参与构成的组织是身体建造过程中所必需的，但不是最终产物的一部分。这类组织与工人在建筑桥梁时使用的脚手架类似，一旦完工，不再需要外力支持，脚手架就被移除了。第 10 章和第 12 章中提到的临时肾，大致属于这种类型。[1] 在鱼

---

① 细胞有许多种"自杀"类型，例如细胞凋亡、细胞自噬等。本书中我用"细胞选择性死亡"来概指所有类型。

类等"低等"动物中,这种肾脏直到成年也留在原处并发挥功能。而如第 12 章所述,哺乳动物的成年个体会用"新型"肾脏完成排泄。和鱼类一样,哺乳动物的血细胞以及血管是从包含了原始肾脏的组织发育而来。雄性还会把临时肾的一部分引流系统重塑成生殖管道。因此,虽然成年的哺乳动物不再需要这些组织原本就有的排泄功能,但是在胚胎发育期还是要把它们制造出来。

一种非常重要的细胞选择性死亡,可见于手脚的形成过程。[2] 这一切都始于船桨样的组织,内部间质细胞压缩形成骨骼,而所有的骨骼上覆盖的外胚层像连指手套似的形成一个整体(第 11 章)。接下来,手指间的细胞开始自杀,让外胚层只覆盖到手掌的位置。于是,连指手套变成了分指手套。[3] 以鸟类胚胎为材料进行的实验证明,细胞选择性死亡对指头的形成很重要。发育中的鸡胚,其脚趾之间会发生大量的细胞选择性死亡,塑造出修长的、完全分离的足趾,这样的足适合刨土觅食。而在鸭胚中,足趾之间的细胞很少会死去,所以它们会长出蹼足,趾间有坚实的双层皮肤和结缔组织,非常适合游泳。如果用药物阻止鸡胚足趾间的细胞选择性死亡,它们也会长出蹼足(图 70)。[4]

除了类似拆除脚手架的这种类型,细胞选择性死亡也经常在永久性组织中出现,主要是为了去除过量的细胞。许多发育中的组织一开始都会产生过量的细胞,然后利用周围组织发出的信号决定保留哪些细胞,以及保留多少。

一个过量制造细胞的例子,是正在发育的脊髓中的运动神经元。运动神经元是连接身体体壁和四肢肌肉的神经,它们负责腿

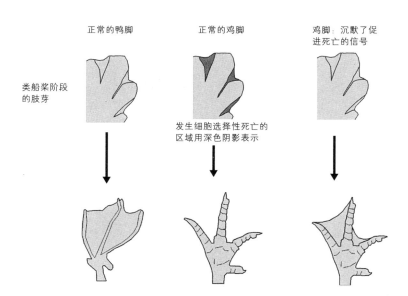

正常的鸭脚　　　　正常的鸡脚　　　　鸡脚：沉默了促
　　　　　　　　　　　　　　　　　进死亡的信号

类船桨阶段
的肢芽

发生细胞选择性死亡的
区域用深色阴影表示

图70 细胞选择性死亡在消除足蹼过程中的重要性。左图展示的是鸭脚的正常发育，肢芽的足趾间只发生极少的细胞选择性死亡，保留了趾尖足蹼。中图展示的是鸡脚的正常发育，和人类一样，足趾间的细胞大量选择性死亡，发展出没有蹼的足。最后的图展示了被研究人员阻断引发细胞死亡的信号之后鸡脚的发育，结果产生了类似于鸭脚的鸡脚。这说明，细胞选择性死亡很可能对清理足蹼至关重要〔只能说"很可能"，不能说"确证"，因为我们没办法确定，这种用来阻断细胞选择性死亡的方法没有同时作用于其他我们尚不知道的、与肢体发育相关的过程；借用唐纳德·拉姆斯菲尔德（Donald Rumsfeld）的名句，这种"对未知的未知"，是解释生物实验时永远存在的问题〕。

部、胳膊和躯干的动作。我们以控制胳膊的神经元为例，来讲解其中的发育原则（这个原则适用于所有运动神经元）。在正常的发育过程中，负责控制胳膊运动的脊髓区域会产生比成年个体所需多得多的神经元。[5, 6]这些神经元发出轴突进入发育中的上肢，致力于和发育中的肌肉纤维建立联系。不久以后，一大波细胞就会出现选择性死亡，显著减少神经元的数量。

生命的成形

　　人们初窥细胞选择性死亡的奥秘是在一次鸡胚实验中，[7, 8, 9]在这个实验中，人们移除了鸡胚的一个前肢（翅膀）芽，另一个肢体芽保留。起初和正常的胚胎一样，脊髓两侧都生成了大量的运动神经元。而当细胞的死亡时刻来临，与肢体连接的那侧脊髓，其中的运动神经元发生了正常的、中等程度的运动神经元损失。而被移除了肢芽的那侧脊髓，大量细胞损失。这一经典实验让人们意识到，运动神经元在生存与死亡之间的选择，也许与它们是否和目标肌肉建立起连接有关。这种推测后来又有了其他支持：人们观察到，植入额外的肢体能够大幅减少同侧运动神经元的死亡，这与额外的肢体需要更多的神经元来支配的推测一致。

　　改变目标肌肉的数量就可以改变运动神经元的死亡比例，正常的发育过程也涉及部分神经元的死亡，这说明，即使在正常的发育过程中，肌肉的生产量也会跟不上运动神经元的产生。研究人员小心翼翼地对发育中的肌肉进行生化分析，发现肌肉只生产了数量有限的神经存活因子。[10]最初，运动神经元没有这些因子也能活，但在成熟过程中，它们只有得到足够数量的因子才能存活。细胞中原本就存在促自杀通路，这个通路仅在周围信号的影响下才会关闭。正常胎儿的手臂肌肉所产生的存活因子不足以让所有运动神经元生存，只有那些和肌肉连接得最好的神经元才会得到足够的因子。其他细胞就会因为没有足够的因子控制促自杀通路的关闭而消亡。在这种超量的细胞群体中，细胞为了有限的存活因子而相互竞争，只有那些与信号源建立了最强连接的才会存活下来。

　　先过量地增殖细胞，然后建立最优连接的细胞才能生存下来——这种过程令人不禁想起达尔文演化论核心的适者生存：动物会过量繁殖，其中只有适合度最高的个体才能生存下来。[①] 这两个过程并不严格相似，但都涉及在随机差异中挑出"最优"个体的选择手段。在达尔文演化论中，这种差异性来自后代互相竞争的小动物所携带的基因。而在胚胎中，这种差异主要是轴突与肌肉连接的准确性。在这两个案例中，那些最优的个体存活了下来，其他的都会消亡。利用这样的系统，胚胎减少了轴突发育中对路径寻找精确性的要求，对错误的容忍度有了很大提升。

细胞竞争目标来源的存活信号的规则，绝非只存在于脊髓的运动神经元中。在感觉神经元，甚至在大脑深处的许多区域中都可以见到。重要的是，它也存在于神经系统以外。事实上，这种规则应用得非常普遍，普遍到从中延伸出了一种"营养假说"；[11]这种假说主张，所有细胞的生存都依赖于来自其他细胞的有限量的存活因子。有个科学家对此深信不疑，他在第一次做相关的报告时，承诺如果有人找到反例（异常和早期胚胎细胞除外），他就会赠予一笔可观的奖金。到现在还没有人拿到这笔钱。

无论是从非常短的时间尺度，还是相当长的时间尺度来看，营养假说都适用于人类。短时间看，无论是细胞一开始就长错了地

---

① 我的一个研究生曾经提出，这也类似于在大学里参加学术训练的学生远多于研究岗位所需的科学家。这样类比也许是对的：和胚胎的神经发育类似，在教育的起始阶段，很难判断一个学生是否会在某个方向上大放异彩，还是跌跌撞撞直到完全失败。无论哪种情况，系统作为一个整体，都是先过量生产再进行选择。但这个系统显然对失败者不大友好。指出这种相似之处的这个研究生，不出意外的是成功者之一，这位学生目前正在就发育和癌症之间的关联开展激动人心的研究工作。

方，还是不小心走错了来到了自己不该来的地方，都会因为远离了原本应该与它互动的细胞而置自己于死地。这些细胞这样才不会变成大麻烦。在更长的时间尺度上，这使得动物有可能演化出复杂的身形。我们首先假想两种身形相同的动物，一种起初就只产生了和肌肉数量刚好相当的运动神经元，而另一种和我们实际发育中遇到的一样，一开始会产生过量的神经元，然后再去除冗余的那些。现在想象一下这些动物的环境发生了改变，出现了能给长着强大上肢的动物利用的全新的生态环境，比如适于擅长挖掘或有腾跃能力、能在树枝间穿梭的动物。如果第一种类型的动物想要具有强大且功能健全的前肢，每个个体身上必须同时出现两种突变：一种让手臂本身变得强大，另一种需要让控制手臂的运动神经元以恰到好处的数量增加。对第二种类型的动物来说，只需要产生能让手臂变得更强壮的突变即可，因为这些肌肉产生的存活因子会自动让足够多的运动神经元存活下来，保证手臂的正常功能。产生一种突变的概率已经很低，在同一个个体内同时出现两种突变的概率更是微乎其微，很可能不得不经历漫长的等待。因此，使用这种过量增殖-靶标依赖性存活策略的动物演化得更快，也能更快适应环境，更可能在演化竞赛中赢得一席之地。所以，像小鼠和人类这些有着无数演化创新的复杂动物都在这样的原则之上构建起来，也可以说不足为奇了：如果动物没有采用这种策略，那么在有限的地球历史中，它们可能还没来得及演化出来。

　　细胞这种依赖其他细胞发出的信号而生存的特性，也在改变临床治疗：医生操纵细胞生存信号的能力越来越强，他们已经开始利用这种方法来延长患者寿命。虽然从理论上说，癌细胞已经丧失了正常的生长机制，但许多仍然保持着对生存信号的依赖性。这种依赖性也是治疗这类肿瘤的突破点，因为这让人们不使用传统化疗等大规模伤害性手段也能杀死癌细胞。非必需组织内的肿瘤最适合用这种治疗方法，因为即使治疗过程让一部分正常组织选择了死亡，也不会威胁病人的生命。正常的前列腺细胞依赖睾酮生存：卡尔·沃格特（Karl Vogt）在19世纪40年代观察到被阉割的小公牛的前列腺会迅速萎缩，事实上这是人们第一次明确记录下失去生存信号后的细胞选择性死亡。许多前列腺癌和前列腺的癌前病变组织，都保持着对睾酮和其他激素的依赖，所以阻断睾酮信号就可以大幅抑制癌细胞生长。[12, 13] 许多乳腺癌也类似，癌细胞会依赖雌激素为生存信号。他莫昔芬在乳腺组织中可以强烈阻断雌激素，这已被用于治疗许多病人的乳腺肿瘤。[14] 如果将这种方法应用在那些生存所必需的组织中，则要冒着治疗过程中因为阻断了生存信号而让正常组织死亡的风险。由于癌细胞的结构通常较为混乱，且远离生存信号源，因此我们还是有可能找到特定的药物剂量让信号减少到刚好足够供应那些距离信号源较近的正常组织，同时不足以支持大多数距离信号源较远的、无序的癌症细胞。这种对生存信号的操纵，将来有望和其他疗法联合起来，成为对抗一系列癌症的重要治疗手段。

15

制 造 意 识

系统，系统，还是系统，你无法逃避的，

因为自然就是系统式的，

而人是一种自然现象，人的智慧也是一种自然现象。

——唐纳德·克劳赫斯特（Donald Crowhurst）

人类发育出的一切事物中，意识最为惊人，也让人最难理解。我们依然对意识的高级功能的运作方式所知甚少，但对"意识"源于大脑这个实体中的神经元活动这一点基本确定无疑。各种类型的大脑损伤所导致的特定的、可预测的结果让我们懂得了这一点。

与脊髓相同，大脑发育自神经管。神经管的头端首先会形成三个膨大，也就是将来的前脑、中脑和后脑（图71）。这些膨大的生长与神经管壁细胞的迅速增殖有关（第13章），但同时也可能受大脑充满液体的空腔所产生的压力驱动，因为在这个发育阶段，排水系统被暂时关闭了。一旦这三个基本的膨大形成，前脑的两侧就会外翻，形成新结构：两侧的端脑。其他的膨大也开始进行自我分割，形成不同的亚区。发育过程再一次遵循我们已经提到多次的顺序：一个区域将自己分割为亚区，亚区生长后再分割成亚区的亚区，以此类推。

在鱼类等简单的脊椎动物身上，大脑保持了具有各种膨大的直管状，非常容易把这样的大脑和胚胎联系起来：这也是为什么在解剖还没过时以前，生物课上非常流行解剖角鲨。在哺乳动物中，尤其在人类中，为了把"巨型"的脑子塞进相对又小又复杂的头部，管道的基本结构都进行了一系列弯曲与折叠，很难辨识。更过分的是，人类的端脑大幅增长，在大脑的其他部位上延伸，直到覆盖所有区域（图71），然后继续形成更多的褶皱，在有限的空间内形成更多表面。

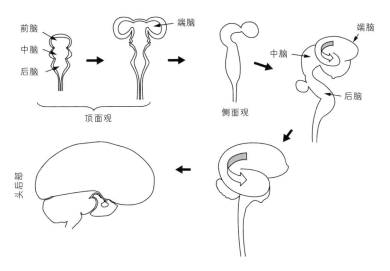

图71 人脑的基本形状由一系列的膨大和折叠塑造而成。

我们已知，塑造出大脑结构的发育机制和形成脊髓的机制相同：细胞分裂产生不同的层次（在大脑中是许多许多层），细胞信号告诉细胞应该发育成什么样子，还有如何完善最初的简单模式、管道的折叠与再折叠，生长锥引导的正确"线路"（第13章），以及多余细胞的死亡（第14章）。差别在于，我们这种高等脊椎动物的大脑所涉及的发育过程要复杂得多，绝不像管道上的膨大那么简单。人们已经确定了一些神经线路连接和决定细胞生死所涉及的信号，然而细数这些分子是个庞大的工程，其中也并不包含任何新的原理，只会变成前文所述主题的变奏，冗长又繁复。更有趣的问题在于，这样一团东西的解剖细节如何顺便赋予了人脑意识，让人能够反应、学习、思考。神经生物学对人类意识的运作还知之甚少，还不能给出完整的解释。但是关于意识的高级功能之一——学习，研究人员已经能给出大概的框架，来解释胚胎在发育过程中是如何构建出学习功能的。

根据我们现在的了解，学习过程依赖的是神经元受到刺激后对连接的改变。如前文所述，神经元之间的连接被称为突触：在每个突触中，即传出神经元的轴突末端形成的球形末端紧邻接收神经元的细胞膜。在有些类型的突触中，电信号可以直接在神经元之间传播。在另一些神经元中，传出神经元的轴突被电信号激发后会释放化学物质（神经递质）到它和接收神经元之间的微小空间中。这些化学物质通过这个缝隙，和接收神经元上的受体结合，起到激活或抑制作用；作用类型与神经递质和受体有关。大多数大脑中的神经元能接收来自数千个细胞的突触。成年人的大脑里有上百亿个神经元，每个神经元又有近千个突触，所以每个大脑可以说有数万亿个突触。通常来说，来自一个突触的信号不足以让接收神经元放电，或是放电程度特别低；但来自多个突触的神经元可以叠加起来，让接收神经元活跃起来。这意味着神经元放电可以是对它们接收到的所有信号的综合响应，基本上就是让大脑综合各种信息（视觉、声音、记忆、欲望……）来决定其活动。我们已经知道在简单的动物模型中就是这样，现在仅仅是假设把这个模型扩展到人类高度发达的大脑中（这样假设推理是合理的，但如果走入另一个极端，认为对大脑的持续研究再不会带给我们惊喜，这就太自大了）。大多数接收神经元又会发出轴突到其他的神经元，创造出复杂的神经"回路"。还有一些运动神经元会发出突触直接与肌肉相连，它们放电时会引起肌肉收缩，这样就可以把想法转化成行动了。

有两种改变神经元之间连接的方式。第一种是保持连接的解剖结构不变，只在生化上改变它们传播信号的效果。这种改变方式的优点是可以迅速发生。另一种是破坏已有连接，扩展新的连接，从而改变线路连接模式。这种方式必然会慢得多，因为新轴突的生长需要时间（生长锥的生长速度大约是每小时增长一个神经元直径的长度）。在大约 60 年前，加拿大神经科学家唐纳德·赫布（Donald Hebb）提出了第一种学习方式的运作机制：改变已有连接的强度，学习就可能自动发生了。[1] 如果你希望理解赫布提出的机制，可以先了解一种特殊的简单学习方式：条件反射，又称巴甫洛夫反射。

俄国生理学家巴甫洛夫在研究消化系统的生理时发现了这种经典条件反射。狗闻到或者看到自己可以享用的食物时，会自然而然地分泌唾液，这是因为唾液腺的活动不仅受到口内食物产生的机械力的调控，也受大脑控制。在实验中，巴甫洛夫在给狗食物之前会给狗一个无关的刺激，例如口哨声、铃声或者轻微的电击。对每只狗都重复多次使用相同的无关刺激。刺激周期结束后，他发现在不提供食物的情况下，给这些狗发出相应的无关刺激也会让它们分泌唾液，它们已经学习并记住：这些刺激标志着食物即将到来。狗有着哺乳动物的复杂神经系统，但这种条件反射在简单的脊椎动物，例如热带鱼大刺色鳅（*Chromobotia marocanthus*）身上同样存在：它们可以迅速学会辨识自己的食物桶摇动的声音，听到这些声音后迅速进入狂躁状态。甚至是神经系统比狗简单得多的果蝇，也有学习能力。如果让未接收任何刺激的果蝇置身于两端各有一个小室的管道中央，每个小室都有独特的气味，果蝇不会表现出偏好，而会随机地探索这两个小室。如果让果蝇先接触某一种气味，也不会改变它们的行为。但如果把果蝇暴露在第一种气味中的同时给予电击，再把果蝇放到管道中，它们就会选择回避带有这种气味的小室，转而偏爱另一个。显然，它们能把特定的气味和电击联系到一起。[2, 3]

赫布提出，接收细胞可以在生化方面改变自身接收到突触信号后所能引发的效应，这一提法基于的是突触-突触之间的一种特殊规则：如果在突触放电时，接收信号的细胞也放电的话，特定突触产生的效应就会增加。为了说明这种模式，我们可以首先考虑一个简单的模型，以果蝇神经系统中对气味和电击都敏感的那部分为例。如图 72 所示，这个模型由四种神经元构成（为了帮助说明概念，这个模型对果蝇的大脑进行了不真实的过度简化）。*O1* 型神经元会被气味 1 激活，O2 神经元会被气味 2 激活。E 型神经元会被电击激活，R 神经元会连接所有这些神经元，并且可以对果蝇发出"离开"的指令。果蝇开始学习之前，O1 和 O2 与 R 的连接都很弱，不足以激活"离开"的指令，所以这两种气味对果蝇都没有排斥作用。但 R 与 E 型神经元之间的连接足够强大，因而电击激活 E 后，就足以让果蝇飞离。如果发生电击，R 被 E 释放的信号激活，同时气味 1 也存在的话，此时 O1 神经元也会被激活。这一刻，赫布提出的训练条件都满足了，R 对 O1 突触的响应就会增强。如果这种情况频繁出现，O1 对 R 激起的反应就会变得十分强烈，放电程度强到足以在 E 神经元不参与的情况下激活 R，果蝇会学会在仅仅嗅到气味 1 的时候就逃开，不会等到被电击。由于对 O2 型神经元的响应没有加强，气味 2 就不会让果蝇逃开。

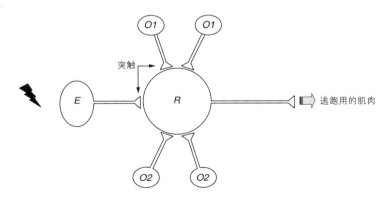

图 72　果蝇条件学习的基础模型。起初，神经元 R 接收来自报告气味 1 的 O1 型和报告气味 2 的 O2 型神经元的极弱输入，同时也会接收来自被电击强烈激活的 E 神经元的输入。现实中，每种类型都包含若干神经元，这里为了简洁说明只画出几个作为示例。

在赫布提出设想后的几十年间，部分潜在的生化机制已经为人所知。许多系统，包括果蝇的突触都涉及一种神经递质：谷氨酸。接收神经元有两种针对这种神经递质的受体。其中一种为 AMPAR，这种受体的行为很容易理解：凡是与谷氨酸结合的受体都会激活接收细胞内部的某种蛋白质复合体，为尝试激活这个细胞贡献一分力量。如果有足够的谷氨酸与 AMPAR 结合，细胞内的蛋白质复合体敏感性也够的话，细胞就会放电。另一种受体 NMDAR 的作用没这么简单，因为在细胞已经被激活或者没有激活的影响下，它的作用会有所差异。当细胞处于静息状态，无论谷氨酸的数量有多少，NMDAR 都不起任何作用。但在处于激活状态（也就是细胞接收到来自所有突触的输入信号总和足以让其放电）的神经元中，NMDAR 可以对谷氨酸有所响应，发送自己的信号给细胞。这种信号不会激活细胞本身，而是会改造突触的 AMPAR 系统，增强同等谷氨酸水平下细胞被激活的程度。因而，NMDAR 是赫布系统的中心环节，因为它仅在细胞已经放电并且特定的突触也被激活（具有足够的谷氨酸）的情况下，它们让突触的 AMPAR 变得更敏感，从而改变突触连接的强度（图 73）。

人们已经在果蝇的气味与电击试验中证明了 NMDAR 系统的重要性。人们已经通过基因工程改造了实验用的果蝇：可以随时关闭他们的 NMDAR 蛋白，也能恢复其功能。由于 NMDAR 蛋白的寿命较短，关闭这个基因 15 小时后，果蝇体内基本就不会有任何残留了。在这种情况下，果蝇在将气味与电击联系在一起的学习中会表现出严重的缺陷。一旦恢复 NMDAR 的合成，这种学习能力也就

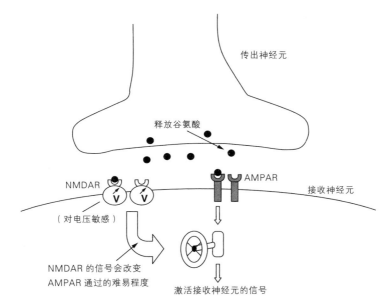

传出神经元

释放谷氨酸

NMDAR

（对电压敏感）

AMPAR

接收神经元

NMDAR 的信号会改变
AMPAR 通过的难易程度

激活接收神经元的信号

图 73　对电压敏感的受体，NMDAR 的活动控制着 AMPAR 激活接收细胞的能力。这个阀门标志代表着信号蛋白网络以及控制膜结构上 AMPAR 的数量，它们联合起来在 AMPAR 系统中调节谷氨酸的数量，调节到能激活一定量的信号。

会恢复。

　　突触连接强度的赫布适应是一种学习方式，但不是唯一的。已经有比较确凿的证据证明，无论是在人类还是低等动物中，大脑连接本身可以改变。目前研究得最为充分的仍然是视觉系统的发育，这是在化学信号引导的眼睛到大脑的基本线路建立起来之后（第 13章）所发生的。这种由化学信号建立的、视网膜轴突与大脑神经元之间的连接相当粗糙。在细胞与大脑上丘以及其他脑区域建立联系时，眼睛某一特定区域的轴突分支会与正确的细胞建立联系，但同

生命的成形

时也会连接到错误的细胞。在这种情况下，视力会变得相当模糊，不能发挥眼睛最大的功能。所以在婴儿出生并睁开眼睛时，大脑就开始根据活跃程度，重塑连线模式。这里的机制与赫布适应类似，但此时无论是连接的强度，还是连接本身的死活，都依赖于突触自身的放电与接收细胞放电的一致性。如果一个突触的轴突来自眼睛的左上部，它连接的神经元也连接着来自眼睛左上部的其他细胞的轴突，那么，其他轴突放电的时候，这个轴突也会放电，因为它们呈现的是同一视野内的事件。这些突触会联合起来激发接收细胞，同时让所有的突触连接增强。随着接收细胞放电的增加，它会弱化那些总是不同于自身放电情况的连接。如果一个轴突的放电情况总是与接收细胞不一致，那它响应的刺激就应该与接收细胞从大多数突触那里接收到的不同，这就意味着它来自眼睛的其他部分，或是它对视野中的其他方面表现出了敏感：无论哪种情况，它都连错了地方。通过脱离不同步的突触，接收细胞就脱离了不恰当的连接。自由的轴突末端就会尝试与其他细胞连接，并能不断重复这个过程（仍然需要基本化学信号的引导，如第 13 章所述），直到连接到一个被有着与其他突触激活的相同放电模式的细胞，才会安定下来。

　　人和猫这样的动物，眼睛都是向前的。这些眼睛共同的视觉区域创造了双眼视觉，而对活动依赖的神经连接重塑，给这类动物带来了有趣的后果。对这些动物来说，携带着从一只眼睛某部分视野发出的信号的轴突，这个轴突投影到的视觉皮层的相应区域，也差不多是携带着另一只眼睛同一部分视野发出的信号的轴突所投影的区域。如果将新生动物的一只眼睛蒙住几个星期，它对应的轴突就会因为接收不到任何信号而电信号沉默。另一只眼睛仍保持正常工作,它的突触连接会逐渐稳定下来,而那些来自蒙着的眼睛的突触连接会率先丢失。此时如果让之前蒙着的眼睛接触光线,虽然这只眼睛在解剖上没有任何缺陷,但由于它不能与视觉皮层交流,所以实际上是盲的。这种情况在人类身上表现为弱视,就是大脑没有与眼睛恰当地连接。无论是在人还是动物身上,这种情况都可以通过抑制利眼(可正常工作的那只眼睛)的活动来矫正,例如给弱视儿童佩戴几个月眼罩,给弱视的眼睛机会建立自己的连接。之后两只眼睛需要共同工作一段时间,这样才能最终达到一致。

视觉投影并非大脑里唯一的空间投影:声音信号也是如此,这样我们才能定位声音信号的来源。人类并不精于此道,但是在弱光中捕猎的猫头鹰可以根据双耳接收到的声音信号,根据音量和时间上的细微差异,精确判断声音的来源。在猫头鹰的大脑中,处理来自耳朵和眼睛的信号的部位都是顶盖(相当于人类的上丘脑,第13章),顶盖的每个位置会综合处理来自空间特定方向的视觉和听觉信号。[4] 视觉与听觉信号的校准都需要活动依赖性的改造:给猫头鹰戴眼镜的著名实验证实了这一点。这种眼镜内含棱镜,会让眼睛看到的视野偏向一侧,也就是说当猫头鹰直视前方时,它看到的实际上是向右偏转一定角度的图像。顶盖上的连接逐渐修正自身,让来自未受影响的耳朵的信号与错位的视觉信号匹配。这个重新校准的过程会持续两周左右,只要猫头鹰一直佩戴眼镜,就会保持稳定。如果在猫头鹰比较年轻时,也就是在大约 6 个月大的时候取下眼镜,猫头鹰会再次对连接进行重组,让视觉和听觉信号达成一致。但如果超过 6 个月大，这种大脑的大规模重组就变得不那么有效了。[5] 这可能类似于幼儿更容易学习新语言，而成年人要痛苦得多。

大脑这种根据活动更改连接的能力，给自己提供了根据信号之间的关系变成硬连线的机制，把外部世界表现一致的输入联系到一起，让它们控制同样的神经元。同时，一起放电的神经元也连接到了一起。

给不同的神经信号建立连接的赫布学习，以及通过活动依赖性重塑把信号关联硬线化，都在提高感觉信息的处理和促进巴甫洛夫这种基本的学习中发挥着重要的作用。这些大脑的"基础元素"看起来和意识的高级功能（例如经济学辩论、分析神经系统以及写情书）还有着鸿沟之距。这些高端功能真的能建立在这些简单的细胞连接之上吗？我们还没有确定的答案，但至少已经有观点认为它们发挥着重要的作用。大多数意识的高级功能都需要依靠关联物体、地方、想法、记忆以及其他东西，赫布学习和类似的系统正是实现联想学习的有力途径。

极其依赖联想功能的人类智能之一，是语言的应用。很多语言的核心都是语音或按照一定顺序书写的符号，都由人为规定表示某个事物，和这个真实事物本身的性质无关。有一些词汇，尤其是描述动物叫声的语言是拟声的（嘎嘎，哞），但大多数词汇并不是这样。玫瑰有若干个名称，rose、*rhosyn*、*ruusu*、*роза*、*tăng*，没有一个真的看起来像花。因而对语言的理解部分依赖于在现实中的物品、位置和对应词汇之间建立起稳定的神经联系。原则上，这与狗在听到铃声和获得食物之间建立的联系相似，可以运用同样的突触稳定和突触消除机制。即使在语言之外，许多寻常的日常思考也依赖联想：一个人的长相和名字和他的善意，地理位置和在这个地方能买到的芬芳鲜花，右脚的动作和安全停车。最近有很多研究明确证明，那些和联想学习相关的脑区与需要回想大量地理信息的生活方式（比如在伦敦开出租车）之间有一定关系。它展示了另一种大脑根据环境改变自身的方式，这次不再是看或听这些相对低级的功能，而是和更高的功能相关。

在赫布突触以及活动依赖性重塑之外，意识可能还包含着其他东西。然而，我们已知的神经发育的这些方面，似乎或多或少是构建出意识的重要先决条件。这个例子也展示了，细胞根据它们收到的信号来组织互相之间的关系、构建起身体的过程。大脑构建过程中，活跃的基因并不规定特定的最终解剖结构，因为那就会变成由解剖结构反映学习成果的自我攻击系统。这些基因制造的蛋白质联合起来，根据上游或下游信号的一致性，加强、减弱或摧毁连接。通过持续地比较输入和输出，这些系统一点点地改造大脑、改变信号的连接方式，也以三维结构的神经连接记录着学到的东西。

这些相关发现（有些是几十年前的了）也被迫参与到无聊的先天与后天之争中：遗传学与社会学的狂热支持者为了人类的心智到底主要由基因还是环境决定而争论不休。真相一点点浮现：几乎所有重要的环节都需要基因和环境的共同参与。由特定基因合成的蛋白质，它们的活动会建立起神经机制，会根据它们所处的环境决定自身的连接方式。基因缺陷和"坏"环境都会导致心智缺陷。"好"

生命的成形

基因会为构建健康的心智提供潜能，但只有在童年时期，在环境中提供刺激去建立起正确的连接，这种潜能才能发挥出来。对人类等社会性动物来说，这些刺激不仅包括简单的听觉和视觉经验，还有丰富的语言、互动、游戏与情感体验。现在我们知道（不是出于特定的政治立场，而是从冷冰冰的、真正的 MRI 扫描图像中看到），那些频繁遭受严重的言语攻击或虐待的儿童和在更友爱的环境中长大的儿童，在生理上存在差异。[6, 7] 频繁遭受体罚等暴力侵害[8]或性虐待[9]的儿童也是如此，只是差异会出现在不同的脑区。这些扫描图像就直观地展现了小说家博伊尔·本布里奇（Beryl Bainbridge）在书中写的：你可以长大成人，却永远不能从童年阴影中恢复过来。

16

比例之魅

无论你的祖父有多高，你都必须自己长高。

——爱尔兰谚语

就在横跨威尼斯大运河的桥梁尽头，当地艺术学院的画廊中藏着文艺复兴时期的标志性画作之一。在这幅画中，列奥纳多·达·芬奇用墨水画了一个人，他同时画了这个人并拢和分开的双腿，平举和稍微向上抬起、指尖和头顶平行的两对胳膊。身体的周围是以肚脐为中心延伸到脚尖的一个圆，还有以身高为边长的正方形（图74）。

达·芬奇在他用秘密镜面字体给这幅画写下的笔记中，列举了与人体部位比例相关的事实。其中就包括，一个人的身高等于他手臂完全伸展以后两个指尖之间的距离（图中的正方形就表现了这一点），从发际线到下巴的长度等于身高的1/10，从手肘到指尖的长度等于身高的1/4，脚的长度是身高的1/6，耳朵的长度是脸长的1/3，等等。他一共写了13条规则。这些并非列奥纳多原创，而是罗马建筑师维特鲁威（Vitruvius）在公元前1世纪提出的。为了

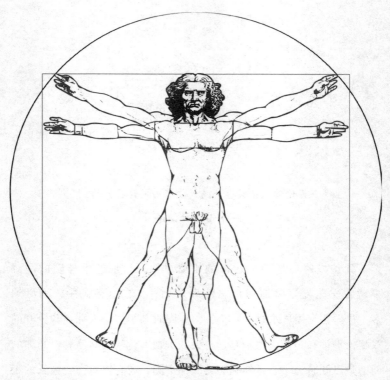

图 74 维特鲁威人，列奥纳多·达·芬奇（维基共享资源）CC gaggio1980-Fotolia.com。

向维特鲁威致敬，人们通常称达·芬奇的这幅示意图为"维特鲁威人"。就像现代解剖艺术家苏珊·多萝西娅·怀特（Susan Dorothea White）在她模仿这幅画画出性转的维特鲁威时所指出的，这些规则也适用于女性的身体。

虽然现在人们已经意识到，这些比例"规则"只是平均值而非绝对值，并且相对于维特鲁威人的比例，许多人面部稍长，脚稍小，耳朵稍大。然而，除了少数特例，大多数人与这些规则表现出的一致性仍然让人印象深刻。小小的细胞是如何让比自身大得多的身体在形状与比例上形成得如此精确呢？

成熟人体的比例与胚胎不同，这是因为在胎儿期、婴儿、童年以及青春期，人体各部分的相对大小会以可预测的方式发生改变。相对于身体，初生婴儿的头比成年人大得多，四肢则短得多，身体整体上要比后来小得多。在成长过程中，身体的各部分都控制着自己的大小，让彼此保持正确的比例。也就是以这种方式，身体基本上接近保持对称。身体的一个部分与另一个部分可能完全没有连接（比如你的左脚和右脚）。而且，即使在初生婴儿身上，四肢的长度也超过细胞长度的上万倍。那么，身体各部分是如何量度自身的呢？是什么机制让成长中的身体把握比例？简单的回答就是，我们还不知道。但是，如果我们把从果蝇到哺乳动物等各种动物实验的结果拼到一起，还是有可能做出一些合理的猜测。

在思考身体如何控制比例之前，第一个需要考虑的问题是，如何控制身体整体的大小。我们对身体大小控制的理解主要来自对那些体形发生改变的人，比如对侏儒与巨人的研究。

很多年前人们就观察到了巨人症：有些人的体形远大于平均值，这种现象与垂体上的肿瘤有关。如果垂体肿瘤在童年生长期活跃，这个人就会长得非常高大，身高可以达到2.1米到3.6米。虽然身形巨大，这些人仍然有着正常的身体比例。

垂体是分泌多种激素的复杂器官，而控制身体大小的最关键激素是生长激素。健康垂体以脉冲形式分泌中等水平的激素，每隔几小时一次，睡眠期间分泌得最活跃。激素的浓度水平在童年时期，也就是生长最快的时期达到最高，在 18 ～ 20 岁时迅速下降，达到成年人的中等水平。那些生长激素分泌过少的人可能身材短小，身高可能只有 1.2 米左右，身体比例却基本正常。也就是说，受到激素影响的人依然能基本符合维特鲁威人模型。生长激素与身高之间的关系并不能说明因果关系。但给生长激素水平低下的儿童注射生长激素，可以让这些儿童达到近乎正常的身高 [1, 2, 3] 这一点足以说明：生长激素水平决定了身高。

生长激素不会直接影响细胞的生长和增殖。它会让一些细胞，特别是肝脏内的细胞产生另一种长距离信号分子：胰岛素样生长分子–I（IGF-I：与之相关的 IGF-II 控制着胎儿的生长）。[①] IGF-I 负责与身体的大多数部位交流，传达大小指令。生长激素控制 IGF-I 合成的过程，需要生长激素与特定的受体结合，激发能使合成 IGF-I 基因表达的内部信号通路。[4] 有些人身上的受体发生突变，导致这些受体对生长激素的敏感度不足。[5] 这些人就会患上莱伦综合征，导致侏儒。这种病人的特征是身材特别矮小，某些身体组织（比如心脏）也偏小。但骨骼比例正常。（有意思的是，莱伦综合征患者的寿命通常较长。在动物中，从蛔虫到啮齿动物，有较低 IGF-I 水平的个体都倾向于比正常的同种个体活得更久：也许在人类身上也发挥着相同的效应）。[6]

---

① IGF-I 与 IGF-II 因为结构与胰岛素相像而得名：它们和胰岛素很可能从共同的祖先基因演化而来。但它们又与胰岛素相当不同，不具有胰岛素那种直接调节糖类代谢的功能。

　　并不是所有生长控制异常的个体都会保持正常的比例。在达·芬奇绘制威特鲁斯人的四个世纪以后，另一位艺术家成了生动的例子。亨利·德图卢兹-洛特雷克（Henri de Toulouse-Lautrec）是激发了巴黎最后一代放荡颓废派的后印象派画家，他有着奇特的身体比例。他的脸和躯干无论是大小还是比例都与正常人无异，只是头部由于头骨骨缝闭合不全而稍显畸形。13 岁之前，他的体形相当正常，但从那之后腿部就停止了生长，但躯干继续生长。所以成年之后，他的腿部相对较短，身高只有 1.5 米。他的骨骼脆弱并且常年疼痛。[7] 大多数（并非全部）重新审视他这个案例的现代临床遗传学家认为，他携带的一种基因缺陷导致他出现了致密性成骨不全症。[8, 9, 10]

　　致密性成骨不全症十分罕见，至今有记录的大约只有 200 个病例。这种病的起因是编码一种酶的基因发生了突变，这种酶的作用之一是将固定在骨中的 IGF-I 释放出去。[11, 12, 13, 14] 如果这种酶不能正常发挥作用，IGF-I 就会被困住从而不能促进生长。治疗这类病人时只需要注射额外的生长激素，保持外周组织中有足够的 IGF-I 处于正常水平。[15] 还有一种比致密性成骨不全症更常见的侏儒症，每 1 000 人里就有大约 25 个患病，这种病就是软骨发育不全。这源于病人的信号受体发生了突变，这种突变让患者的四肢不能正常生长。[16, 17, 18] 因此患有软骨发育不全的病人，四肢相对于身体会更短小，四肢的形状和其他身体部位也会出现形态异常。

　　无论是德图卢兹-洛特雷克这种身形异常的，还是软骨发育不全的病人，都证明身体某些部分的发育缺陷不一定会影响其他部分的生长。因而身体比例并不是由身体的各个部分互相参照着生长、谨防某部分长得比另一部分更快来塑造的。身体的各个部分会分别对生长激素、IGF-I 和其他激素做出自己的反应，甚至同一类型的两个身体部分也是如此。20 年前有一个特别有说服力的实验，人们给兔子局部用药，抑制了它身上一条腿的生长。这只兔子的对侧腿部仍然可以正常生长，所以它变成了瘸子。显然，广泛存在的腿长对称性，并非两条腿在生长过程中互相交流和调节的结果。[19, 20]

德图卢兹-洛特雷克的身体和软骨发育不全的病人所传达的另一个重要信息是，最初的生化缺陷会特异性地影响四肢长骨的生长。它们不会直接作用于皮肤、肌肉、神经、血管等，但这些组织没有因为在过短的长骨上长出了正常的量而变成松松垮垮的一团。它们都根据实际骨长发育出了适当的比例。这可能说明了身体控制大小的二分法：身体上的某些组织，就如兔子实验中的腿骨，会调节自身的绝对大小，它们是决定整个身体大小的"主人"；另一些组织并不关注自身的绝对大小，而是会关注它们与"主人"之间的相对大小。在身形决定上，后一类组织只是"奴隶"，它们要做的就是跟上主人的步伐，永远不会超前一步。决定身形的问题就分割成了两个小问题：首先，"主人"组织如何估量自身的大小；其次，"奴隶"组织如何匹配主人组织？

我们首先以四肢为例，考虑"主人"组织，例如骨组织的生长是如何控制的。四肢骨的生长并非发生在整个骨头上，而是集中在靠近骨的一端的特定区域：生长板。生长板由几部分构成（图75）。在生长板的外端会发生细胞增殖，这是骨头延长的其中一个驱动力，但不是最重要的驱动力。在增殖区内侧边缘，细胞的行为发生变化，开始形成骨的软质前体：软骨。这种变化使得本区域的细胞向外移动了一排，于是原本在内部的那排细胞就发现自己位于最外端。一旦这些细胞有机会对自己的新位置做出响应，相同的变化还是会发生。结果就是增殖区不断行进，随着细胞增殖不断给外部增添新的成员，内部的边缘细胞也开始变成软骨。

在制造软骨的过程中，细胞会占据越来越多的空间，部分是因为细胞本身在增大，另一方面是因为它们分泌可以填充空间的果冻样分子将细胞分隔开。这种组织体积的增加是骨增长最重要的动力。然后随着软骨的成熟，其中的成软骨细胞死去，被成熟骨质连接处的成骨细胞取代。这些细胞侵入软骨，将其转化为骨质。与此同时，增殖区又分裂出更多的细胞，整个过程不断重复，让骨头稳定增长。骨头的生长速度主要由生长板外侧的增殖速度，以及细胞与增殖区分离、开始成为软骨的速度决定。

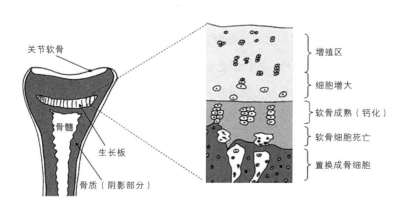

图 75　四肢骨生长板的生长过程。

根据我们现在已知的情况（当然还不完整），生长板中的细胞分裂以及软骨形成的速度主要由两种类型的信号设定：内在信号组织引导生长板的生长，外部信号决定它们的努力程度。在内部，关于组织的信号是保证足够的细胞分裂所必需的，只有这样才能补偿细胞从一个区转移到另外一个区所造成的"损失"。最成熟的那些软骨细胞注定死亡，将位置让与骨质，它们会释放出一种信号蛋白，这种信号鼓励增殖区内边缘的细胞改变行为，向软骨细胞转化。由于信号来自成熟的软骨细胞，这自然而然会让正在完全进入成熟、走向死亡的软骨细胞与增殖区即将形成的新的软骨细胞，在细胞数量上达到平衡。这种平衡让成软骨区在向外行进时保持自身的大小。

以上这个信号系统面对的风险就是，增殖区的细胞向软骨区转换得过快，因为不能及时得到细胞分裂的补偿而致使细胞耗尽。而刚刚停止增殖且变为软骨的那些细胞所产生的信号，能阻止这种风险。这种信号向外扩散，穿越正在发育的骨。这个信号会在长骨边缘，在生长板的更外部刺激细胞产生另一种信号蛋白。[21] 而这种信号蛋白会扩散回增殖区，让细胞分裂得更快（图76）。

于是，这两种信号共同发挥功能：一个说"快成熟！"，另一个喊着"快分裂！"。它们确保适当数量的细胞进入成熟，取代那些变得完全成熟然后死去的细胞，而以这个速度增殖的细胞正好能够补偿开始进入成熟期的细胞。整个系统整体上保持稳定。

从外部调节长骨生长的，主要是之前已经描述过的生长激素：IGF-I 系统。简洁起见，本章后面都把它称为生长激素系统。本系统似乎可以改变细胞分裂的速度，与内部信号一起调节开始形成软骨的细胞数量。生长激素的影响不足以击败生长板的自我组织能力，因此无论个体生长得快或慢，长骨仍然能具有恰当的结构。假如不同区域的骨骼生长板对生长激素的敏感度不同，它们就会以不同的速度生长，生成符合自身比例的骨骼。无论身体的控制机制是什么，只要我们注意过猴、猿和人类的骨骼差异之大，就会发现本系统需要能够轻松地被改变。

那么同类骨骼，例如左右的大腿骨是如何长得几乎一样长的呢？有人略微改动了前文中的兔腿实验，为解决这个问题提供了一点线索。改动后的实验最开始以前文所述的实验为基础实验，抑制兔子一条腿的生长，使其变成跛脚的，而后解除了干扰机制。结果

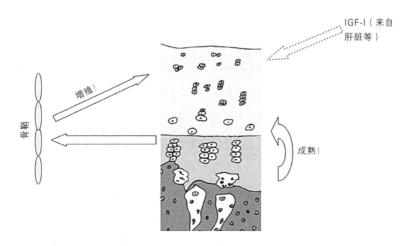

图 76　骨的生长板在各种信号的作用下让自身保持生长，这些信号有的来自内部，有的来自骨鞘中的中转站。

令人吃惊：这条较短的腿开始迅速生长，长得比正常的腿快，直到赶上对侧腿的长度。[19]显然，兔子体内必须有足够的生长激素让腿部快速生长，但是那条正常的腿并不像这条暂时解除抑制的腿一样做出响应。为什么两条腿会对相同浓度的生长激素表现出不同的响应？生长本身是否会让生长板变得对生长激素不那么敏感？如果存在这样的机制，它会让两条腿长到相同的长度，如果有一条腿出于某些原因落后了，就会因为对生长激素更加敏感而加速生长，直到追上另一条腿。[22]

关于其中一种内部信号通路的细节，暗示了控制骨生长速度的机制可能有赖于它已经长了多少。如上文已经说明的，成熟细胞不直接对细胞增殖起作用，但会发出某种信号传送到生长中的骨的外层，转而影响增殖区。[21]骨头还小的时候，骨头的外层到生长板中间的距离都很近，这种出去-回来的信号环路就相当高效。骨头长大一些后，生长板的边缘还可以收到足够的信号，但中间位置因为距离较远，收到的信号就少了。生长板的平均增殖能力就开始下降，并且骨头越长，信号回路就越长，增殖速度就下降得越厉害。在同样的生长激素水平下，骨头长得越大，它对生长激素的响应程度就越低。这能够解释左右肢体的对称现象，也可以解释兔子实验的结果。必须强调的是，这段提供的解释只是试图把各种发现统一成一种机制来解释。这种假设本身还没有得到验证。

我们的生长速度绝非一成不变：青春期会普遍出现一次爆发式的生长，这种生长模式现在只见于人类，而这在我们的祖先演化到直立人阶段时就已经出现。[23]在这次爆发式生长之后，我们的骨骼就不再生长，但还是会因为肌肉或脂肪的增加而增加宽度。无论是突然生长，还是之后的突然停止，其中最主要的驱动力都是性激素。性激素同时也激发了青春期的其他发育，例如体毛和乳腺的生长，[24] 引发生长的主要激素是雌激素。[25] 由于雌激素在月经周期中发挥的作用，人们通常认为这是一种"女性"激素，但有一种酶会将睾酮转化成雌激素，所以这种激素在男性体内同样存在。雌激素会刺激生长激素分泌，促进快速增长，同时会直接影响骨细胞的行为。[26] 十几岁孩子的骨头可能会因为生长太快而超出矿物质沉积来构建成熟骨骼的水平，导致骨骼脆弱。几乎一半的孩子都会在青春期经历一次骨折，[27] 其中又有一半的骨折发生在快速生长的手臂长骨上（虽然相对脆弱的骨骼并不是这种骨折在青春期高发的唯一原因：年轻人要过好一段时间才能从得到力量到学会如何使用力量）。

从生长板的角度看，雌激素激发的快速生长是有代价的。高浓度的雌激素会鼓励细胞停止增殖，转化为软骨。这种效果非常强烈，以至于看起来战胜了自组织反馈回路所维持的生长板的平衡状态。这意味着，在青春期末期，雌激素在两性中都达到了高峰，细胞增殖的速度跟不上骨头成熟的速度。整个生长板都逐渐转变为成熟的软骨。这个过程一完成，生长板就"关闭"了，它的生长功能也就耗尽了。有的人携带的基因突变导致他们不能产生雌激素，这个人的生长板就永远不会关闭，成年以后也会继续生长。只要给这种病人注射雌激素，就可以关闭生长板，终止这种成年后的生长。实际上，有时候人们也会给个子过高的正常女孩注射雌激素，让她们停止长个儿。类似地，人们会给青春期个子过矮的男孩子注射能够阻断雌激素的药物，让他们的生长板保持开启状态，继续长高。这些介入治疗有很多伦理方面的争议，关于一个人是否有权规定另一个人应该长多高的议题不在本书的讨论范围内。我们重视的是以下两条重要的信息：雌激素可以关闭生长板，调节生长板融合的时间会影响最终身高。因而这种时间上的掌控是除了生长速度以外，决定一个人最终能长到多高的重要因子。

综上所述，我们尝试这么解释骨骼大小控制：（i）骨骼生长依靠的是细胞增殖与成熟的自我组织，这两部分会发出信号互相交流；（ii）循环系统中的生长激素可以刺激骨骼生长，骨骼会随着生长变得对激素越来越不敏感；（iii）性激素是青春期爆发式生长的驱动力，但激素达到极高水平后，会干扰生长板的自组织，使它关闭，生长也就停止了。生长激素由垂体直接分泌，性激素则从受垂体调控的腺体分泌。因此，虽然骨骼是组织生长的主人，但还是要接受垂体的指挥。

那么，那些"奴隶"组织是如何根据骨骼框定的大小，来决定自身生长的呢？最突出的特点就是，无论是正常的动物，还是骨骼上出现各种异常的个体，奴隶组织总是能为自己服务的主人长出恰当的比例。甚至当身体形状异常、这些组织也不得不改变自己的三维形状时，也是如此。例如有正常宽度但极度短小的肢体的皮肤，和严重肥胖之人的腹部皮肤。鉴于这种强大的适应能力，我们推测，"奴隶"组织并不根据汇报多少"主人"组织存在的生化信号来决定自身的形状，因为你看不到任何给信号传达相应形状信息的明确途径，在发育异常的个体上更是如此。但是，有一种类型的信号可以在生命的任何时期，同时有效地传递相对大小和形状信息。这初听起来可能非常奇怪。这种"信号"，就是机械力。

如果一种组织（比如腿部皮肤）没跟上内部组织的生长，它就会被拉紧，感受到张力。张力是物体的物理特性，10%的张力是指物体内部的每个点都被拉开了10%，这与物体本身的大小无关。将额外的张力作为组织生长不足的信号，好处之一就是无论组织是小是大，都不影响它发挥作用。另一个好处是，组织也无须对形状有所预期。只要细胞处于额外的张力之下，就会进行分裂、产生更多的细胞补充到相应的方向上，所以组织的生长方向总会是正确的，不需要事先知道往哪里生长。因此，这个系统能在各种体形上保持强大的功能，轻而易举地适应各种不同寻常的生长模式，也让身体形状的偶然演化变得容易。

已经有强力的证据证明，机械张力能驱动增殖。如果给大鼠的耳朵施加适度的力，几天后这里的细胞就会加快分裂开始生长。[28] 习惯佩戴沉重耳饰的人，耳朵会延长，说明这种效应也会体现在人身上。由张力造成的细胞增殖可以通过简单的细胞培养实验来检验：把其中一部分细胞置于更强的压力下即可。[29, 30] 这种培养系统由很多适合细胞附着的各种形状的"小岛"构成，周围环绕着不适合细胞生长的空间。附着在这些细胞岛上的细胞，适合形成层次或管道，会彼此黏附形成细胞连接。在这些细胞内，蛋白微丝穿行其中，利用机械力将细胞联系在一起；它们总是会产生一定的张力。这些小岛可能呈现简单的正方形或者星形，有笔直的边和尖锐的转角。位于直边旁边的细胞不会受到强烈的机械力，它们产生和受到的力与其他细胞没有差别。那些位于尖角处的细胞不得不弯曲成奇特的角度，还要抵抗来自周边细胞的压力。所以这些细胞受到的拉力就更大，也就会表现出更强的繁殖倾向（图 77）。如果让细胞附着的表面出现伸展，模拟那种因为没有及时生长而受到张力的组织，那么整个表面都会出现细胞分裂。

张力与拉扯很可能是细胞分裂不足的信号，而挤压和聚集可以告知细胞现在增殖够了，可以休息了。许多年前研究人员就发现，如果在培养皿底部培养正常的细胞，它们就会一直分裂，直到铺满整个培养皿底部才会停止。[31] 如果将其中一些细胞移除，比如用无菌橡皮在培养皿底部擦一擦，创造出空间，这个空间周边的细胞就

位于中间的细胞受到两边均衡的拉力，所以它们与底面的作用力很小。

增殖的概率（以颜色的深浅来表示）与压力大小有关。

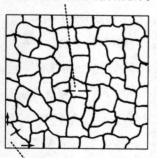
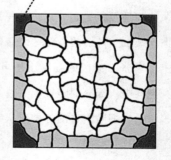

边缘的细胞被拉向内部，而对侧没有对应的拉力平衡这个力量，所以细胞与底面之间会有极大的作用力。因此，拐角处的细胞就会处于特有的拉力之下。

图 77　在正方形"小岛"上，生长在边缘，特别是角落里的那些细胞会受到强烈的机械力。这些细胞比位于中间、未受到张力的细胞分裂得更快。

会开始分裂，直到填满空洞。描述这种现象的细胞学术语是"接触抑制"。这个现象最早提示了，细胞可以直接将拥挤程度作为繁殖信号的最早线索。几十年来，人们始终没能弄清具体的机制，但近年来从果蝇实验中得到的数据为解决这个问题带来了希望。据我们现在所知，其中最关键的是两种生物大分子，它们的结构类似于将细胞黏附在一起的细胞黏附分子。实际上有证据显示，这种分子会互相黏附，而细胞越拥挤，这些表面蛋白被挤压到一起的程度越厉害，它们之间的相互作用也就越多。这种相互作用会激发细胞内复杂的信号通路，最终抑制增殖。[32、33]

　　奴隶组织还有另一种方式去感知自身相对于其他组织的比例，那就是感知自己作用于身体的生化效应。这种感知可能是直接的，也可能是通过与其他组织的对话获得的。我们在第 9 章中已经讲到过这类调节：血管生长的调控部分由已经存在的血管给组织输送的氧气能否满足组织的需求来完成。有一种移植实验证明，器官也可能利用这种方式。这类实验将一个器官从动物体内移除，把同种器官的胎儿器官原基植入动物体内。这种实验通常用于移植研究，但也给大小控制研究带来了启发。[34] 如果将原基移植到一个被切除了脾脏的动物体内，这个原基会生长到正常的成年脾脏大小。[35] 如果移植多个原基到一个动物体内，它们就会在总体积达到成年动物脾脏大小的时候停止生长。这表明，要么是脾脏自身能感知身体内有多少相同的组织类型，要么是身体能够感知体内一共有多少组织并会把信号发送给这些小脾脏。但并不是每种器官都是如此。如果对胸腺使用同样的处理，每个胸腺都会长到正常胸腺的大小，导致动物这部分的组织过剩。[36] 显然，不同的器官会采用不同的规则控制大小，局面十分复杂。

有关大小和比例的控制，还有许多许多等待人们去发现。本章着重讲述已经了解清楚的部分。骨骼就如引领生长的主人，设定好身体的总体大小，其他绝大多数组织紧随其后。由垂体调控的生长激素和性激素控制着骨骼的生长，生长骨中的自组织的生长板可以解读这些信息。其他组织对骨骼和其他类型的生长带来的压力变化做出响应。有些器官还能通过感知自身带来的生化效应来察觉自己相对于身体的大小，但并非每种器官都是如此。没有任何一种机制要求细胞明白自己身在何处，也不需要细胞手执蓝图或详尽的说明书，只需要在"接收到这个和那个信号时加快分裂"这种简单的规则。身体的大小、每个部分的比例以及对称性，都源于这些简单、盲目、局部的规则。从这个角度讲，一个体内细胞数量已经超越银河系行星的男孩，在控制发育上所用到的基本规则，与自己还是一个微小胎儿时别无二致。

17
交友与迎敌

支持细菌生长——这是有些人唯一的用处。

——汽车保险杠贴纸

意识并非人类出生后唯一发育出来的学习机制。学会如何面对和利用充满微生物的世界，是健康成长的关键一环。

我们从不孤单。出生前我们生活在母亲体内，出生后又和大约一百万亿微生物共享我们的身体（即使我们自以为很干净）。微生物的数量远远大于我们体内的细胞，可以达到 10∶1 的比例。[1]我们死后，这些微生物将以我们的遗体为食，吃个一干二净。其中一些微生物只是住客，不给人带来好处，也不造成损害，但很多会对人类身体的功能产生重要影响。有些微生物能完成人类从未演化出来的生化功能，对我们来说必不可少。

在健康的肠道中，每克组织内含有数十亿到上百亿的细菌。这些小小的微生物行使着重要的功能，有些我们留待以后再讲，现在先从其中一种讲起。这种微生物会分泌一种酶，这种酶作用于我们自身分泌的酶所不能处理的东西。[2]这种酶会将难以消化的大分子分解成小片，让无论是附着在肠道中的细菌，还是肠道本身都可以吸收。细菌吸收食物中的营养后，会利用其中的能量和原材料繁殖，然后分泌更多的酶。肠壁将这些食物传递给底层的血管，血管再将其运输到肝脏加工，最后转运到全身各处。细菌分泌的酶类所攻击的另一些分子具有潜在的毒性或者会致癌，所以细菌的第二个作用是让食物变得更加安全。[3] 同时，它们也把某些"食物"变得更危险了（尤其是酒精，酒精可以被某些微生物代谢成乙醛，这是一种有毒并且极可能致癌的衍生物）。[4] 有些肠道细菌可以生产一定数量的维生素 K，这种维生素在凝血和骨骼生长中都发挥着重要作用，而人类自身并不能合成。[5] 还有些微生物会生产叶酸，这是一些食物中本身就存在的营养成分；充足的叶酸对细胞增殖来说必不可少。对早期胚胎神经管的正常闭合来说，母亲拥有足够的叶酸至关重要（第 5 章）。由于细菌在消化食物方面的作用，它们总是可以获得大量的能量和原材料，并得以迅速繁殖。它们中的大多数都会跟随食物残渣向外走：大约 3/5 的人类粪便是由微生物细胞构成，其中大多数是细菌尸体，也有一些还活着。

　　阴道内也有丰富的有益菌。这是另一个易受病原体攻击的区域，有些微生物会利用这种温暖、潮湿的环境让阴道发生感染。而阴道需要让自身变得不宜让这类生物生存。阴道乳酸杆菌以黏液为食，同时分泌乳酸，让环境中的酸性强到不宜于大多数微生物生存。而这并不是它抑制其他微生物的唯一方式。[6] 阴道会用一种微生物来保卫自己，防止受到其他微生物的感染，这揭示了肠道和其他人体部分都必须解决的问题：身体必须找到某种方法，既能支持有益细菌生长，又不会被有害的、致病性细菌侵害。最近的研究显示，人类与有益微生物之间由于长期联盟，已经演化出了完善的交流方式，使得这两种不同的有机体可以作为一整个系统发挥作用。

胎儿生长在子宫深处，被多层膜包裹，是完全无菌的。因而一个新生的人类并没有自己的微生物伙伴，需要在出生后迅速得到这些合作者。幸运的是，如圣伯纳德总结的那样，"我们生于屎尿之间"，[①]产道所处的位置保证了胎儿在进入这个世界的那一团混乱的瞬间之内，就能接触到来自人类阴道、肠道、尿道和皮肤的细菌。即使是那些剖宫产的婴儿，也会在母亲怀抱它们的时候就开始与这些微生物相遇，只是它们需要比自然分娩的婴儿花费更长的时间建立起正常的细菌群落。

这类共生菌进入婴儿的口中后，就会在孩子吞咽口水或奶水时被一起吞下，通过胃部一路到达肠道，在这里开启与人类细胞的对话。关于这个过程的大多数研究都来自小鼠而非人类，但也有一些人类细胞体外培养的实验验证了发生在其中某些细胞上的故事，另有流行病学研究显示，人类与小鼠在处理这些事物时经历了类似的过程。

肠道的每一部分都会创造出刚好适合自己需要的那些细菌生长的环境。这在小鼠肠道细胞和它们体内最重要的共栖菌——多形拟杆菌（*Bacteroides thetaiotaomicron*）的互动中得到了体现。这种

---

① 原文为拉丁语：*Inter faeces et urinam nascimur*。这句话常常被认为出自圣奥古斯丁之口，可能是因为这位圣人总被人们与这种干巴巴的短句联系在一起。

细菌只要身处消化系统，就会开始分泌一种能被小肠细胞检测到的分子。这种小分子与前几章提到的身体自身用于交流的分子信号有很大的差别，与细菌日常代谢的关系更紧密。本章会遵循生物符号学[7]的原则，认为凡是携带有关事物处于某个状态的这类信息，并且会影响接收到这个信息的细胞的行为的分子，都应被视为一种"信号"，无论分子本身的性质或最初生成这种分子的原因。

　　小肠对这种分子的响应，以微妙的方式改变了自身的新陈代谢。包括人在内的大多数动物，其细胞都喜欢用糖链修饰自身分泌的或细胞表面的蛋白质。与葡糖糖饮料中游荡的那些极易吸收的单个糖分子不同，糖链中的糖分子由牢固的化学键连接在一起，这些蛋白质-糖复合体由于个头太大而不能直接通过细菌细胞表面的摄取通道。细菌如果想以这些糖链为食，就必须首先获得能够切割其中化学键的酶，并且需要不同的酶来切割糖链末端不同的糖类。多形拟杆菌会产生一种可以将岩藻糖从糖链末端释放出来的酶。在接收到这种细菌释放的信号之前，小肠细胞不怎么给自己的糖链添加岩藻糖基，然而一旦收到信号，它们就会转而添加这种糖基。[8]细菌大声地请求："我要吃饭！我要吃饭！"细胞也乐于相助。并且，这种方式保证了在场其他不能分泌岩藻糖酶的微生物都不能取食。消化道的其他部分会表达其他类型的糖链，很可能是对其他共栖菌做出响应。消化道的每个部分可能就是通过这种方式，为它们需要的特定细菌创造了培养环境。

　　肠道拥有多形拟杆菌的好处是这种细菌可以帮着处理食物内难以消化的那些成分，将肠道能够吸收的营养释放出来。要想让摄取食物或其他分子的过程变得高效，身体就必须及时把已经吸收的部分收集起来带到身体的远处，以防它们泄漏回去被浪费。另一些共生菌的信号能让肠道细胞改进这种收集过程。[9]有种肠道细胞在检测到这些信号后，会让血管形成密密的、多分支的毛细血管床，其中的运作机制与第9章相同。这种网络帮助身体收集吸收的营养物质，将其运送到肝脏，再输送到全身各处，防止它们在肠壁处积累过多而泄漏回去。多形拟杆菌还会诱导身体组织释放抗菌分子，[10]这些分子对自己本身无害，对另一些讨厌且有害的竞争者（例如李斯特菌属细菌）有毒。所以共生菌与肠壁相互关心照顾，身体为细菌提供食物，帮助它们对付其他细菌；细菌为身体提供营养，它们联合行动抵制那些不那么友好的细菌类型。这种抑制过程既包括身体产生抗菌分子，也包括细菌通过占据空间而排挤其他不友好的细菌（图78）。

　　不是每种细菌都会受到肠道或身体其他部位的欢迎。一旦有机会，无数种细菌都会入侵，以我们温暖、营养丰富的身体为食。即使是普通的共生菌，进入组织内部（例如遭遇枪伤、出现溃疡或癌症造成的肠壁穿孔时）后也会引发疾病。"友好的细菌"只有待在安全的地方时才是朋友。幸运的是，我们发育出了非常强大的防御系统，可以有效杀死大多数入侵者。少数细菌物种至少曾在某些时候成功绕过这种防御系统，导致了某些改变人类历史的疾病；在世界的一些地方，这类故事仍在上演。这类疾病包括肺结核、鼠疫、麻风病、梅毒、白喉、霍乱和伤寒。要理解我们是如何在给身处正确位置的友好细菌提供营养的同时，让防御系统杀死特定或者误入

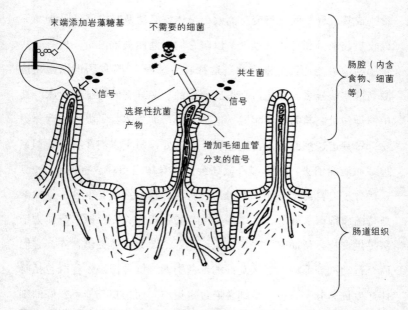

图 78　肠道组织与共生菌之间最重要的信号事件及其结果的总括图。共生菌的信号让肠道给糖链添加岩藻糖基、产生内部信号激发毛细血管生长、分泌能杀死对手细菌的化合物。本图中大大夸张了细菌相对于肠道的体积，以及肠道和细菌之间的空间。

歧途的细菌，我们需要先研究防御系统的工作机制。

　　我们的防御系统分为三道防线。第一道是被动防御，包括物理防御和化学防御。物理防御是指阻挡感染的屏障系统，例如皮肤外侧坚实的死细胞层，又如鼻、口、气管、肠道和阴道内长期更新的黏膜，甚至是病原体不能侵入的共生菌膜。化学防御由各种能结合并破坏细菌细胞壁的蛋白质构成。细胞壁是一种动物细胞没有但细菌有的结构，以它为目标就完全不会有破坏自身组织的风险。所以动物制造出各种酶和成孔蛋白，在细胞壁上凿出足以致死细菌的空洞。其中一些，比如溶菌酶和防御素保护着眼睛这样的外表面。另一些，比如补体系统的成孔蛋白遍布在血液和内部组织所浸润的组织液中，它们会被受到病原体感染的表面和本章后面会讲到的其他机制直接激活。这些被动防御机制联合起来，形成了古老的第一道防线，类似的防御系统在动物界中广泛存在。

第二道防线是主动防御，由具有迁移特性的各种"吞噬细胞"完成。吞噬细胞类型虽多，但都起源于骨髓（我们会在第18章讲述更多关于骨髓的细节）。它们随着血液扩散，但可以选择挤开血管壁上的细胞离开血管。穿过血管壁的细胞就可以来到组织内，它们可能定居在那里，也可能开始积极地巡逻，在细密的空间中穿行。它们在组织中爬行的方式与胚胎中细胞的移动方式（第8章）有很多共同之处。它们也会形成一个前缘，由细胞表面受体激发的信号通路控制它延伸的方向。有两大类信号能激活吞噬细胞的受体。第一类信号包含的种类很多，例如细菌的细胞壁和活着的细菌一定会产生和释放的废物。只要吞噬细胞接收到这类信号，就说明附近有细菌。另一大类也分很多种，它们是应激条件下或正在走向死亡的人类细胞所释放的分子。

细胞为什么要辨识细菌分子呢？这很容易理解。就像迁移的胚胎细胞向着信号的源头移动一样（第8章），吞噬细胞向着细菌迁移。一旦来到那里，吞噬细胞就开始分泌更多的信号分子，释放高毒性的混合化合物，竭力吞噬和破坏遇到的所有细菌。信号分子可以增加这里的血液流量和从血管中渗出的液体量，带来更多的吞噬细胞援军。化学分子毒性十分强大，甚至在细菌未被吞噬的情况下就能杀死它们。这些毒物极具侵略性，所以也常常会对普通的人体组织造成伤害。血液流量增加导致局部发红变热，液体和细胞积聚导致肿胀，混合毒物的攻击让神经末梢感受到疼痛。红、热、肿、疼：近两千年前，塞尔苏斯就描述过这种典型的炎症反应症状。炎症反应还可能产生白色脓液，其主要成分是吞噬细胞、细菌尸体和死亡的人体组织。很多人在青春期时不得不忍受的"青春痘"（这是一种细菌感染，是在激素的刺激下皮脂过度分泌而堵塞了皮肤内皮脂腺所导致的），就明显具有以上这些特征。虽然对长青春痘的人说，炎症反应是个招人烦的东西，但在某些危及生命的感染中，炎症反应可以救人性命，激发身体的全部力量与感染源斗争。

拥有识别处于应激状态的细胞或把死细胞作为信号的受体，是为了增加灵活性。并非所有的危险生物都是细菌：有些有机体是类似于动物的单细胞生物，没有易于作为靶子的细胞壁，也不产生许多标示自身存在的特殊废物。另一些寄生生物，比如蠕虫或吸虫之类的，本身就是小动物，生化特征非常接近于人类。我们身上最微小的寄生物是病毒，本质上是被受到感染的人体细胞制造的外壳包裹的寄生基因组，它们的基础化学性质非常接近于人类。如果防御系统全部依赖于识别特定的化学信号，比如细菌产生的废物，那就相当于赋予了任何不产生这些化学信号的东西攻击我们的能力。即使我们尝试跟随各种各样的病原体的脚步，不断演化出新的受体，病原体还是因为繁殖速度快、遗传物质的复制精确度低而能够迅速产生变异性极大的庞大种群，所以它们几乎肯定会跑赢我们。我们被迫参与了这场演化军备竞赛，然而缓慢的繁殖速度限制了我们的演化，所以我们需要找到一种方法，保证在无法直接检测的条件下也能对任何会造成伤害的东西做出反应。这就是为什么我们需要受体去探测应激状态细胞和死细胞。哪里的细胞受到了死亡威胁，[①]哪里就会得到更多的防御力量。这就是为什么无菌烧伤的地方也会产生痛苦的炎症反应。在组织急性损伤的情况下，被激发的吞噬细胞会展示出更强大的破坏力，释放的毒素不仅会杀死细菌，甚至会杀死临近的人体组织。这么做是有意义的：有些微生物或病毒藏身在细胞内部，吞噬细胞不能直接检测或对付它们，就连这些东西也可以被这种无差别的杀戮消灭。这可能会给人体的正常组织带来极大的损伤，但至少阻止了疾病进一步发展。[②]

身体损伤是身体主动防御系统中一种重要的控制方式。[11]这也已经为理解身体是如何一边容忍共生细菌，一边击退其他细菌提供了线索。但要给出全面的解释，我们不得不提第三道防线。这种防线是脊椎动物独有的：从经验中学习。这个过程仍然以古老的补体系统为武器——可溶性的化学防御，和杀死入侵者的吞噬细胞；受损或被感染的组织仍然是防线最终的操控者。这道防线增加的是几种细胞以及至关重要的一组高度特异性蛋白：如果时间允许，它们可以引导吞噬系统与补体系统精准迅速地打败入侵者。正是由于这种学习和适应能力，这道新防线被称为适应性免疫系统。

适应性免疫系统，与其他的迁移细胞一样彼此缺少联系。它

---

① 第14章描述的细胞选择性死亡是一种常规发育过程，不涉及压力信号的释放，细胞残体的残留也被彻底清理，保证不会拉响警报，因而发育性细胞自杀不会激发防御系统。

② 这只是大多数情况：但事实上，有些疾病会利用身体损伤将自己扩散到其他组织。

与另一种学习机器——大脑，有着非常不同的物理结构。不过，学习中隐藏的基本逻辑是一致的。在大脑中（第 15 章），学习的基本规则始于大量的连接，大脑会根据经历决定哪些连接合适，哪些不合适。经验带来的信号流量本身就可以消除不合适的连接，加强合适的连接。在适应性免疫系统中，受体发挥着与神经元间连接部分类似的功能。原则是一致的，首先创造大量的可能性——这次是受体——有的合适，有的不合适，然后利用通过的信号流量决定消除和保留哪些产物。

虽然这两种学习总体上的策略类似，但细节上的差异还是相当大，因为适应性免疫系统是液态的，没有固定的物理结构，不能像神经系统那样依赖一个个的点对点连接。对学习来说，最关键的受体源生自脊椎动物独有的一类细胞——T 细胞〔"T"代表的是胸腺（thymus），这种细胞在生命早期会在胸腺中待上相当长一段时间〕。T 细胞有几种类型：有些控制其他细胞的行为，另一些可以扮演刽子手的角色，把致命的酶类注射到已经鉴别为受到感染的细胞中。每个细胞都携带关键的 T 细胞受体（T-cell receptor，TCR）。为了让学习系统发挥作用，一开始的时候 T 细胞要达到百万级别。每个细胞只携带覆盖大范围的 TCR 的一种，每个 TCR 都有自己的识别偏好。

适应性免疫系统产生如此多样的 TCR，就产生了一个有意思的问题。TCR 对其他特定分子的结合偏好，依赖于组成 TCR 的氨基酸分子的精准序列。[12] 和所有的蛋白质一样，氨基酸序列由基因的碱基决定。理论上，动物可以通过拥有一个基因的几个版本而获得产生几种受体的能力，每个版本在碱基序列上有少许差异。许多身体发育过程中所使用的信号受体家族确实采用了这种方法，但它并不适合用在适应性免疫系统中。我们只有大约 2.5 万种基因，而适应性免疫系统需要产生数百万种不同的 TCR。向基因组添加数以百万计的新基因并不在考虑范围内，因为细胞每次分裂都需要复制每个基因，这么大的基因量会导致原材料消耗过高；类似的基因之间会发生重组，它们会使基因组不稳定；再加上无论如何也没法把这么多基因塞到一个细胞里。

T 细胞解决这个僵局的方案是给合成 TCR 的两条蛋白质链只各准备一个基础的基因序列，然后粗暴地无视生物中的"基本"规则：每个细胞都故意让编码 TCR 的基因中的部分区域发生突变或重排。它们拥有一系列特殊的酶，可以保证只有这个基因的特定区域重排，其中包括好几个复杂的步骤。结果就是每个 T 细胞用于编码 TCR 的基因，仅在决定结合偏好性的那段上呈现完全随机的序列。而每个细胞只能产生一个版本的 TCR。

这种随机性的问题导致许多版本的 TCR 不能结合任何东西，哪怕是非常微弱地结合都不行，也就是说，它们毫无用处。有一些 TCR 有识别出一些危险微生物的潜力，因此可能有潜在的防御价值。另一些可以识别身体的正常组织，最好的情况是涉及无用的组织，最坏则可能危及生命。因此，适应性免疫系统学习的第一个方面是清除那些无用和危险的 TCR，也就是清除带有这些 TCR 的 T 细胞。[13] 刚刚完成基因重排而开始产生 TCR 的年轻 T 细胞聚集在胸腺中，周围环绕着表面带有身体蛋白碎片的各种细胞。TCR 有大把机会去识别那些恰好能与它们结合的蛋白质。在这个阶段，只有TCR 被微弱激活的那些 T 细胞才能活下去。一个不能表现出任何结合能力的 TCR 很可能什么用都没有，携带这种 TCR 的 T 细胞会自己选择死亡。表现出微弱的、零星结合可能的 TCR，显然可以与蛋白质片段结合，只是结合得不那么牢靠。这种表现说明这个细胞还可能变得有用：能与正常的组织发生微弱的结合至少说明这个 TCR 能发挥功能，它也许能更好地和未知的细菌或病毒碎片结合。只有这些细胞会存活下来、发展成熟，继而进入身体的其他部位。那些在胸腺内就开始强烈结合蛋白质的 TCR 几乎肯定可以强力结合人体的正常组织，携带这种 TCR 的细胞要么自杀，要么进入活动抑制状态，以防免疫系统活动攻击自己的身体。

在这个过程的最终阶段，身体内就将栖居着数百万个 T 细胞：每个携带着不同版本的 TCR，这些 TCR 都不会被身体成分强烈激活，但又总会对至少某种身体成分呈现微弱的响应。当它们来到身体的其他部位，吞噬细胞会将自己吞噬的东西的片段呈递给 T 细胞，这些片段就在细胞表面的片段呈递蛋白上。如果吞噬细胞从感染的部位而来，它所呈递的片段中就含有那里的微生物成分。对于特定的微生物，大多数 T 细胞的 TCR 都不能识别上面的任何东西；但是有些时候，TCR 恰好能识别吞噬细胞提供的残片。T 细胞等的就是这一刻。于是，这个细胞进入了全面激活状态，开始迅速分裂。它的子细胞会形成一支具有相同 TCR 的军队，还会分泌信号呼唤更多的 T 细胞。然后其中一些 T 细胞又能识别出这种微生物的其他片段，它们也就变得活跃起来。其中一部分 T 细胞继续杀死表达相同片段的组织，而这些组织很可能已经被感染（图 79）。

学习方面既会依赖细胞增殖（即细胞复制之后大量子细胞都具有完全相同的 TCR），还会依赖大多数子细胞很快死掉之后，部分细胞长久存活下去的能力。这些活下来的细胞会变成记忆细胞。它们的存在意味着一旦有相同的感染源入侵，会有更多的细胞能够识别它们并做出反应。另外，记忆细胞会比第一次参与抵御的细胞敏感得多，而且它会改变与免疫系统交流的方式。结果就是相同的入

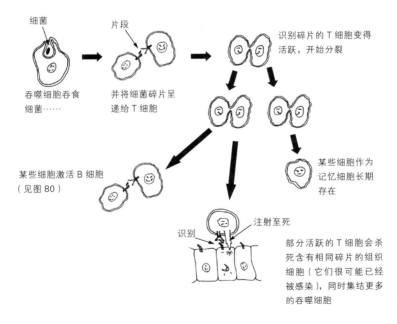

细菌

片段

识别碎片的 T 细胞变得活跃，开始分裂

吞噬细胞吞食细菌……

并将细菌碎片呈递给 T 细胞

某些细胞激活 B 细胞（见图 80）

某些细胞作为记忆细胞长期存在

识别

注射至死

部分活跃的 T 细胞会杀死含有相同碎片的组织细胞（它们很可能已经被感染），同时集结更多的吞噬细胞

图 79 T 细胞上的 TCR 被吞噬细胞呈递的微生物碎片激活之后，T 细胞组织并参与防御的方式。本图呈现的部分事件，例如细胞死亡与补体，也会吸引参与第二道防线的吞噬细胞。

侵者会激起迅速且高效的防御反应，也就很难在与免疫系统的斗争中占到上风。就是出于这个原因，大多数病原体最多只能让我们大病一场。获得针对这种疾病的免疫力后，即使病人朝着我们咳嗽，或是直接触摸我们，都不再会让我们生病。但这不适用于所有疾病（比如普通感冒），但实际上，那些疾病都是由各种不同的病原体（感冒就是不同的病毒）导致，所以每次都相当于第一次得病。另一些微生物（比如疟疾的病原体）是真正的例外，因为它们演化出了逃避机体免疫反应的机制：这是本章之前提到的演化军备竞赛中的另一个实例。

  T 细胞不是唯一利用随机重排特定基因的方式生产受体的细胞。另一类很相似的细胞是发育自骨髓①的 B 细胞，它也用同样的方法产生 B 细胞受体（B cell receptor，缩写为 BCR）。BCR 与 TCR 十分相似。每个 B 细胞也只产生一种 BCR。B 细胞在身体各处巡逻，如果它们发现了任何可以识别的分子，就会将其摄入并用酶切碎，然后把碎片加到自身表面的"片段呈递蛋白"上，希望能侥幸地遇到可以识别这种片段的 T 细胞。如果真的被它碰到，T 细胞就会向 B 细胞发信号，让这个 B 细胞分裂出更多具有相同 BCR 的细胞，其中一些子细胞就会成为记忆细胞，为将来和同样的入侵者战斗做好准备；另一些则开始把自己的 BCR 分泌到周围的体液中（图 80）。分泌出的 BCR 被称为抗体，它可以迅速在体液中传播，与它能识别

---

① B 细胞的 B 指代的是法氏囊（Bursa of Fabricius），法氏囊是鸟类特有的、产生 B 细胞的免疫器官，哺乳动物并没有这个器官；但这个字母正好也适合代表哺乳动物 B 细胞的产生地：骨髓（bone marrow）。只能说我们运气不错。

的分子结合；无论这种分子是处于独立状态，还是在微生物或被感染的细胞表面，都不会影响抗体与它结合。抗体可以召集古老的化学防御、补体系统与吞噬细胞：对任何能与之结合的细胞来说，它们都是真正的死敌。

适应性免疫的学习反应是接种疫苗这种医疗技术的基础。在接种疫苗时，人们把危险细菌或病毒的特定蛋白，又或是灭活或减毒的株系注入体内，制造第一场战役。之后身体就拥有了相应的记忆B细胞和T细胞，一旦真的遇到疾病，它们就会马上就位，迅速有

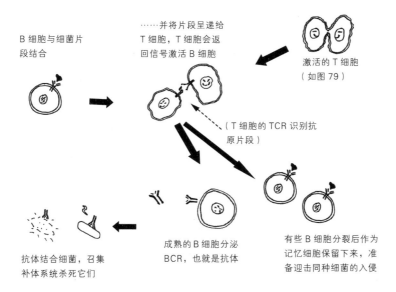

B细胞与细菌片段结合

……并将片段呈递给T细胞，T细胞会返回信号激活B细胞

激活的T细胞（如图79）

（T细胞的TCR识别抗原片段）

有些B细胞分裂后作为记忆细胞保留下来，准备迎击同种细菌的入侵

成熟的B细胞分泌BCR，也就是抗体

抗体结合细菌，召集补体系统杀死它们

图80　B细胞的激活。如果B细胞与BCR识别出的细菌片段结合，它就会把片段呈递给T细胞。如果有T细胞识别出片段，细胞间的交流就会激活B细胞。B细胞发生复制：一部分子细胞会作为记忆细胞保留下来，未来被感染后它们可以被迅速激活；其他的细胞成熟并分泌作为抗体的BCR。这些抗体保留了与原来的BCR相同的结合能力，同时可以召集补体系统与吞噬细胞，所以它们会导致细菌快速死亡。

效地做出反应。有效的疫苗通常要求注射制剂具备足够的刺激性，足以引发组织损伤、细胞召集，帮助靶标蛋白存在够长的时间，直到被识别：单纯的蛋白质效果一般不好。这再次提醒我们：适应性免疫最初的启动是建立在对细菌的产物，还有应激和死亡组织产生的警示信号基础上的。

适应性免疫系统不需要事先在遗传上了解它将面对的敌人的化学细节。和大脑一样，它会随着经验改变。那些在战斗中被激活的 T 细胞和 B 细胞会保留快速反应的能力，面对特定的对手时能迅速反应，甚至不需要等到组织损伤带来的信号。从这个角度看，那些没有杀死我们的确实让我们变得更强大。

对适应性免疫系统的整体了解把我们带回这个问题：我们是如何给共生菌留有一席之地的？就在最近，研究人员发现，[14, 15] 探测到共生菌的肠道细胞会发信号给防御系统，有效地表达"这儿没什么可担心的"。这种信号作用于那些负责呈递细胞表面片段给 T 细胞的吞噬细胞。这些吞噬细胞[①] 有两种状态：在一种状态下，它们呈递碎片时所附带的信号鼓励 T 细胞发动攻击，另一种状态的吞噬细胞呈递碎片时所附带的信号能让 T 细胞冷静下来，容忍外来者的存在。仅与共生菌接触、没有发生应激的肠道细胞会分泌两种蛋白，诱导附近的吞噬细胞进入冷静状态。吞噬细胞仍然会呈递与细菌有关的分子、半消化的食物等，但此时它们不再鼓动战斗，而是提倡和平共处。但当肠道细胞接触到搞破坏的细菌时，它们就会停

---

① 这种特殊的吞噬细胞是树突状细胞。

止发出放松的和平信号，转而发送警告信号。在这种情况下，吞噬细胞给 T 细胞呈递碎片时会附带强力的激活信号，迅速启动战斗防御。防御应答的类型仍然主要取决于组织（也包括此处的免疫细胞）是否处在应激状态下。肠壁细胞与细菌之间的和平对话则发出积极信号证明这里没事。

共生肠道菌对免疫反应的影响不只在于保障自己的生存。在无菌环境中长大、体内没有任何肠道菌群的小鼠有着特殊的、有缺陷的免疫系统。[16] 它们对很多细菌，包括许多和肠道没有关系的细菌缺乏抵抗力。最近研究人员发现，某些肠道细菌的表面片段，例如出生后肠道中最早的定居者之一脆弱拟杆菌（*Bacteroides fragilis*），可以深刻地影响各种 T 细胞群的成熟，改变启动免疫反应和维持放松状态之间的平衡。如果正常的免疫系统发育真的需要依赖与那些无害细菌（不止脆弱拟杆菌）接触，那么较好的卫生条件（通常我们觉得是好事）会导致某些疾病（例如哮喘发病率的提高）也就不足为奇了。哮喘反映的就是一种免疫系统平衡失常：病人的免疫系统会被灰尘、动物毛发、花粉等无害的东西激发。[17] 与较高卫生水平有关的另一个变化是，肠道寄生虫近乎灭绝了。人类和这些蠕虫经历了漫长的共同演化，最终就是寄生虫感染也改变着身体的免疫平衡，特别是为了寄生虫和寄主的共同利益而下调免疫系统的兴奋度。那些没有寄生虫的动物，很可能也包括身上没有寄生虫的人类，会比中等感染寄生虫的个体表现出更多的过敏问题（当然了，寄生虫太多也会造成别的问题）。

在人类身上，大脑和适应性免疫系统这两类主要的学习系统合作，给脊椎动物共有的三道防线又增加了一条防线。甚至对其他动物来说，出于本能和后天学习到的一些行为，比如清洁自己、避免食用闻起来腐烂了的食物，都是大脑在协助防御：这些行为让个体一开始就减少了与危险微生物接触的可能。人类的大脑能够系统地探索世界，并将知识传递给子孙后代，为行为防御增加一个全新的维度。就把自己暴露在被感染的危险中来说，我们不得不做的最危险的两件事情就是吃饭和喝水，因为食物和饮用水中总可能潜藏着沙门氏菌或霍乱弧菌这些病原体。古老的发明——用火烹饪食物、用烧开的水或发酵饮品代替天然冷水——大大减少了因饮食和饮水而染病的概率。那些发展出大量密集人口居住的城邦的文明都发明了茶、酒或类似的饮品，这很可能不是巧合。更近些时候，人们发现了细菌以及病原菌感染人的途径，并据此修建了管道系统供给清洁用水，并将污水安全排走。能够稳定支持数百万人生活的巨型城市就是因为这样的系统才得以存在和运转。疫苗、抗生素以及抗病毒药物的新近发展让个人，也让全人类变得越来越安全。但新的威胁从未停止出现：病原体迅速演化，人类的全球交通让它们如野火般传播。世界人口水平已经高到我们绝对需要依赖第四条防御战线：文化，即科学。如果有一天我们这个物种停止在科学上竭尽全力地探索，我们就要为此付出惨痛的代价。

心智（最后一章的内容）和本章描述的免疫系统的发育，都是在个体出生后发生的重要发育事件。它们不得不到这个时候才发育，因为它们都需要与不可预测的环境互动。它们的发育表明，虽然出生是个激动人心的时刻，但绝非发育的终点。事实上，人类的心智和免疫系统终生都在发育，始终保持着对新经验的反应能力。在贯穿一生的发育中，身体需要一直应付伤害与磨损：修复能力，以及修复与胎儿生命之间的关系，将是下一章的主题。

18

维 修 模 式

你是最坏的那种人；

你本需要别人悉心关照，却自以为不太需要。

——诺拉·埃夫龙（Nora Ephron）

生物老师特别乐于和学生玩一个游戏：让学生给生命下定义，让他们找到一种简单的标准决定某个实体是否是一种生命。从小学生到博士生都可以玩这个游戏，无论在哪儿，这个问题都会引发最基本的争论（只是博士生们倾向于用——也不能这么说，应该说"利用"——毫无必要的冗长词汇来让自己的观点听起来更有说服力）。

即使是小学生也能快速剔除一部分有问题的标准，比如某物能否依靠自己的力量移动，但反例有不移动的珊瑚和移动的雨滴等。他们还可以排除的标准包括是否会对捅一下这类刺激做出反应，只要想一想对刺激没反应的蘑菇和有反应的老鼠夹就行了。繁殖能力常被视为生命的决定性特征，这种定义甚至常常出现在大学课本上。然而，那些作者想得不够多，推翻那种说法也相当容易：

按照这个定义，红细胞、骡子、工蚁和绝经期妇女都应该归入非生命的范畴。更高年级的学生可能会把自组织性作为标准，但有些非生物的实体，如水晶、对流单体、某些化学反应的振荡模式（如Belousov-Zhabotinsky 反应 ①），也会表现出一定的自组织特性。

有一种特点确实能广泛适用于所有生物，那就是能够从外界汲取能量，维护和更新自身的能力。这个标准出自皮埃尔·路易吉·路易兹（Pier Luigi Luisi）之口，[1] 他的思想建立在亚历山大·奥巴林（Aleksandr Oparin）和雅克·莫诺（Jacques Monod）的定义之上（这几位科学家都为理解生命最初是如何出现的做出了杰出的贡献）。生物总需要修复，一部分原因是所有的生物都有受到外部破坏的可能，也因为我们的组成材料天生就很脆弱。这种脆弱性意味着即使没有受到碰撞、叮咬、刮擦或击打等外来力量，由于我们的组成分子本来就处在活细胞动态的化学变化之中，所以能够维持的时间相对较短，需要不断更换。有些人造物品也有这种脆弱性，需要在存在周期内不断更换其中的某些零件。区别在于，人造物没有办法给自己制造新零件并给自己安装上去。如果我的汽车需要更换刹车制动片，我得求助于供应商，还得手动装上去。如果我只是给我的车提供用来制作制动片的原材料，甚至是完整的制动片，它无论如何都不会在我干别的事时自己就把零件换了。在这个阶段，自我维护与更新的能力尚可作为划分生物与非生物的绝对界

----

① 这个反应使用的是硫酸铈、柠檬酸、丙二酸、硫酸和溴酸钾的混合物，其中铈会出现氧化态振荡，因为它会持续被丙二酸还原，再被溴酸盐氧化。系统中的反馈使缓慢移动的不同氧化态区域形成一个反应盘（它们是可见的，因为其中一种氧化态是黄色的，另一种是无色的）。

限。即使有一天我们制造出了能够从内部维持或更新自身的机器，生物的独特性可能仍然存在：毕竟把所有复杂、有力、独立的机器都看作生物，可能太激进了。

身体结构的发育贯穿了前述所有章节，这些都是身体维护的序曲。鉴于维护意味着制造出更多发育过程中制造的东西，我们自然会疑惑：维护到底是对发育过程的简单重启，还是本质上依赖的就是不同的机制？这样提问不仅是出于学术研究上的兴趣，一个确定的答案也有助于我们提高修复身体损伤的可能，甚至也许有一天，能帮助我们对抗衰老。

从人造机器来说，更换的部分可大可小。有的时候它们能独立更换特别小的零件，有的时候人们会把多达几百上千个部件的集合全部更换成新的版本。说起我那辆老旧的路虎，我换过锁紧垫圈这样的小部件，也换过交流发电机和风扇电机之类有多个模块的中等部件。但如果这车还是保持不时从第三挡脱出的疯狂习惯，我可能就要换掉整个变速箱了。而这个装置足足由几百个部分组成，比起把它们全部拆开去对付一个松动的零件，整个换掉要简单得多。新的变速箱的制造方式必须与原装的那个一样。哺乳动物修复身体的方法则全然不同。在细胞中，新的蛋白质会替换原来坏掉的蛋白质，新的细胞能替换损坏了的细胞，但替换只能在这个水平上发生。组织和器官不能整个替换（除非利用外科移植手术），器官维护自身的方式是从内部持续地一点点修复。它之所以采用这种策略，可能主要有三个原因。首先，很多器官起源于胚胎或胎儿中的某些组织，而这些组织并不存在于成年人的身体中。无论是最初形成肠道的卵黄囊所围绕的内胚层，还是最初形成脊髓、肌肉以及内层皮肤的体节，都只短暂地存在于胚胎时期。如果没有这些组织，成年人自然不可能利用它们创造新的器官或组织。其次，身体的很多部分老化与磨损的速度非常快，例如皮肤表层和肠道内壁每周大约要更换一次，而在胎儿期，这些器官的形成都要花费更长的时间。因此，彻底的新旧更替根本跟不上这种对更新速度的要求。最后，在一个拥挤的身体中，新旧器官的交换在空间和运筹调度上都会遇到极大的困难。综合这三点，身体采用了与胎儿发育相当不同的机制来维护自身。

有一种方法我们大致上能想象：由周围一模一样的邻居分裂出的细胞取代磨损的细胞，有时候我们为了讨论而简单概括为"同级取代"。细胞可能要经历些麻烦事，例如细胞必须从原本完全成熟的状态后退一步，以便回到可以分裂增殖的状态，其间可能经历复杂的形状变化与特异性的代谢过程。然而，这些变化可能终究还算直截了当，毕竟在修复阶段，每个细胞只需替代和自己一模一样的细胞，无须经历胚胎发育阶段细胞普遍要面临的那种要变成哪种细胞的抉择。细胞唯一需要解决的问题，就是找到一种探测邻居细胞是否需要替换的机制。

简单是很简单，但长寿生物如果长期用这种方式维护自身，会导致严重的问题。许多细胞的生活环境并不友好，暴露在各种会导致细胞损伤的物质中。例如肠壁细胞总是接触消化液，而消化液的使命就是消化分解细胞成分；又如外层皮肤总是处在干燥的空气、紫外线辐射、风吹和细菌的侵袭之下。同一位置的细胞可以说基本上都处在同样的环境中，如果积累的伤害足以让某些细胞死亡，那么它周围的细胞很可能也已经受到了严重的损害。如果每次都由这些伤痕累累的邻居细胞增殖补充，恐怕几代之后，健康的组织就所剩无几了。

身体有两种方法能在不破坏同级替换的基本原则下解决这个问题。一种方法是拥有非常短暂的生命、避免任何环境压力；这种方法并非不可行，许多小型动物就是这么做的（然而据我所知，它们是否只是利用同级替换的方法来更新磨损的细胞还有待研究）。另一种方法是将大量的精力投入细胞内的损伤控制与修复机制中。这种机制也的确存在：有些酶能探测 DNA 上的损伤并将其修复，膜泵可以将小型毒物从细胞内排出，蛋白质破坏酶让所有的细胞蛋白都不会存活太久就被原始的蛋白取代。如果细胞把大量的能量资源投入这个系统，那么即使生存环境不好也能维持健康，同级替换也变得可行。问题在于，把细胞维持在这种让同级替换具有可行性的程度，所需的投入极高，可能比动物能得到的资源都多。即使能量勉强够用，把大量能量用于细胞保护的动物，可能也剩不下什么能量用于生长和繁殖了。

同级置换系统的关键问题是所有的细胞都广泛、平等地受到保护，所以代价高昂。如果动物转而只保护一些细胞，并只用这些细胞来置换被破坏的普通细胞，就可以大大减少自己的消耗。如果能把这些需要高度保护的细胞放在比裸露表面更安全的地方，那就更好了。更理想的情况是，只保护非常少的细胞，这些细胞又可以产生组织内任何类型的细胞。这种细胞处于能够分化成所有细胞的

"家族树"的基干部位，也被称为"干细胞"。利用干细胞的活动来维护，比同级替换系统有着显著的优势。同级替换常被用于快速处理小创伤，而从小鼠到人类等较大的动物，都是通过干细胞的组织更新才使得自己的组织得以维持数月甚至数年。

在利用干细胞来维护组织的研究中，人们对肠壁了解得最透彻。肠壁内表面暴露在各种消化酶、胆盐之下，半消化食物经过时也会带来物理上的磨损。即使黏液之类的会在一定程度上起到保护作用，位于表面的细胞还是命不长久。人们已经对小鼠的肠细胞进行了非常细致的研究，发现大多数表面细胞都只能存活大约五天；人类的很可能也差不多。在这种状况下，使用同级替换来解决无穷无尽的损伤细胞，从原则上看就不太可行。实际上，解决细胞损耗的是肠道干细胞，这个细胞群藏身在比较安全的地方。要理解肠道干细胞是如何工作的，我们必须先掌握肠壁的解剖结构。

肠的主要功能是吸收源自食物的营养物质和重吸收消化过程中添加的水分。吸收发生在管道的内表面，内表面的总面积将直接影响吸收总量。脊椎动物演化出了两种方法来尽可能地增加这个面积。其一是让腹部尽可能容纳下更长的肠道，让肠道在其中盘曲折叠，而不是连接胃部和直肠的一条简单直管。二是让肠壁形成复杂的柱状与峭状结构，这样就比光滑表层有了更多的表面积。在小肠中，整个内表层由指状的小型柱状结构覆盖，这种结构被称为小肠绒毛，是小肠内表面最普遍的结构（图81）。早在出生时，小肠绒毛就已经产生。不久，小肠绒毛之间的位置向下折叠形成狭小的凹陷，即隐窝。隐窝的底部由潘氏细胞构成，这种细胞能特异性地分泌可以杀死细菌的蛋白质。潘式细胞上的隐窝中有很多分泌黏液的细胞。隐窝特有的位置让它不容易受到机械损伤，又有黏液保护它不受化学侵害，防御素又会保护它不受细菌攻击，所以隐窝要比小肠绒毛安全得多。肠道干细胞栖居在隐窝深处也就不足为奇了。[2]

你可以在底部的潘氏细胞之间，或比它们稍向上的位置，又或是在这两个地方都找到肠道干细胞。[3]它们大约每四天分裂一次。增殖产生的子细胞要决定自己是成为一个新的干细胞，还是离开这里沿着隐窝壁向上移动。人们还不完全清楚，是新细胞的位置影响了它们的命运，还是命运决定了它们的位置：无论哪种方式，肠道干细胞都在维持自己种群的同时释放部分细胞，这些细胞开始沿着

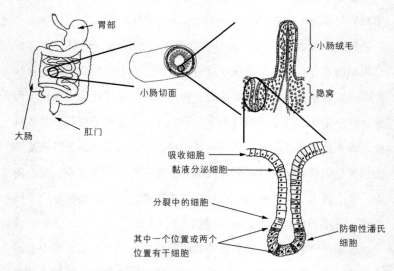

图 81 肠壁细胞解剖和典型的隐窝结构。

隐窝向上转移。它们一边移动一边分裂，每个肠道干细胞在大约三天的旅程内会分裂成 64 个细胞。在这个过程中，每个细胞也决定了将来会成为哪种肠道细胞，比如吸收细胞、黏液分泌细胞、潘氏细胞，还是罕见的分泌激素的细胞。它们向上移动的过程相当高效，这是因为它们下方不断增殖的地方有新世代细胞推动着它们。但是这些细胞的移动也不全是被动的，因为其中会形成新的潘氏细胞的细胞能向相反方向移动，去往隐窝底部。引导它们的很可能是 EPH／EPHRIN 信号，[4] 就是引导眼睛与大脑之间连接的那种（第13 章）。干细胞分裂几天以后，分裂出的这些细胞涌出隐窝顶部，此时它们已经成熟到可以全面参与肠道的吸收活动，取代死掉的那些细胞。再过几天它们就会被推上小肠绒毛，并停留在那里，直到同样因为损伤积累而死亡，这次就轮到隐窝制造更新的细胞来取代它们了。

　　小肠细胞损失的速度与这个人的健康状况和饮食习惯有关。那些吃的食物较软、食量较小的人，损失肠道细胞的水平可能相对较低。而那些食量较大、食用较多粗糙食物或纤维素的，或是有严重肠道感染、食用被毒物污染食物的人，肠道细胞的损失水平会较高。显然，干细胞及其分裂的子细胞必须能察觉到自己能以什么速度分裂，因为如果分裂得太慢而不足以取代受损的细胞，它们就不能成功地维持小肠壁，而如果分裂得太快，又会因为产生太多无用的细胞而堵塞肠道。

　　肠道干细胞到底采用什么机制来检测自身所需的分裂速度，我们还不清楚。但其中的信号是 WNT 蛋白，这一点毋庸置疑。WNT

在本书前面关于胚胎发育的几章中都扮演着极其重要的角色，这次也不例外。[5] 实验表明，肠道干细胞的直接后代（很可能还包括干细胞本身）很可能接受了来自附近的潘氏细胞以及更远来源处所发出的 WNT 信号。[6] 此外，那些经过基因工程处理后不能对 WNT 信号产生响应的小鼠，其肠道干细胞完全不能正常分裂，肠壁也无法维持正常。[7] 携带相反类型突变的小鼠则会在 WNT 不存在的情况下产生正常小鼠响应 WNT 时的那种反应，这些小鼠表现出的行为也截然相反：细胞增殖过多。

围绕着干细胞的那些细胞就是 WNT 信号的源头。鉴于干细胞的分裂似乎由 WNT 信号控制，那么干细胞能检测到的 WNT 数量与需要修复的细胞数量之间应该存在某些联系。其中的机制至今还是个谜。还有另一个没有解开的机制：向上移动的分裂中的细胞会正确地决定成为哪种细胞，使得吸收细胞、保卫细胞以及黏液制造细胞之间保持正确的比例。一种猜想是，这里也有一个自组织系统：每种成熟的细胞都会分泌极其微量的信号，建议这些补充细胞不要变成更多的自己。在这样的系统中，如果某种细胞数量太多，那么它产生的信号就会逐渐积累，让即将到来的年轻细胞变成其他类型。相反，如果某种类型的细胞数量太少，"不要变成我"的信号量也会很低，还未定型的细胞就会倾向于变成这种细胞，让这种类型的细胞数量趋于正常比例。这些还都是推测，我们乐于见证经过实验验证最终会得出什么样的结论。

另一个处于中等恶劣环境中的身体区域，是眼睛前方的坚韧外表层：角膜。除了为眼睛提供保护性的外部覆盖物之外，角膜还作为透镜，帮助将光聚焦在眼睛后部的视网膜上。事实上，2/3 的透镜作用都由角膜发挥，晶状体（lens，也有透镜的意思）的作用仅占 1/3。

紫外线会照射角膜，特别是那些不戴墨镜就在阳光灿烂的日子里待在户外的人；粗砂与花粉会刮擦角膜；眼睑每分钟都会因为眨眼而扫过几次角膜。它还可能受到香烟与水烟的烟雾攻击，吸烟者的角膜更常经历这些。另外，因为角膜每时每刻都要保持透明的状态，所以缺少丰富的血液供应。对许多组织来说，足够的血液供给对保持健康极其重要。

在胚胎期，角膜形成于眼睛形成区中直接覆在晶状体上的外胚层。这也是一个一次性事件，角膜一旦形成、替代了原来的外胚层结构，机体就再也不可能用同样的方式重新制作出一个角膜。取而代之，干细胞会产生替代磨损角膜的结构。和肠道干细胞一样，这些干细胞位于比它们服务的区域更安全的地方，角膜干细胞存在于角膜边缘的环形区域，名为角膜缘（图 82）。[8]角膜干细胞群的分裂一方面可以维持自身的数量，另一方面能生产那些会成为角膜的子细胞。和肠道中的情况一样，这些子细胞的分裂速度相对较快，每个最初从干细胞分裂出的细胞都会形成若干个角膜细胞。增殖的细胞从干细胞区离开，呈辐射状向着瞳孔的正中心，也就是距离干细胞最远的地方移动。这种由角膜缘向着眼睛中心的运动已经在嵌合小鼠身上得到清晰的展示。[9]嵌合体小鼠是从混合的胚胎细胞产生的，其中有些是普通的细胞，有些则引入了一些"标记"基因，人们可以在活体或者死去的动物（利用染色技术）体内检测到这些基

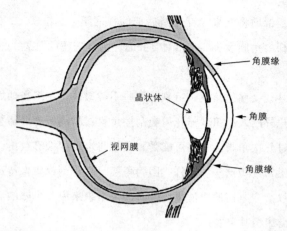

图 82 眼睛的解剖和角膜缘的位置。

因。如果检测一只成年嵌合体小鼠眼睛内的基因表达，[10] 就会发现标记基因呈现车轮似的辐条样分布，在中心的瞳孔处汇合。虽然看起来它们更像是从中心处发出的辐射，实际上却由来自角膜缘的细胞产生：如果去检测年幼小鼠的眼睛，你就会发现它们的这种条纹还未到达中心。

肠道和角膜细胞都是处在较恶劣环境中的组织：成熟细胞大幅磨损，干细胞增殖速度较快。许多组织所在的环境更安全，成熟细胞可以存活数月或数年。这些组织的干细胞只会偶尔增殖，但在受到感染或损伤后的大规模修复中能发挥至关重要的作用。我们以肾脏细胞为例展开说明。

健康身体的肾小管通常有相当长的寿命，但是感染或中毒可能会严重破坏肾小管。第 10 章我们全面介绍了肾脏的发育：聚集形

图中标注：角膜缘、晶状体、角膜、视网膜、角膜缘

成囊泡的细胞群延长，再折叠形成长且复杂的肾小管。人出生以后就不可能从头开始形成肾小管了，但是似乎在每个肾小管的管道与过滤器之间的某个特定区域，存在一个小小的干细胞群，能更新肾小管细胞（图 83）。[11]

健康人体内的干细胞很少发生分裂。当检测到肾小管或过滤器发生损伤（人们还没有发现是怎样的检测机制），干细胞就开始分裂，子细胞沿着肾小管移动或进入过滤器，在这个过程中失去干细胞的特性，转而具备成熟细胞的特点。在这里，它们填补了损失造成的空缺。

我们现在已经对维持血液循环的干细胞群所发出的信号有些了

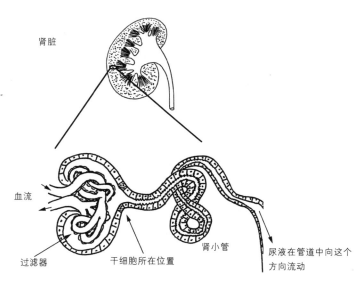

图83　干细胞在成熟肾脏中的位置（其他地方可能也有干细胞）。

解。循环中的血液包含几种成熟细胞类型。最常见的是红细胞，红细胞带有能携带氧气的色素血红蛋白，这也是为什么血液的标志性颜色是红色。另一类是吞噬细胞、T 细胞、B 细胞等各种免疫系统细胞（第 17 章），它们的数量比红细胞少得多；还有一种名为血小板的细胞碎片，对伤口的凝血极为重要。在发育早期，第一个血细胞产生自临肾附近的组织互动（第 9 章），但这个组织很快就消失了，血液系统转而依赖基于干细胞的运作机制。胚胎中的肝脏是它们短暂的栖居地，一旦长骨形成，它们就转移到长骨的中心，大量的血液干细胞和发育中的血细胞构成了骨髓的一大部分。

　　和肠道一样，干细胞本身（造血干细胞）位于分化树上的基部，它们的子细胞可能延伸到的所有枝干上（图 84）。造血干细胞群缓慢增殖，既维系自己的数量，也产生最终会成熟的子细胞。它们的子细胞迅速分裂，形成大量的细胞，然后再经过更细致的分化走向不同的命运（步骤见图 84）。同样地，每个细胞增殖的速度要满足身体的要求，精准地补充死亡细胞。如果骨髓制了太多血细胞，血液就会变成黏稠的粥状，人就危险了。而如果血细胞太少，血液就不能运送足够的氧气或不能提供足够的防御力。各种血细胞类型的比例也需要调节，并随状况有所变化，例如在受到感染时增加防御细胞的数量。

　　通过对培养出来的骨髓细胞的细致研究，研究人员已经确定了许多会改变骨髓细胞增殖的信号分子。每种细胞响应的信号分子不同。那些已经确定将来仅仅会形成红细胞的细胞，它们携带的表面受体可以对促红细胞生成素产生响应。如果这种激素水平很低，那

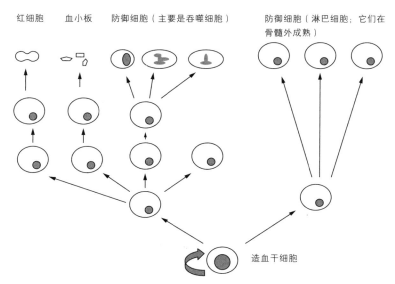

红细胞　　血小板　　防御细胞（主要是吞噬细胞）　　防御细胞（淋巴细胞；它们在骨髓外成熟）

造血干细胞

图 84 骨髓中的造血干细胞（最底部）所制造的细胞"家系树"。干细胞群维持它们自身并产生它上面的那些细胞类型。它上面的细胞也增殖，底层的细胞会经历多次分裂事件，最终形成大量的成熟细胞。

么细胞就无所事事，也不怎么分裂。如果促红细胞生成素水平很高，细胞就会迅速分裂成子细胞，子细胞成熟为新的红细胞。促红细胞生成素主要由肾脏的部分区域产生，因为结构上的关系，这里的细胞本来接触到的血液中所携带的氧气就较少。肾脏细胞探测血液中氧气浓度所用的分子系统，与第 9 章提到的探测血管需求的那种相同。检测到的浓度越低，肾细胞制造和分泌的促红细胞生成素就越多。促红细胞生成素行进到骨髓，在那里刺激增殖，也就产生了更多新的红细胞。新生细胞赋予血液更高的氧气运载能力，于是组织中的氧含量开始上升。检测到这种变化后，肾脏细胞开始减少促红细胞生成素分泌，整个系统趋于稳定，由此，红细胞的产生量刚好足以平衡损失，能够保持最佳的红细胞数量。

整个系统就是这样通过自组织来产生数量正好的红细胞，任何部分除了对简单的化学信号做出反应，不需要"知道"更多的东西。运作良好的机制使得促红细胞生成素只有一个位于人体健康组织内的来源，但是疾病会扰乱系统，导致发出假信号。如果疾病或肾动脉损伤导致流向肾脏的血液减少，即使身体的其他组织都很正常，肾脏细胞还是会出现严重缺氧。肾脏细胞因而会产生大量促红细胞生成素，导致大量红细胞生成。类似地，如果给身体注射促红细胞生成素，也会让骨髓以为红细胞数量出现危机，继而制造过量的红细胞。最近这类丑闻出现在运动员身上：选手给自己注射促红细胞生成素来提高血液的载氧能力，从而增加肌肉的持久力。原理是一样的。

来自身体的信号同样调节着骨髓中防御细胞及其前体的制造。例如细菌感染会激发已存在的防御细胞（如 T 细胞和吞噬细胞，请见第 17 章）制造远程信号蛋白。这些信号被血液带到骨髓后，会激起这里的细胞产生一系列局部信号分子。这些信号促使原本就要参与到免疫系统中的细胞迅速分裂，同时加快细胞变成防御细胞的成熟步伐。骨髓就是这样响应身体其他部位的细菌感染，即快速输送援军。

促红细胞生成素改变着红细胞制造水平，也有信号调控着防御细胞的产生，这可能解决了在循环系统中维持恰当数量的问题，但同时给骨髓本身带来了难题。红细胞祖细胞群的增殖和成熟由促红细胞生成素驱动，它们没有维持自身的能力，成熟后就会全部变成红细胞离开骨髓。因此它们需要位于"家系树"（图84）中更低层的细胞来替换，而这些细胞也会因此耗尽，需要更下层的细胞来替换，最终需要通过造血干细胞本身的分裂来解决。所以，控制分裂的问题出现在家系树的每个层级上。它似乎是通过相对简单的通用信号机制来解决这个问题的，也就是说信号系统对每个层级都起作用，尽管不同类型的细胞使用的分子不同。[12] 基本原理就是每个细胞分泌的分子抑制其下层的细胞类型增殖，如果更高层有足够的细胞，它们就将共同产生足够的抑制信号，使它们下层的细胞处于静止状态。如果由于细胞成熟和离开骨髓而导致更高层次的细胞数量下降，抑制信号就会变少，较低层级的细胞就会因此发生增殖，从而产生子细胞补充高层级的细胞；该系统逐级向下，一直延伸到骨髓中的造血干细胞本身。虽然骨髓系统中确实存在其他信号，但计算机模拟强烈地表明，这些向下的抑制可能是增殖的主要调节方式。

虽然相关细节还有待探究，几十年前人们就已经意识到，维持血液的干细胞所在的骨髓，发挥着重要的作用。近来人们开始意识到，骨髓里还藏着许多维持实体组织的干细胞。事实上，骨髓也许可以产生维持身体所有结缔组织的细胞，这一发现发起了一场如何理解人类生物学的革命。这一切指向间充质干细胞，[13] 最近的证据显示，它们很可能是造血干细胞的子细胞。如果移出身体，在实验室培养环境中，间充质干细胞可以增殖、成熟，产生的细胞有惊人的多样性，包括结缔组织、脂肪、软骨、骨等。不同的培养条件会促使它们产生不同的细胞。

虽然证明骨髓起源的间充质干细胞能在实验室中产生不同的细胞，但并不能证明它们在体内真的有这种行为。一项本来无意于此的人体内"实验"表明，这些细胞很可能有助于维持远处的结缔组织。有些人自己的骨髓会由于高剂量的辐射或者针对白血病的强效化疗而失去活性，但只要获得健康捐献者的一点点骨髓，就能恢复全部功能。假如捐赠者与受体的骨髓不出现排异，捐赠者的细胞就会在受体骨髓定居，开始制造新的血液。供体与受体主要保证它们具有相同的表面蛋白，有点像人们熟知的 A、B、O 血型系统，但更复杂一些。供体和受体的性别无须一致，许多移植都在兄妹或父女之间进行。

男性的所有细胞都有 Y 染色体，但女性没有（第 12 章）。这意味着，如果把男性的骨髓捐赠给女性受体，Y 染色体可以作为供体来源细胞的基因标记。假如手术成功，这位女性能继续活下去，很可能活很多年，而且她的身体也能持续修复自身。如果骨髓中间充质干细胞也参与修复结缔组织，那么就应该能从活检或尸检得到的结缔组织中发现 Y 染色体。结果正是如此：接受过男性骨髓的女性，其结缔组织的部分细胞含有 Y 染色体。有记录的器官包括心脏、[14] 肠道、[15,16] 大脑 [17,18,19] 和肾脏的结缔组织，[20] 并且它们看起来的确是这些实质器官的一部分（而不是途经此处的血液）。Y 染色体甚至出现在某些并不是结缔组织的部分，例如肝脏和肾脏的管道、小肠的内表面和大脑的神经细胞等。人们甚至在宿主细胞生成的病理结构中发现了源于骨髓的细胞，如子宫内膜异位（子宫内膜在其他位置生成的良性肿瘤）中的细胞团以及恶性肿瘤的细胞团。这也印证了第 12 章中强调的一点：身体的大多数细胞在做与性别相关的决定时，并不基于自己是否携带了 Y 染色体，而主要取决于环境以及激素水平。携带 Y 染色体的供体细胞可以是受体子宫的一部分，并且能发挥正常功能。[21, 22]

以上证据并不能证明这些细胞一定来源于间充质干细胞，但的确证明了它们必定来源于骨髓。现在其他的细胞标记技术同样支持这个结果。这项技术不涉及移植，它利用的是某些人骨髓细胞中自发的基因变化，这些变化就可以作为骨髓细胞的标记。

有趣的是，从未接受移植但曾产下男婴的女性，其体内的组织中也可以检测到 Y 染色体。[23, 24]据推测，这是因为男性胚胎的干细胞通过胎盘在母亲体内定居，几年后就可以检测到。在一项研究中，研究人员在所有的组织中都检测到了来自胎儿的细胞：[25]孩子永远在母亲心中占据一席之地，这不仅仅是个比喻。[26]

骨髓可以参与远处的组织修复这一点已经毫无争议，但我们还是不知道相对于那些本来就在组织处，但与骨髓没有关系的干细胞，它们的贡献到底占多大比例。用于测度骨髓贡献的技术非常灵敏，这些实验可以辨识那些非常有趣，但很微小的贡献。以小肠为例，与隐窝内的干细胞相比，骨髓的贡献相当微弱。即使骨髓对组织的修复被证明只占据身体修复的一小部分，它在医学上仍然可能非常有用，这些我们将在最后一章讨论。

正如本章开头所述，干细胞通常会悉心照顾自己。它们将可观的能量与资源用于建造排出毒素的细胞泵和通道。它们对 DNA 损伤也十分敏感，甚至会直接杀死自己而非垂死挣扎。这大概是演化尺度上自然选择的结果，防止由已损伤细胞的增殖带来的问题。无论是干细胞对自己的照顾，还是强损伤下的自杀倾向，都确实存在，有时候也会损害人类的健康。一个例子就是急性放射病。[27]暴露在中等或重度电离辐射下几天之后，受害者的典型症状有严重的血性腹泻，伴随着呕吐、脱发以及机会性感染①。腹泻的起因之一就是小肠损失了很多隐窝中的干细胞，这些细胞检测到 DNA 损伤后选择消灭自己：由于损失了大量干细胞，比往常受损更严重的肠道不能完成修复。[28]这一阶段存活下来的人通常会在数周内死亡，因为骨髓内干细胞死亡导致不能更新血细胞，包括那些参与防御系统的血细胞。身体内的普通细胞也会受损，但可能并不会太糟；干细胞却无法容忍这种损伤，也就意味着会出现持续的死亡。这表现在许多遭遇意外和人为事件的受害者身上，看看那些经历了洛斯阿拉莫斯、广岛、长崎、比基尼、克什特姆、温查、（K-19、K-8、K-431）核潜艇和切尔诺贝利事故的人吧。

干细胞的损伤监测系统并非完美，即使是干细胞，偶尔也会发生突变。其中的许多突变是"安静的"，不会改变细胞的行为；但也有些突变非常显眼。我们已经详述过 WNT 信号系统在控制肠道干细胞及其子细胞的分裂速度上的重要作用。如果强迫"开启"WNT 基因，细胞就会过度分裂。小肠肿瘤是成人身上的第三大常见肿瘤，这种肿瘤的患者大部分在 WNT 信号系统上出现了突变。

---

① 正常情况下无害的菌群或毒力很弱的外源性微生物所造成的感染。——编者注

[29] 如果出现了高侵袭性的扩散癌症，细胞还会出现其他突变，但其中 WNT 的高频出现表明，它们是这类肿瘤发生的基础条件。

至少在某些结肠癌中，即使细胞已经形成肿瘤，干细胞一边维持自身数量一边增殖形成子细胞的正常模式仍能维持。[30] 这时，干细胞可以不受控制地持续增殖，而它们的子细胞也能如此，可是虽然干细胞本身能维持数量，但当它们的子细胞经过数次分裂、"用尽了分裂次数"并开始死亡，就会被后来分裂出来的子细胞取代。类似地，肿瘤干细胞能在新的宿主上创造出新的肿瘤，普通的肿瘤干细胞就做不到了。[①] 在肿瘤的发展中，小肠壁失去了原有的结构，所以发生突变的干细胞以及子细胞不会再参与正常结构的形成，但是基本逻辑没变。其他没有改变的还包括干细胞照顾自己的行为习惯。[31] 人们常用化疗来对付不能简单用外科手术移除的癌症，化疗使用的是对分裂中的细胞特别有效的小剂量毒药。干细胞非常擅长排除这些毒药并修复药物造成的损伤。此外，虽然干细胞也分裂，但它们的分裂速度比那些（在正常人体内）准备离开隐窝的子细胞慢得多。正常人体内小肠干细胞的分裂频率是大约每四天一次，而从隐窝向上移动的子细胞是每十二小时一次。因此，除了擅长排出毒素，干细胞本来就对针对分裂中的细胞的化疗药物不太敏感。所以化疗总有这样的风险：杀死了其他所有的肿瘤细胞，却留下了最关键的干细胞（鉴于干细胞是唯一会导致新肿瘤的细胞）。从这个角度看癌症，摆脱癌症几年后的病人之所以会复发，也是因为偶尔

---

① 这个实验需要抑制宿主动物的免疫系统，让其不会对植入的肿瘤做出响应。人类的肿瘤并不会在人和人之间传播。

有干细胞存活。

　　我们必须了解的一点是，虽然在有些肿瘤中找到了干细胞存在的确实证据，但是癌症生物学家并不都认可这就是所有癌症，甚至是大多数癌症通用的有效模型。[32, 33] 这个研究问题急需解答，因为答案将帮助指导未来的治疗策略，也许还可以针对干细胞本身。考虑到参与论证的每一方都有坚实的证据，研究结果可能显示有些癌症是基于肿瘤干细胞的，而另一些不是。判断病人的癌症属于哪种类型，可能会变成肿瘤学家最关心的问题之一。

　　癌症不是唯一涉及组织干细胞不当行为的疾病。即使没有癌变倾向，干细胞及其子细胞的过度增殖仍然可以导致严重的问题。就在本章描述的肾小管干细胞被发现之后，人们就开始意识到，一种严重的肾脏疾病中的主要问题，都是干细胞行为异常导致的。[34] 新月形肾小球肾炎的主要病理特征是过滤单位末端的肾小管出现损伤，然后被未特化的细胞所形成的新月形细胞团取代，从而失去了过滤作用。如果太多过滤单位出现病变，肾脏也就失去了功能。从它们表达的蛋白判断，新月状团块形成是由于肾小管干细胞的子细胞分化速度远超过正常速度，本应该替代过滤单位的它们变成了没有功能的细胞团。这种细胞的过度增殖与癌症没有任何关系，可能潜在其他的原因，让肾脏在不需要新细胞的时候发出了号召细胞分裂的信号。

　　如果干细胞增殖不足，它们本应维护的组织就会出现萎缩。比如在眼睛上，有种与虹膜相关的角膜病变会导致透明的角膜被奶白色、伤疤样的组织取代，似乎是因为角膜缘干细胞没能成功维持角膜，虽然这可能不是导致病变的唯一因素。[35] 患者会失去视力。在这种疾病中，与干细胞自身相比，角膜缘所处的环境似乎更可能是罪魁祸首：环境让干细胞不能正常工作。

以上提到的干细胞故障只出现在少数不幸的人身上。而干细胞最主要的失败，其实会影响到我们每一个人：它们对伤害与磨损的修复并不完美，所以我们一直在累积损伤。换句话说，我们会变老。无数理论都在尝试解释我们为什么会衰老。一些小而简单的生物似乎并不会像我们这样衰老。其中一种解释非常简单，我们累积随机损伤（放射、自由基、有毒物质等）的速度比通过细胞分裂修复的速度要快。即使是在拥有大量原始干细胞的身体内，大块组织的逐步退化还是会导致修复跟不上的问题。损伤的细胞会发送有问题的信号，扰乱修复进程，细胞间的蛋白质会相互交联、难以清除，诸如此类的问题导致不能修复到完美无缺的状态。这些问题缓慢而不可避免地逐渐累积，一开始还比较少，但随着异常部分开始阻碍修复活动的正常进行，损伤会累积得越来越快。因此，随着时间的推移，人会老化得越来越快，一旦严重到足以影响身体的某一个关键系统，比如肾脏或心脏，身体的整个内环境就会变得异常和难以修复，恶化速度会直线上升。

理论上，让身体投入更多从而延缓衰老是可能的。事实上，越来越多的基因工程实验都实现了让实验动物的老化速度显著慢于正常动物，虽然前者最终还是会衰老、死去。要理解我们和其他生物的基因为什么没有"设计"得尽可能让我们长寿，我们需要先理解演化的机制。

生命的成形

　　先设想一个初始动物种群，其中每只动物都有不同的投入倾向：有的把大量资源投入修复从而长寿，有的活得积极但寿命较短。在下一代中，每种类型所占的比例取决于每种类型有多少能活到性成熟之后以及产生了多少后代。长寿的动物可能有机会进行多次繁殖，这是它们的优势，但同时还取决于它们获得配偶、食物和领地的可能性。对手把精力投入到积极而短暂的生活中，由于在修复上投入得很少，它们的繁殖时间较短，但如果它们投入的精力足以让它们极为高效地获得配偶、食物和领地，它们也会相当成功。在这种简单的情况下，也许长寿的个体会因为子女最多而在种群中占最大比例。但是如果种群还要面临捕食者与疾病的威胁，平衡就会迅速偏向另一方。如果一个物种每天都很可能被杀死，那么让它们得以长寿的投入就不让它们那么有优势了，因为许多投入会被浪费。如果一个物种每年都有 50% 的可能被吃掉，那么拥有让自己生存一个世纪的修复系统对它来说也毫无意义。在这种情况下，改变投入策略，不去思考明天，迅速生活和繁殖才会带来巨大的优势。

　　被捕食的风险促使那些不把大量能量投入到延长寿命的基因组保留了下来，这个理论已经得到一些研究支持：这些研究比较了在轻微和严重的捕食风险下，相似的动物使用能量的情况。例如没什么捕食者的小棕蝠就把大量精力投入到长期的自我修复中，它们在野外能活 30 年。但与它体形大小类似的小鼠，就承受着极大的捕食风险。小鼠繁殖速度惊人，不怎么在自我修复上投入精力，它们即使被养作宠物（意味着完全远离了捕食风险），也还是大概只能活 3 年，只有普通蝙蝠 1/10 的寿命。

　　人类的化石记录指向我们自己的物种，智人（*Homo sapiens*）。在捕食者极为丰富的非洲，我们直到几十万年前才渐渐不同于其他人类。虽然我们的祖先在那之前的数百万年前已经开始使用工具，但我们仍然有理由猜测，他们与其他的大猿类似，生活在捕食者的阴影之下，至少在一万年前的新石器时代之前都是如此。一万年（大约五百代）从演化尺度上讲非常短暂，生活在非洲平原上、饱受捕食者威胁的祖先，他们在青春活力和长期投入之间的权衡很可能延续至今。虽然今天对那些生活在发达国家的人来说，疾病与捕食者的风险已经大幅降低，已经没有针对长寿的选择压力。失去父母的孤儿也会被其他人，甚至是没有血缘关系的人照顾到长大成人，长寿和后代的存活概率在演化关系上已经脱钩。所以从自然的角度看，我们很可能会受限于修复系统，不太可能活过一个世纪。如果我们想要一个更好的修复系统，从而可以活得更久，只能自己动手，这就尤其会用到我们正在学习的关于正常发育和修复的知识。

第四部分

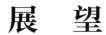

展　望

19

观　点

γνωθι σεαυτόν（了解你自己）

——苏格拉底

以上章节回顾了我们每个人都曾经历的非凡旅程，让我们从单一的细胞，变成了构成成年人的十万亿级别的细胞集体。其中涉及的所有事件与过程，已经远超一本小书所能承载的量级，并且远超我们的认知范围。然而，开始理解发育的原理并不需要对所有的细节都了如指掌。科学的"艺术"中最重要的，就是掌握从有限的实例中发现真理的技巧。科学史中满是这样的例子：开普勒定律和牛顿的万有引力都始于观察几个行星的运动，赫顿的全球首个现代地质学理论始于对苏格兰几个岩层形成的观察，达尔文演化论的自然选择理论适用于所有生命，但一开始也只是基于对很少几个物种变异的研究。虽然人们只研究了有限的发育事件，本书又只展示了其中的一小部分，但我们仍然可能从中学到相关的普适知识与观点，了解人体如何从几乎无到有地组织自己的身体。

我们讨论过的所有事件的核心，细胞间的交流几乎都是一个

生命的成形

重要的主题。在发育的每个阶段，基于蛋白质的机制都会检测来自环境的信号，这些信号可能是机械性的（张力、自由表面），也可能是生物化学的（来自其他组织的分子）。这些信号，连同信号的内部状态共同决定了细胞的下一步行动。这种组分之间的丰富交流与常规工程中的截然不同。在工程的构建阶段，即使是在计算机中，继电器和晶体管之间也没有任何对话；直到机器完成，电源开启，它们才开始广泛交流。由于这种组件之间的丰富交流是生命与非生命世界差异最大的一个方面，也许这是在我们以往构建的模型被淘汰之后，可以为胚胎发育构造出更符合真实情况的模型的合适起点。

　　在前几章展示的例子中，细胞之间的信号只有两个目的：增加复杂性和纠正错误。虽然我们难以精确地量化生物的复杂性，[①] 但在胚胎中，我们可以用"包含了多少种不同类型的细胞以及解剖上有差异的结构（不包括细胞内部结构）"来度量。[1] 用这种方式度量的话，发育经历了从低（一个细胞，一种结构）到高（几百个细胞类型，几千种内部结构）的过程。此外，在最活跃的发育阶段，结构的生长速度几乎呈指数级（图 85）。

———————

① 在不那么混杂的学科领域，复杂性可以通过精确地指定一个对象所需的信息来衡量。由相同数字构成的数列（如"1111111"）的复杂性，就比长度相同的随机数列（如"1576249"）低。因为前者可以用"7 个 1"来表述，后者只能全部列出来。类似地，球的信息量也小于石块。对生物的复杂性进行精确测量不仅十分困难（我们应该测量形状的复杂性，还是细胞状态或者其他什么？），还伴随着循环论证的风险。假设与设计图类似，身体的所有复杂性都源于基因组，那么可以得到一个数字，也就是基因组的大小。此时如果用这个数字来讨论复杂性从何而来，或者基因与复杂性之间有什么关系就毫无意义了。而且，这种方式忽略了卵细胞的蛋白信息对基因组最初的控制能力（第 1 章）。

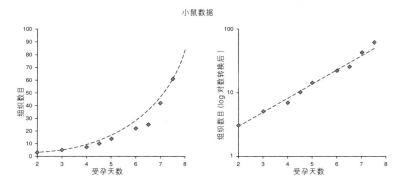

图 85 在小鼠胚胎的早期发育中，不同组织的数量随时间呈指数增长。这两张图用的是同一组数据，左图是原始数据，连线后得到了指数曲线。右图中进行了对数转换，指数关系连线就呈现为一条直线了。发育超过这个阶段以后，组织数量的增长会变得平缓。数据来源：英国爱丁堡大学发布的小鼠胚胎发育图像数据 <www.emouseatlas.org>（获取日期 2013-07-06）。

　　如果一个系统中，已有的增长可以带来更多的增长，它就会出现指数型的增长特征。液体培养基中的细菌生长就是典型的指数型增长案例。一个细菌生长后分裂成两个，这两个细菌生长后总共会分裂成四个，再继续分裂成八个，然后是十六个，以此类推，每次的净增长都会增加。复杂度的指数级上升产生了类似的效果，胚胎获得的复杂性给予了胚胎下一步变得更复杂的能力。我们已经了解到，细胞如何通过交流做到这一点。一旦胚胎中的细胞之间出现区别，胚胎就可以利用检测到的差别创造出第三种类型的细胞，而这又创造出两个新的细胞边界，每个边界又能利用同样的技巧。图 86 通过组织内的一排细胞演示了这个原理，另外第 7 章也用一个实例给出了说明，详述了来自外胚层与脊索的不同信号，如何被用于形成体节与神经管中复杂的细胞类型布局。在真实的生命发育过程中（如图所示），差异衍生差异：胚胎利用这种效应，把自己从无聊的均一物体，引导变成有精妙的内部多样性与组织性的存在。如第 3 章所述，它将简单的物理差异作为种子，启动了整个程序。

细胞交流的另一个强大作用在于平衡不同组织的大小比例，纠正由于生化反应中不可避免的热噪声所导致的错误。让我们回忆一

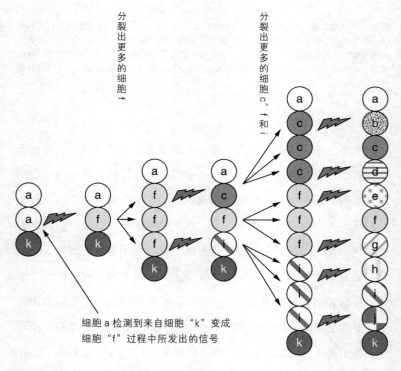

图 86　两种细胞的边界可以让位于边界的细胞，然后变成第三种类型。而这又创造出两个新的边界，新的边界又可以被用于产生更多的细胞类型。这个示意图只展示了基本的概念，并不代表胚胎里真正存在的部位。第 7 章描述了关于神经管与体节发育的实例。

下其中用到的方法：一个组织如何让另一个服务于自己的组织生长，例如缺氧的组织呼唤血液供应（第 9 章）；细胞种群的大小依赖于它们所服务的身体（第 16 章）；位置不正确的细胞如何选择自杀（第 14 章）；干细胞的增殖速度受它们自己创造的细胞发出的信号控制。这些无一例外地说明：我们的发育是多么灵活。

发育灵活性的核心在于信号回路：不仅是信号，还有反馈回路，即过程产生的结果又会返回来控制过程。第 9 章展示了一个实例，毛细血管生长带来的氧气抑制了 VEGF 信号的产生，而后者是促使血管生长的信号。反馈回路的存在让细胞间的交流变成了真正的对话，发出去的信号直接或间接地获得其他信号的回应，细胞间的行为变得极度互相依赖。所以生物能在没有手持蓝图的外部建筑师一边建一边比对的情况下进行自我构建，这可能是关键。砖头不可能意识到自己参与的建筑工程的进度，也不能根据自己的所知改变行为。但细胞可以。它们不能像建筑师那样后退几步，像端详自己的手艺那样"看到"整个胚胎，但是它们探查到的信号足以让它们做出正确的行为。

用组分间的持续交流来取代外来的建筑师或组织者，这并不是日常生活中极为罕见的现象。我们先假设有一种不知人类为何物的天外来客，如果它看着伦敦牛津街街头购物的人群或是在拥挤的舞厅中跳舞的伴侣，又或是露天音乐会中的大群乐迷，它会觉得一定要有人来组织这一切，防止大家碰撞或挤死。但因为我们曾经参与其中，所以知道每个人只是根据局部的线索做出反应：虽然环境特点使得没人能掌管全局，但大多数时候人们还是安全并合理地组织着自己。① 从更大的尺度上讲，文明的核心机制，如语言发展、经济原理、食物分配原则，甚至是科学探索的方法，都源于大量人员的互动，没人持有纵观全局的外来者的特权。所有人都只是基于有限的局部知识行动。然而，虽然偶有经济动荡，人类文明总体还是可以说井井有条，相当稳定。实际上，也有人尝试以一己之力来创造语言或经济模式，但都被证明并不像传统模式那么高效，即每个人都只根据有限的环境条件相应地进行自组织。在组建从家庭到社会这些多个体组织的过程中，我们密切地沟通，就像那些组建社会群体的蚂蚁、白蚁、蜜蜂。虽然这样类比不够精确，但还是有助于我们理解细胞如何通过交流，创造出了比自身大得多的组织。

发育机制中一个惊人的特色就是它的嵌套结构，后者将原先形成的组织收罗其中，来完成更精细的事件。构建有效的感觉神经系统要依靠调节神经连接的强度，其中要用到正反馈的学习回路（第15 章）。这就首先要求神经系统先建立好大量的连接，这又进一步要求神经嵴细胞根据对导航信号的解读进行迁移（第 13 章）。要结合导航与细胞运动，细胞要依赖前缘的自组织回路（第 8 章），这些回路依赖的是开启物理层面的简单自组装，也就是蛋白单元结合变成微丝（第 1 章）。这种嵌套结构甚至可以再向宏观延伸，超越个人，塑造社会。但要小心不要类比过头，社会组织中加入了能产生重大影响的新能力，比如将已有的知识传递给后代，而身体内并

---

① 大多数情况都是如此，但也有恶意的例外。学术界一个有趣的领域，就是通过营造不鼓励有别于常规行为的危险行为的环境，来观察其中的群体行为。我们熟悉的常规行为有安全的自组织流程。

没有和这特别相似的机制。身体也有一些特征，比如只有生殖细胞系可以参与繁殖，这在人类社会中也找不到明显相符的东西（但在蚂蚁和蜜蜂之类的社会性昆虫中，的确只有个别个体繁殖，实际上可以把它们视为群体的生殖细胞系）。

那么以上这种以交流为中心的观点是如何与现在流行的基因中心论达成一致的呢？只要注意到在这种观点中发挥核心作用的蛋白质机器是根据基因中的信息构筑的，就可以轻松地将这两种观点合二为一（第1章）。蛋白质调节基因表达，基因决定蛋白质的制造；基因中心论与交流中心论毫无矛盾之处，它们是同一个硬币的两面罢了。但是，从基因中心论的表达看来确实有矛盾之处，这可能是由于科学家自己的表达方式过于简洁，而这些速记式的表达冲出实验室之后，就导致大众甚至生物学学生产生误解。这种问题的出现提醒我们，要注重自己的表达方式，即使是在实验室这种私人圣地。这里说的简写，指的是"某某的基因"这种说法。这种说法让人们倾向于认为，特定的基因指定了人的某种高阶属性，比如长鼻子、强壮的手臂或者高智商。

经典遗传学主要研究相关性，特别是某种基因突变与某种生物中可观测到的影响之间的相关性。在有关发育中，相关性可能是在"出现某种突变后，身体的某个部分（假如是 X 部分）不能正常形成"后才发现的。在学术会议中使用这样的表达太饶舌了，所以人们迅速简写成了"X 的基因"。最后给基因命名的时候，又出现了类似的简写：无翅、粗脉、小眼，等等。倘若每个人都时刻记得这些简写本来代表的意思，那就不会有问题。然而倘若他们不能，这些短语实在是太容易让人觉得这些基因的功能就是制造身体的某一个特定部位，甚至让人们以为它们之间的关系就是一对一的。这种误解已经变得极为常见。这个问题来自因果的方向性，一首著名的英国童谣很好地把握了这一点（这首童谣的背景可能是让查理三世丢掉性命的那个事件）：

> 少了一颗铁钉，丢了一只蹄铁。
>
> 少了一只蹄铁，丢了一匹战马。
>
> 少了一匹战马，丢了一名士兵。
>
> 少了一名士兵，败了一场战役。
>
> 败了一场战役，失了一个国家，
>
> 所有的损失都只源自少了一颗马掌钉。

这里展示了某个部分失灵后而导致严重后果的典型因果关系。任何一个理性的人都不会认为一颗马掌钉的原始功能是赢得博斯沃思原野战役。钉子的功能是固定马蹄铁，如果有老师把所有的马掌钉都描述成"博斯沃思原野战役的马掌钉"，那就变成了对历史的怪异解读。同样，认为没突变的果蝇的"无翅基因"，其功能就是制造翅膀，这也是种误解。这种基因的功能并不是这样，它其实是产生一种信号蛋白，这种蛋白相当于我们之前讲过的人体 WNT 蛋白。这种信号蛋白在果蝇体内能发挥多种功能，其中一种蛋白对翅膀的正常发育至关重要。在这种基因上出现某些突变的果蝇，其身体的其他部分相当正常，只有翅膀不能正常发育，这种基因也因此得名。

虽然这种区分看起来很细枝末节，纠结人们是否用了"某某基因"这种表达似乎只是为了卖弄学问，但是我要强调：这种表达事关重大。"某某基因"的问题在于，它让人们自然而然地觉得身体是按照一个确定的计划形成的，而不是跟着一种结合了自身信号与环境中的信号来组织发育的多层次的嵌套机制。因此，这让人们对决定特征的发育过程有了不正确的印象。关于到底是基因还是环境、是先天还是后天塑造了人类身体的大量激烈争论，极好地揭示了这种普遍存在的误解。

早在 1909 年，生物学家威廉·约翰森（Wilhelm Johannsen）[2]和理查德·沃尔特里克（Richard Woltereck）[3]分别发表了一组证据，有力地证明了动物的发育并非只由基因决定，而是基因所创造的机制与环境相互作用的结果。在接下去的年月里，许多关于动物，也包括对人类的研究都支持这个结论。虽然如此，"某某基因"这种过于简洁的表达还是在心理学家、社会学家、教育家、政治家和其他公众中制造出了错误的观念，认为先天和后天可以完全分开。如果政治家和医生基于这种科学误解来设计教育系统、精神护理系统以及刑罚，问题就严重了。

合理地利用关于异常发育和其起因的信息，已经（也将继续）极大地帮助我们理解正常的发育过程。研究异常发育的学科是畸形学（teratology，虽然大多数人在谈论人类的异常发育时会使用更中性的字眼），这个词其实源于古希腊语中表示"怪物"或"奇迹"的词。畸形学的贡献主要有两个方面，第一个是将特定的基因和化学通路与发育事件联系起来。例如，倘若编码信号分子 GDNF 的两个等位基因都发生了失活突变，那么小鼠或婴儿出生时，小肠会缺少神经系统，而且没有肾脏。这种现象非常直观地表明，GDNF 的信号很可能参与了这两种器官的发育。不久之后研究人员就证实了这一点。他们采用的方法是，用人工合成的信号以及阻断剂，操纵拥有正常基因的小鼠胚胎中的 GDNF 信号。这种思维方式非常有价值，大量实验方案致力于研究在线虫或者果蝇这种简单的有机体中，每种（独立的）基因突变所造成的效应，从而掌握每个发育事件所需蛋白质的编码基因。从这些简单动物中获取的信息也常常被用于小鼠和人类胚胎实验，成功率极高。类似地，关于那些会引发特定发育失败的化学毒物，人们一旦了解它们是如何起作用的，也就可以用来鉴别身体某部分发育所需的化学通路和其他过程。例如第 11 章中提到的沙利度胺就是这样。另一个例子来自农业，而非实验室中的动物。那些以加州藜芦为食的羊，会产下只有一只眼睛一只鼻孔的羊羔。这种植物中含有环巴胺（cyclopamine，这个名字来自希腊神话中的独眼巨人 Cyclops），后来人们发现这种物质可以强力抑制音猬因子的信号通路。本书中已经多次提到这种信号通路。这种现象让研究人员迅速意识到，音猬因子很可能参与了脸部正确模样的形成。我们在本书中提及的对人类发育的理解，大多是从畸形（包括基因的异常）推理出来的。

　　广义（包含遗传学研究在内的）畸形学的另一大贡献是帮助人们了解我们从何而来。这里的从何而来不是指本书中写到的发育过程，而是地质时间上这个问题的另一个版本。正如华莱士和达尔文意识到的那样，演化需要两个要素：变异与自然选择。变异产生混合种群，而自然选择决定混合种群中的哪些变异更倾向于留到下一代。不同的变异会互相竞争从而留下可育后代，这也意味着发育出有差别的特征在发育时间上存在差异。大多数变异都很小：腿短一点或长一点，肺部多一点分支，大脑皮层多一点褶皱，等等。有些变异也可能带来很大的影响，实现飞跃性的变化，例如让脚蹼上的细胞不再出现细胞选择性死亡，从而长出适于游泳的脚。演化改变究竟更多基于多次微小变化的积累，还是飞跃式的变化，演化生物学家至今还在争论不休。但是无论哪种情况，发育给成年个体带来的变化都将留给子孙后代。研究动物中基因上的变异如何导致身体或大或小的变异，还有从温度到毒物等各种环境因素是如何与基因相互作用而改变发育的，都可以帮助我们了解演化上重要的变异可能从何而来。

　　关于人类的发育，还有太多的未知。将来是否仍会有惊人的发现去颠覆我们的全部认识，还是我们已经找到了发育的主要规则，将来的工作只是填补一些细节？科学家们通常认为，我们现在很可能已经找到这个领域的基本规则：基因控制、细胞交流和细胞运动等。但是科学的发展史警告我们，共识不等于事实。维多利亚晚期的大多数科学家都相信：有了牛顿定律、麦克斯韦定律、热力学定律和其他一些知识，他们就掌握了宇宙的基本机制，之后只要再增加些细枝末节就足够了。然而，相对论与量子力学的发现撼动了当时物理学的核心理论。自然总能让我们震惊。如果还有什么能真正撼动发育生物学的范式，那又应该是什么呢？

生命的成形

至少从我的角度看，分子水平的研究很难再贡献什么革命性的结果。这类研究确实依然可能带来某些惊喜，例如人们最近发现了RNA 干扰以及小 RNA 在控制基因上的作用，[4, 5, 6] 之前人们从未注意到这一点；但这仍然没有改变基因控制的基本准则，基因的表达仍然控制着其他的基因，只是这次利用的不是蛋白质而是 RNA。基因表达研究上更有前途的，可能是纵观基因表达的全局，记录哪些基因更会同时活跃，它们可能形成了某种关联的系统或"模块"，会共同行使某些功能。与此相关，从细胞交流网络的连接模式中可能更适合找出真正新鲜的真相：不是分子信号的连接细节，而是整体的模式，也就是"连接图"。迄今为止，研究人员通常都逐一研究各个信号，但近期已经有一些先驱转向完整的信号网络，去探索其中的模式。在细菌之类的简单有机体中，"前馈回路"这样的模式一次次出现。[7] 或许在胚胎中，特定的信号网络可能总与某些特定的发育事件相关，其中的分子细节反而不那么重要。如果真是如此，那我们对发育的理解就会上升到新的层次，也就找到了新的方式来探索超出个体生物组织的发育与生物个体本身的发育方式，看看它们是否存在本质上的相似性。我们也可以用同样的方法来比较连接了发育中的生物体内细胞的网络，和那些连接了生态系统内正在发育的生物体的网络。类似的方法也许还可以揭示通用于不同尺度、不同物种的原理。

虽然我们对胚胎发育的理解有着种种局限，但是已有的认识已经开始应用于建立新的医疗手段。那些因为创伤、发育缺陷或感染性疾病而受损的身体，并不总能重建失去的组织。即使周围未损伤组织中的干细胞是健康的，本来应该能继续生长、帮助修复组织，但还是有可能因为感染或有伤疤而阻断了它们与受损伤部位的联系，从而不能成功增殖。仅仅在半个多世纪以前，外科医生才开始利用移植来治疗病人。他们有时候移植的是病人自己的组织（针对烧伤皮肤的移植，就是这类技术最早的一种应用），有时候也会移植来自死亡的人或活体捐献者的组织或器官。移植的可以是肾、心、肺等。这些技术的应用还有很大的局限性，因为手术造成的创伤会让受伤的组织释放警告信号、激活防御系统，吞噬细胞会开始收集新植入组织的碎片，并呈递给 T 细胞。如果 T 细胞又正好识别了其中的某些部分，例如器官移植的接受者体内没有的某种蛋白质（如果接受者本来就有这种蛋白，那么携带这个的 T 细胞早在胸腺里就被杀死了，可参考第 17 章），T 细胞会组织免疫反应摧毁新植入的器官，即器官会受到免疫"排斥"。因此，那些需要移植的人必须等到和自己有着相同组织类型的供体。实际上，这也就意味着大多数人要等上许多年，在此期间则需要依靠既不方便又不完美的机器（比如肾脏透析仪）维持生命。如果有一天我们不需要从其他人身上获取就可以构建出新的组织，那就方便多了。

如果胚胎采用线性发育的方式，也就是基因根据计划，按照固定的顺序表达，这意味着，不从制造一个胚胎开始就不可能创造出新组织。而这样做就相当于仅仅为了使用它的备件而创造一个胎儿或婴儿，会激起人们道德上的反感，是不为文明社会所容忍的行为。如果我们同时考虑基因的实际行为，还有它们的产物会让不同的分子和细胞互相交流并进行自我组织，就会得出一个更乐观的实践想法。如果在胚胎发育中，细胞可以基于周围的环境做出正确的决定，把自己组织成器官，我们是否也可以让它们在培养皿这样的人工环境中表现出同样的行为呢？

答案似乎是肯定的。其中一个证据来自肾脏（我们在第 10 章中详述过肾脏的发育）。如果给发育中的肾脏添加某些消化酶，就可以彻底打破它们精致的结构，甚至让它们变成自由漂浮在试管中的一个个细胞。如果将这些细胞重新聚集在一起组成无序的细胞团，它们就会随机移动，并与相同类型的细胞聚合在一起。几天后，无须实验人员的帮助，它们就开始了自组织过程，形成的组织与正常发育的肾脏毫无二致。[8, 9]人们在显微镜下真正观察到这个过程之后，就再也不需要怀疑我们的细胞天生具备交流和自组织的能力，即使在诡异的人工环境中仍然能表现出来。

从关于肾脏、肺脏以及其他器官的这些早期实验室探索，到这种技术真正被我们和其他实验室应用，从而制造出复杂程度堪比肾脏的可用于移植的器官，这中间很可能还有几十年时间。但是人们现在对胚胎细胞可以利用信号以及反馈来把自身组织成适当的结构，还有如果适当地处理，甚至可以让它们在试管中完成同样的行为有了越来越多的认识，这都使得这类研究的前景更加明朗。特别是那些本来就能产生一个组织中所有类型成熟细胞的干细胞，如果人们设法重启它们的自组织机制，就可能提供一种产生组织的强大方法。对于那些由于抗白血病治疗而失去正常血细胞和免疫系统的病人，用他人骨髓来源的干细胞来取代自己的干细胞，这已经是相当常规的治疗手段：这得益于骨髓简单的结构。行使更替皮肤和毛细胞功能的皮肤干细胞，也已经成功应用于治疗那些因为大规模烧伤而失去自身干细胞的病人。病人自身组织中的间充质干细胞被用作填充移植器官的结缔组织，也就是说，用病人自己的细胞挤掉捐赠者的细胞。这让植入器官的结缔组织表现得像病人自己的，有效避免了免疫排斥。一个早期广为人知的手术[10]是"克劳迪亚（Claudia）的气管"：为一个因病失去气管的女子重建气管（这个手术当时被各大报纸报道）。需要学习和需要做的事情数不胜数，学术界真正的认知状态与大众媒体炒作的还存在巨大的差距，但我们可能的确生活在一个医疗革命的时代，这些革命都建立在我们越来越了解"自己是如何形成的"的基础上。没人能保证进步：这些都要依赖辛苦的纳税人持续支持，以及不断要有愿意投身于探索人类奥秘的热情年轻科学家。

即使更好地理解人类的发育让我们能够更好地修复伤害和疾病带来的影响，我们仍然要面对这样的事实：身体的修复系统是不完美的。干细胞的作用巨大，但是错误会慢慢入侵系统，毒素也会不断积累，这些都会传播混乱，阻碍细胞正常交流的通道，削弱它们做出正常响应的能力。机能的丧失最初并不起眼，可以说几十年内都不怎么显眼，但是随着微小的伤害不断积累，最终会损害身体进行适当维护自身的能力。这意味着生理效率变得更低，也意味着修复效率更低。这是一种正反馈，只不过这次成了与我们作对的正反馈：它使得我们无论多么小心翼翼，都一定会走向死亡。我们的基因，那些指导蛋白合成、塑造了我们的基因的确可以传递，可以和来自其他个体的基因一起，重新开始构建一具血肉之躯——一个更年轻，但也终将死去的凡人。从基因的角度来说，生命是循环的，但是从人类个体来说，这是单向的旅程：所谓"生命的循环"只是裸猿们为了面对它们惧怕的黑暗而发明的幻象。

我们知道这条路只能走一次。更好地理解我们如何来到这里，了解我们构建身体时所经过的那些让人讶异的过程，只会让我们在看到每个人的自我创造时带上更多的尊重与敬畏，无论这个人是陌生人，是朋友，还是自己——那个独一无二的自我。

词汇表

　　编撰本书词汇表的过程中，我尝试在解释清楚和保证学术准确性之间找到平衡。以下这些定义足够在本书的语境下解释清楚对应的意思，但可能不是完整的标准定义。

BCR	即 B 细胞受体，但它并不是与 B 细胞结合的受体，而是与抗体（参见相关词条）高度相关的分子，是 B 细胞外膜的一部分。BCR 能够识别特定的结构，比如细菌的部分，每个 BCR 只识别特定的靶标结构。
BMP	骨形态发生蛋白是一种信号分子。和其他信号蛋白类似，人们根据第一个发现的效应命名了这个蛋白，实际上人们已经发现它还控制着许多其他的发育事件。
DNA	（脱氧核糖核酸）为核苷酸（参见相关词条）的聚合物，基因的物理本质就是 DNA。
EPH	EPH 蛋白是肝配蛋白（参见相关词条）的受体。
ES 细胞	参见"胚胎干细胞"。
FGF	成纤维细胞生长因子，一种信号蛋白。这也是根据人们第一个发现的作用而命名的信号蛋白，现在人们知道它参与控制更多的发育事件。
GDNF	胶质细胞源性神经营养因子，也是一种细胞间的信号蛋白。它也是根据第一个被发现的作用而命名的信号蛋白。现在人们知道它还参与控制了更多的发育事件。
Hif1α	缺氧诱导因子 1α 是细胞内部的一种蛋白。通常它的寿命非常短，但在缺氧环境下它们可以存活更长时间，因此它们可以

	激活特定的基因，特别是那些与新血管生长相关的基因表达，而血管的生长可以解决缺氧的问题。
Hox 编码	Hox 编码并不真的指一种编码，这是一个用来概括头尾轴上细胞位置与它们所表达的 Hox 基因的组合之间关系的短语。拥有不同 Hox 组合的细胞会表现出不同的行为，于是在头尾轴的不同位置开始形成不同的解剖结构（例如颈部的椎骨不带肋骨，而胸部的就带有肋骨）。
HSC	造血干细胞是形成血液中各种细胞的干细胞。
IGF	胰岛素样生长因子 I 和胰岛素样生长因子 II 也是细胞间信号蛋白，它们对生长很重要。它们的结构与胰岛素极为相似，但不像胰岛素那样可以直接控制血糖和能量流。
iPS 细胞	诱导多能干细胞，使用某些方法对普通细胞（比如皮肤细胞）进行处理，让它们表现出类似胚胎干细胞的特性，能够形成各种类型的细胞。
Jagged 蛋白	一种细胞表面蛋白，会向临近细胞的 Notch 受体发送信号。
L1 细胞黏附分子	一种细胞黏附分子。
mRNA	信使 RNA，是对基因内部信息的 RNA 拷贝。mRNA 之后被转移到细胞核外，作为模板用于合成蛋白质。
Notch 蛋白	这是一种细胞受体蛋白，可与 Jagged 蛋白（参见相关词条）等细胞表面信号蛋白结合。由于 Jagged 蛋白是细胞表面的一部分，从 Jagged 到 Notch 的信号连接就发生在相邻细胞之间。
N– 钙黏蛋白	一种细胞粘连蛋白。
RA（视黄酸）	与维生素 A 类似的小分子，在体内由维生素 A 转化而成。RA 可用于细胞间信号传递。
RNA（核糖核酸）	与 DNA 类似的长碱基聚合物。RNA 种类繁多，本书提到最多的是 mRNA（参见相关词条）。
ROBO	ROBO（意为"环线"）是细胞信号分子"SLIT"的受体。在昆虫和哺乳动物中，ROBO 的作用之一是让延长中的轴突生长锥识别表达 SLIT 的神经系统中线：倘若 ROBO 功能失常，生长锥就会在中线不断穿过又穿回。这就是它名字的来历。
SOX9	SOX9 是一种转录因子，与性别决定等有关。
SRY	SRY 是 Y 染色体上的性别决定区域（sex-determining region

of the Y chromosome）的简称，这个基因会让胚胎向着男性，而非女性发育。

TCR　　　　T 细胞受体并不是能探测 T 细胞的受体，而是 T 细胞携带的受体。这个受体可以识别例如细菌的某个部分等特定的结构。每个 TCR 只能识别特定的靶标结构。

VEGF　　　血管内皮生长因子，是一种强力促进血管生长的信号蛋白。

WNT　　　　WNT 蛋白是一种细胞间信号蛋白。

WT1　　　　WT1 蛋白以各种方式控制特定基因的表达（如决定基因能否被读取，也改变 mRNA 的编辑方式）。它因为与肾母细胞瘤（Wilms tumour) 有关而得名。这种蛋白也与性别决定有关。

氨基酸　　　氨基酸是一类可以形成蛋白质亚基的小分子，人体内一共有 20 种。每种氨基酸都有类似的主链，但都有独一无二的侧支：蛋白质上氨基酸出现的顺序决定了蛋白质的形状以及蛋白质与其他分子的作用方式。氨基酸的顺序由编码这个蛋白质的基因上的碱基序列决定。

变异（突变）　变异的传统定义是有机体产生的结构、生化或行为上不同以往的特征，这种变化可以是基因也可以是环境造成的。在现代生物学中，"突变体" 仅指由于单个或多个改变了基因所导致的改变。

病　毒　　　病毒是一种寄生性的微生物，由蛋白质外壳或膜结构及其包裹的遗传材料构成。病毒小到不能独立地进行新陈代谢，但它能够进入人体细胞内部，让自己的遗传材料控制人体细胞并让细胞生产自己的复制品。有些细胞可以在宿主细胞内沉寂多年（例如水痘，复苏的病毒会引发带状疱疹）。

补　体　　　补体系统是那些能识别普通细菌表面蛋白的一系列蛋白质。它们可以在细菌表面打洞，并可以激起免疫系统细胞的反应。

布朗运动　　水分子的推挤所引发的小型物体（如大的蛋白质）的随机运动。

层粘连蛋白　细胞分泌蛋白，细胞外基质，特别是上皮与其结缔组织间的"基底膜"的重要组成部分。

存活因子　　从比较宽泛的意义上讲，存活因子也是信号蛋白。一种细胞分泌的存活因子可以阻止另一种细胞出现细胞选择性死亡

（"自杀"）。

蛋白质 蛋白质是氨基酸形成的聚合物。它们是细胞结构的主要成分，也是多数生化反应的催化剂。

底 板 神经管最靠近腹侧的部分。

动 脉 从心脏将高压血液运输到组织的血管。血液将沿静脉流回心脏。

防御素 防御素是抗菌蛋白。

分 节 分节是沿着身体轴线的重复单元，类似对一个主题的变奏。可以把椎骨看作躯干骨分节现象。

肝配蛋白 可以被 EPH 蛋白探测到的信号蛋白。

核苷酸 每个核苷酸由一个碱基（见"碱基"词条）和一个糖基构成。RNA 和 DNA 中的糖基略有不同，糖基的差异直接导致这两种分子的差异。

肌动蛋白 肌动蛋白是一类可以聚合在一起形成微丝的细胞蛋白。微丝是细胞骨架的重要组成部分。肌动蛋白与肌球蛋白形成的复合体可产生张力。

肌球蛋白 肌球蛋白是一种马达蛋白，可与肌动蛋白微丝相互作用，产生机械张力。

基 因 基因是能够引导某一特定 RNA 分子合成的一段染色体：在大多数情况下，它合成的为 mRNA(参见相关词条)，mRNA 转而合成特定的蛋白质。有些情况下一个基因可以被用于合成不止一种蛋白，因为它们合成 mRNA 可被编辑成不同的最终 mRNA "脚本"。这种编辑过程由细胞蛋白控制，而细胞蛋白是由它们自己的基因合成的。

激 素 激素是一种能在较大范围内起作用的信号分子，特别是能通过血液传播的那些信号。

脊 索 脊索是位于神经管腹面的细棒状结构。它是组织胚胎发育的重要信号来源，但它在成年人身上只留下很小的痕迹。

脊柱裂 脊柱裂是神经管没有正常闭合，导致脊椎内部暴露在外的一种发育异常。

碱 基 碱基是组成 DNA 和 RNA 的核苷酸亚单位上的特有结构。DNA 的四种碱基是 A、C、G 和 T；而 RNA 的是 A、C、G 和 U。

角膜缘	角膜与巩膜的边界，即眼白的外缘表面。
静　脉	静脉将组织内的毛细血管送还的血液带回心脏。
抗　体	抗体的一端能识别特异性分子结构，例如部分细菌的分泌蛋白，抗体的另一端则可以激活包括补体系统和吞噬细胞在内的免疫系统。每个抗体只识别特定的目标结构。
毛细血管	直径最小的一种血管。在所有的血管中，毛细血管与组织关系最为密切，会直接为组织带来氧气与营养物质并带走废物。
内胚层	内胚层是三胚层的最内层，会形成消化道内壁以及消化道侧支的那些器官。
黏　液	由水和长链糖类分子组成的黏滑分泌物。黏液中常含有抗菌分子。它们对人体那些比较易于受伤或感染的表面起到清洁和保护作用，例如鼻腔和阴道。
浓度梯度	浓度梯度分子的浓度在空间上的稳步改变，这可能由形成某处的分子向外扩散所致。
潘氏细胞	小肠隐窝内近底部的细胞。它们参与保护邻近的细胞，如干细胞不受细菌攻击。
胚胎干细胞	胚胎干细胞是来源于早期胚胎的细胞。它们可以被培养，有形成身体各种类型细胞的潜能。操作胚胎干细胞是产生转基因生物的基础。
染色体	染色体内有盘曲折叠的 DNA 长链，长链内包含着数以千计的基因，而染色体的结构还要依靠包裹 DNA 的蛋白质。人类的体细胞内含有 46 条染色体。
上胚层	在原肠胚形成前的二层胚盘期的上层细胞。下层为下胚层。
上皮钙黏着蛋白	上皮钙黏着蛋白是细胞间的连接蛋白。
上　丘	上丘是大脑的一部分，那些携带视觉信息的神经在此处交汇。轴突末梢在上丘上的相对位置反映了它们最初在视网膜的位置：眼睛看到的世界就这样复制到上丘上。
身体的，体的	在胚胎学中，"身体的"或"体细胞"之类的表达指的是生殖细胞系以外的部分。生殖细胞系是胚胎中将来唯一能形成下一代的部分。
神经板	位于身体中线处的一条外胚层，后内陷形成神经管（见"神经管"词条）。

生命的成形

神经递质	在化学突触（见"突触"词条）中传递信号的分子。
神经管	身体背中线下部的管道，它会形成脊髓、脑部以及神经嵴（参见相关词条）。
神经嵴	由神经管最背部产生的细胞群，它们从神经管迁移到身体的其他部分，发育成各种神经和非神经性的组织。
神经嵴病	由于神经嵴（见"神经嵴"词条）的发育失败或行为异常所导致的疾病。
神经交叉	神经交叉是神经系统的"交叉路口"。
神经突	从神经元细胞体上发出长突起，或将电信号传给神经元，或从神经元带走信号。
神经元	神经系统中负责接收、处理和传递电信号的细胞，人要依靠它们才能思考与行动。
肾小球	肾脏中用于血液过滤的单位。
生殖细胞系	生殖细胞系是最终产生精子和卵细胞的细胞。在胚胎发生早期这些细胞就被预留，不参与任何其他的发育过程。
适应性自组织	众多"无智慧的"对象依据简单的规则，组织自身形成具有所有组分所没有特征的大规模系统的过程。适应性自组织也被称为"群体智能"。
丝状伪足	迁移中的细胞前缘和神经生长锥伸出的长而细的突起。细胞利用它们来探索环境，决定前进的方向。
体　节	躯干部指的是神经管两侧中胚层团块。它们是脊椎的前体（还要经历复杂的变化），还会形成躯体的骨骼、肌肉、结缔组织以及四肢。
体　轴	我们用体轴来定义身体的方向性：一条从头端指向尾端，一条从背到腹，一条从左向右。如果没有特殊指明，体轴一般指的是头尾轴。
同级替换	组织修复中的一种更新方式，指的是在某些细胞损伤或死亡后由周围相似的细胞增殖并补充。
突　触	突触是一个神经元（见相关词条）的神经突（见相关词条）与其他神经元或肌肉间的连接。突触分化学突触和电突触。在化学突触中，传导细胞释放神经递质给接收信号的细胞，在电突触中细胞会直接传递电信号。

吞噬细胞	隶属免疫系统的细胞，它能吞噬并毁灭入侵者和细胞碎片。
外胚层	后原肠胚时期最外侧的细胞层。大多数的外胚层细胞将形成皮肤外层；外胚层的其他部分会形成神经管以及其他身体结构。
微　管	微管是微管蛋白的聚合物；它们是细胞骨架中最主要的承受压缩力的原件，它们还扮演着"有轨电车轨道"的角色，可以在细胞内运输细胞成分。
微管蛋白	制造微管的蛋白质。
微生物	如细菌、单细胞真菌或寄生虫这类小生物。
微　丝	微丝是肌动蛋白的聚合物，是细胞骨架中主要的压力承受结构。它们还会与肌球蛋白结合产生张力。在某些情况下，例如在迁移细胞的前缘，短的微丝可以产生压缩作用。
细胞核	细胞核是人体细胞内内含染色体（参见相关条目）的那个部分，由膜结构包裹。
细　菌	细菌有着简单的细胞结构，它们只有典型人体细胞千分之一的体积。它们有一些人类细胞所没有的特点，比如细胞壁。细菌可能是有用的伴侣，也可能成为病原体，这都取决于细菌的种类以及它们处于身体的哪个位置。
下胚层	原肠胚形成前的二层胚盘的下层，它的上面是上胚层。
先天无脑畸形	先天无脑畸形是头部神经管闭合异常所导致的一种畸形。大脑缺少很大一部分，而后脑没有闭合，成形的那部分大脑会直接暴露在外。
纤连蛋白	纤连蛋白是细胞分泌的一种蛋白质，是细胞周围起连接作用的重要成分之一。
纤　毛	纤毛是细胞表面的短突起。它们可以通过协调摆动让体液沿着细胞表面向一个方向流动。另外它们也参与细胞信号传导。
泄殖腔	人类仅在胎儿期具有的结构，是消化道、尿道与生殖系统的共同开口。在出生前，泄殖腔被划分为直肠、尿道以及（女性才有的）阴道。
岩藻糖	一种糖类，和许多糖一样，可以添加到蛋白质上。
羊膜腔	羊膜腔是在上胚层上形成的封闭的、充满液体的囊状结构，它会一直环绕在胎儿周围直至婴儿出生。

生命的成形

阴茎原基	这个词用以描述胚胎中会发育成阴茎或者阴蒂的结构，仅在还能看出区别的那个阶段使用。
音猬因子	这是一种细胞信号蛋白。
营养假说	该假说认为除去胚胎的最早期阶段，任何细胞的生存都要依赖其他细胞发出的信号（存活因子）。这种方式保证了不同的细胞保持适当的比例，出现在错误位置的细胞都将死去。
原肠胚形成	上胚层的细胞"下潜"形成内胚层和中胚层、未下潜的细胞形成外胚层的过程。
原　结	原结是原条末端的结构，是原肠胚形成（参见相关条目）开始时细胞"下潜"的地方。
原　条	原条是胚胎体轴的最早标志，它看起来是在上胚层（将来的身体躯干）形成的一条下陷。
运动神经元	运动神经元是负责将电信号发送给肌肉细胞的神经元，也就是说它们是运动的直接驱动者（这里的运动既包括像移动胳膊这类自主运动，也包括消化道运动这种非自主运动）。
整合素	整合素是一类可以将细胞与其环境中的物质连接起来的蛋白家族。它们的典型特征还包括与细胞内部的蛋白复合体相连接，为细胞外蛋白和细胞骨架的创造提供了联结机制。它们也可以激活某些细胞内信号。
肢　芽	从身体上发出的将来会生长成四肢的分支。
中胚层	原肠胚形成的三胚层之一，位于外胚层（参见相关词条）和内胚层（参见相关词条）之间。
中肾管	胚胎期身体两侧连接原肾与泄殖腔的管道。女性的中肾管会几乎全部消失，但男性的会留下并成为生殖系统的一部分。
中肾旁管	中肾旁管是位于早期胚胎左右侧的一对管道，在雌性中它们会发育为生殖道上部。雄性的中肾旁管会随着发育消失。
中心体	中心体是细胞微管组织中心，它能始终保持在细胞的物理中心（原理参见第1章）。
轴　突	从神经元细胞体上发出的传导电信号的细长突起，它与其他神经元或肌肉相连接。
主动脉	主动脉是将血液从心脏运输到较小动脉以及组织的主要动脉。如本书所述，胚胎期的两条主动脉会经过重塑形成成年期的

唯一动脉。

滋养层　　囊胚最外层的细胞，之后会形成胎盘的胎儿部分。

滋养外胚层　　在胚胎经历原肠胚形成的过程中，滋养层会成为滋养外胚层。

参考文献

第2章 从单细胞到多细胞

1. Inoué S, Salmon ED. Force generation by microtubule assembly/disassembly in mitosis and related movements. *Mol Biol Cell*. 1995;6:1619–40.

2. Schatten H. The mammalian centrosome and its functional signifi cance. *Histochem Cell Biol*. 2008;192:667–86.

3. Reinsch S, Gönczy P. Mechanisms of nuclear positioning. *J Cell Sci*. 1998;111:2283–95.

4. Holy TE, Dogterom M, Yurke B, Leibler S. Assembly and positioning of microtubule asters in microfabricated chambers. *Proc. Natl. Acad. Sci.* USA 1997;94:6228–31.

5. Grill SW, Hyman AA. Spindle positioning by cortical pulling forces. *Dev Cell*. 2005;8:461–5.

6. Kimura A, Onami S. Local cortical pulling-force repression switches centrosomal centration and posterior displacement in C. elegans. *J Cell Biol*. 2007;178:1347–54.

7. Kimura A, Onami S. Computer simulations and image processing reveal length-dependent pulling force as the primary mechanism for C. elegans pronuclear migration. *Dev Cell*. 2005;8:765–75.

8. Vallee RB, Stehman SA. How dynein helps the cell fi nd its center: A servo-mechanical model. *Trends Cell Biol*. 2005;15:288–94.

9. Grill SW, Howard J, Schäffer E, Stelzer EH, Hyman AA. The distribution of active force generators controls mitotic spindle position. *Science*. 2003;301:518–21.

10. Bornens M. Centrosome composition and microtubule anchoring mechanisms. *Curr Opion Cell Biol*. 2002;14:25–34.

11. Yasuda S, Oceguera-Yanez F, Kato T, Okamoto M, Yonemura S, Terada Y, Ishizaki T, Narumiya S. Cdc42 and mDia3 regulate microtubule attachment to kinetochores. *Nature*. 2004;428:767–71.

12. Li X, Nicklas RB. Mitotic forces control a cell-cycle checkpoint. *Nature*. 1995; 373: 630–2.

13. Lampson MA, Renduchitala K, Khodjakov A, Kapoor TM. Correcting improper chromosome-spindle attachments during cell division. *Nat Cell Biol*. 2004;6:232–7.

14. Waters JC, Cole RW, Rieder CL. The force-producing mechanism for centrosome separation during spindle formation in vertebrates is intrinsic to each aster. *J Cell Biol*. 1993;122:361–72.

第 3 章　造就差异

1. Braude P, Bolton V, Moore S. Human gene expression fi rst occurs between the four and eight-cell stages of preimplantation development. *Nature*. 1988;332:459–61.

2. Van de Velde H, Cauffman G, Tournaye H, Devroey P, Liebaers I. The four blastomeres of a 4-cell stage human embryo are able to develop individually into blastocysts with inner cell mass and trophectoderm. *Hum Reprod* 2008;23:1742–7.

3. Sasaki H. Mechanisms of trophectoderm fate specifi cation in preimplantation mouse development. *Dev Growth Differ*. 2010;52:263–73.

4. Cohen M, Meisser A, Bischof P. Metalloproteinases and human placental invasiveness. *Placenta*. 2006;27:783–93.

5. Mor G. Infl ammation and pregnancy: the role of toll-like receptors in trophoblast-immune interaction. *Ann N Y Acad Sci*. 2008;1127:121–8.

6. Shaw JL, Dey SK, Critchley HO, Horne AW. Current knowledge of the aetiology of human tubal ectopic pregnancy. *Hum Reprod Update*. 2010 July–August; 16(4): 432–44.

7. Maximow AA. The lymphocyte is a stem cell, common to different blood elements in embryonic development and during the post-fetal life of mammals. Eng. *Trans in Cell Ther Transplant*. 2009;1:e.000032.01. doi:10.3205/

ctt-2009-en-000032.01.

8. Evans MJ, Kaufman MH. Establishment in culture of pluripotential cells from mouse embryos. *Nature.* 1981;292:154–6.

9. Pitera JE, Turmaine M, Woolf AS, Scambler PJ. Generation of mice with a conditional null fraser syndrome 1 (Fras1) allele. *Genesis.* 2012 June 22. doi: 10.1002/dvg.22045.

10. Thomson JA, Odorico JS. Human embryonic stem cell and embryonic germ cell lines. *Trends Biotechnol.* 2000;18:53–7.

11. Takahashi K, Yamanaka S. Induction of pluripotent stem cells from mouse embryonic and adult fi broblast cultures by defi ned factors. *Cell.* 2006 Aug 25;126(4):663–76.

12. Cockburn K, Rossant J. Making the blastocyst: lessons from the mouse. J Clin Invest. 2010;120:995–1003.

13. Gardner RL, Rossant J. Investigation of the fate of 4–5 day post-coitum mouse inner cell mass cells by blastocyst injection. *J Embryol Exp Morphol.* 1979;52:141–52.

14. Lawson KA, Meneses JJ, Pedersen RA. Clonal analysis of epiblast fate during germ layer formation in the mouse embryo. *Development.* 1991;113:891–911.

第 4 章　形成身体计划

1. Thomas PQ, Brown A, Beddington RS. Hex: A homeobox gene revealing peri-implantation asymmetry in the mouse embryo and an early transient marker of endothelial cell precursors. *Development.* 1998; 125:85–94.

2. Bouwmeester T, Kim S, Sasai Y, Lu B, De Robertis EM. Cerberus is a head-inducing secreted factor expressed in the anterior endoderm of Spemann's organizer. *Nature.* 1996;382:595–601.

3. Srinivas S, Rodriguez T, Clements M, Smith JC, Beddington RS. Active cell migration drives the unilateral movements of the anterior visceral endoderm. *Development.* 2004;131:1157–64.

4. Jones CM, Broadbent J, Thomas PQ, Smith JC, Beddington RS. An anterior signalling centre in Xenopus revealed by the homeobox gene XHex. *Curr*

Biol. 1999 Sep 9;9(17):946–54.

5. Migeotte I, Omelchenko T, Hall A, Anderson KV. Rac1-dependent collective cell migration is required for specifi cation of the anterior-posterior body axis of the mouse. *PLoS Biol.* 2010 Aug 3;8(8):e1000442.

6. Beddington RS, Robertson EJ. Axis development and early asymmetry in mammals. *Cell.* 1999;96:195–209.

7. Idkowiak J, Weisheit G, Plitzner J, Viebahn C. Hypoblast controls mesoderm generation and axial patterning in the gastrulating rabbit embryo. *Dev Genes Evol.* 2004; 214: 591–605.

8. Martinez-Barbera JP, Beddington RS. Getting your head around Hex and Hesx1: forebrain formation in mouse. *Int J Dev Biol.* 2001;45:327–36.

9. Voiculescu O, Bertocchini F, Wolpert L, Keller RE, Stern CD. The amniote primitive streak is defi ned by epithelial cell intercalation before gastrulation. *Nature.* 2007 Oct 25;449(7165):1049–52.

10. Azar Y, Eyal-Giladi H. Interaction of epiblast and hypoblast in the formation of the primitive streak and the embryonic axis in chick, as revealed by hypoblast-rotation experiments. *J Embryol Exp Morphol.* 1981;61:133–44.

11. Martin HE. Chang and Eng Bunker, "The original Siamese twins": Living, dying, and continuing under the spectator's gaze. *J Am Cult.* 2011;34(4):372–90.

12. Chichester P. Eng and Chang Bunker: A hyphenated life. *Blur Right Country magazine.* 2009;17 Feb: http://blueridgecountry.com/archive/a-hyphenated-life.html.

13. Buffetaut E, Li J, Tong H, Zhang H. A two-headed reptile from the Cretaceous of China. *Biol Lett.* 2007;3: 80–1.

14. Oki S, Kitajima K, Meno C. Dissecting the role of Fgf signaling during gastrulation and left-right axis formation in mouse embryos using chemical inhibitors. *Dev Dyn.* 2010;239:1768–78.

15. Weng W, Stemple DL. Nodal signaling and vertebrate germ layer formation. *Birth Defects Res C Embryo Today.* 2003;69:325–32.

16. Vincent SD, Dunn NR, Hayashi S, Norris DP, Robertson EJ. Cell fate decisions within the mouse organizer are governed by graded Nodal signals.

Genes Dev. 2003;17:1646–62.

17. Tam PP, Behringer RR. Mouse gastrulation: The formation of a mammalian body plan. *Mech Dev.* 1997;68:3–25.

18. Rossant J, Tam PP. Blastocyst lineage formation, early embryonic asymmetries and axis patterning in the mouse. *Development.* 2009;136:701–13.

19. Wittler L, Kessel M. The acquisition of neural fate in the chick. *Mech Dev.* 2004;121:1031–42.

20. Chapman SC, Matsumoto K, Cai Q, Schoenwolf GC. Specifi cation of germ layer identity in the chick gastrula. *BMC Dev Biol.* 2007;7:91.

21. Gerhart J, Neely C, Elder J, Pfautz J, Perlman J, Narciso L, Linask KK, Knudsen K, George-Weinstein M. Cells that express MyoD mRNA in the epiblast are stably committed to the skeletal muscle lineage. *J Cell Biol.* 2007 Aug 13;178(4):649–60.

22. Streit A, Berliner AJ, Papanayotou C, Sirulnik A, Stern CD. Initiation of neural induction by FGF signalling before gastrulation. *Nature.* 2000;406:74–8.

23. Sausedo RA, Schoenwolf GC. Quantitative analyses of cell behaviors underlying notochord formation and extension in mouse embryos. *Anat Rec.* 1994;239:103–12.

24. Sulik K, Dehart DB, Iangaki T, Carson JL, Vrablic T, Gesteland K, Schoenwolf GC. Morphogenesis of the murine node and notochordal plate. *Dev Dyn.* 1994 Nov;201(3):260–78.

25. Jurand A. Some aspects of the development of the notochord in mouse embryos. *J Embryol Exp Morphol.* 1974;32:1–33.

26. McCann MR, Tamplin OJ, Rossant J, Séguin CA. Tracing notochord-derived cells using a Noto-cre mouse: implications for intervertebral disc development. *Dis Model Mech.* 2012;5:73–82.

27. Lee JD, Anderson KV. Morphogenesis of the node and notochord: The cellular basis for the establishment and maintenance of left–right asymmetry in the mouse. *Dev Dyn.* 2008;237:3464–76.

28. Santos N, Reiter JF. Tilting at nodal windmills: Planar cell polarity positions cilia to tell left from right. *Dev Cell.* 2010;19:5–6.

29. Hirokawa N, Tanaka Y, Okada Y, Takeda S. Nodal fl ow and the generation of left–right asymmetry. *Cell*. 2006;125:33–45.

30. Shields AR, Fiser BL, Evans BA, Falvo MR, Washburn S, Superfi ne R. Biomimetic cilia arrays generate simultaneous pumping and mixing regimes. *Proc Natl Acad Sci U S A*. 2010;107:15670–5.

第 5 章 大脑之初

1. Bertet C, Sulak L, Lecuit T. Myosin-dependent junction remodelling controls planar cell intercalation and axis elongation. *Nature*. 2004;429:667–71.

2. Rauzi M, Lenne PF, Lecuit T. Planar polarized actomyosin contractile fl ows control epithelial junction remodelling. *Nature*. 2010;468:1110–14.

3. Wang J, Hamblet NS, Mark S, Dickinson ME, Brinkman BC, Segil N, Fraser SE, Chen P, Wallingford JB, Wynshaw-Boris A. Dishevelled genes mediate a conserved mammalian PCP pathway to regulate convergent extension during neurulation. *Development*. 2006;133:767–78.

4. Lee CC, Liu KL, Tsang YM, Chen SJ, Liu HM. Fetus in fetu in an adult: diagnosis by computed tomography imaging. *J Formos Med Assoc*. 2005;104:203–5.

5. Kinoshita N, Sasai N, Misaki K, Yonemura S. Apical accumulation of Rho in the neural plate is important for neural plate cell shape change and neural tube formation. *Mol Biol Cell*. 2008;19:2289–99.

6. Saucedo RA, Smith JL, Schoenwolf GC Role of nonrandomly oriented cell division in shaping and bending of the neural plate. *J Comp Neurol*. 1997;381:473–88.

7. Hibbard BM. The role of folic acid in pregnancy, with particular reference to aneamia, abruption and abortion. *J Obstet Gynaecol Br Commonw*. 1964;71:529–42.

8. Pitkin RM. Folate and neural tube defects Am. *J. Clin. Nutr.* 2007;85:285S–8S.

9. Kibar Z, Capra V, Gros P. Toward understanding the genetic basis of neural tube defects. *Clin. Genet.* 2007;71:295–310.

10. Sano K. Intracranial dysembryogenetic tumors: Pathogenesis and their order

of malignancy. *Neurosurg Rev.* 2001;24:162–7.

11. Afshar F, King TT, Berry CL. Intraventricular fetus-in-fetu. *J Neurosurg.* 1982;56:845–9.

12. Lee C, Scherr HM, Wallingford JB. Shroom family proteins regulate gamma-tubulin distribution and microtubule architecture during epithelial cell shape change. *Development.* 2007;134:1431–41.

第 6 章 分 割

1. Glazier J A, Zhang Y, Swat M, Zaitlen B, Schnell S. Coordinated action of N-CAM, N-cadherin, EphA4, and ephrinB2 translates genetic prepatterns into structure during somitogenesis in chick. *Curr Top Dev Biol.* 2008;81:205–47.

2. Dubrulle J, McGrew MJ, Pourquié O. FGF signaling controls somite boundary position and regulates segmentation clock control of spatiotemporal Hox gene activation. *Cell.* 2001;106:219–32.

3. Naiche LA, Holder N, Lewandoski M. FGF4 and FGF8 comprise the wavefront activity that controls somitogenesis. *Proc Natl Acad Sci U S A.* 2011;108:4018–23.

4. Aulehla A, Pourquié O. Signaling gradients during paraxial mesoderm development. *Cold Spring Harb Perspect Biol.* 2010;2:a000869.5.

5. J. Cooke, E.C. Zeeman. A clock and wavefront model for control of the number of repeated structures during animal morphogenesis. *J Theor Biol.* 1976;58: 455–76.

6. Saga Y. The mechanism of somite formation in mice. Curr Opin Genet Dev. 2012 June 26. [Epub ahead of print]

7. Gomez C, Ozbudak EM, Wunderlich J, Baumann D, Lewis J, Pourquié O. Control of segment number in vertebrate embryos. *Nature.* 2008;454:335–9.

8. Lynch VJ, Roth JJ, Wagner GP. Adaptive evolution of Hox-gene homeodomains after cluster duplications. *BMC Evol Biol.* 2006;6:86.

9. Chambeyron S, Bickmore WA. Chromatin decondensation and nuclear reorganization of the HoxB locus upon induction of transcription. *Genes Dev.* 2004; 18: 1119–30.

10. Sessa L, Breiling A, Lavorgna G, Silvestri L, Casari G, Orlando V. Noncoding RNA synthesis and loss of Polycomb group repression accompanies the colinear activation of the human HOXA cluster. *RNA*. 2007;13:223–39.

11. Chambeyron S, Da Silva NR, Lawson KA, Bickmore WA. Nuclear re-organisation of the Hoxb complex during mouse embryonic development. *Development*. 2005; 132: 2215–23.

12. Wellik DM. Hox patterning of the vertebrate axial skeleton. *Dev Dyn*. 2.

第 7 章　命运的对话

1. Brown M, Keynes R, Lumsden A. (2000) *The Developing Brain*. Oxford University Press.

2. Ulloa F, Briscoe J. (2007) Morphogens and the control of cell proliferation and patterning in the spinal cord. *Cell Cycle*. 2007 November 1;6(21): 2640–9.

3. Goulding MD, Lumsden A, Gruss P. (1993) Signals from the notochord and fl oor plate regulate the region-specifi c expression of two Pax genes in the developing spinal cord. *Development*. 1993 117: 1001–16.

4. Yamada T, Pfaff SL, Edlund T, Jessell TM. (1993) Control of cell pattern in the neural tube: Motor neuron induction by diffusible factors from notochord and fl oor plate. *Cell*. 1993 May 21;73(4): 673–86.

5. Dessaud E, McMahon AP, Briscoe J. (2008) Pattern formation in the vertebrate neural tube: a sonic hedgehog morphogen-regulated transcriptional network. *Development*. 135: 2489–503.

6. Lee KJ, Jessell TM. The specifi cation of dorsal cell fates in the vertebrate central nervous system. *Annu Rev Neurosci*. 1999; 22: 261–94.

7. Le Dréau G, Martí E. Dorsal-ventral patterning of the neural tube: A tale of three signals. *Dev Neurobiol*. 2012 December;72(12): 1471–81.

8. Geetha-Loganathan P, Nimmagadda S, Scaal M, Huang R, Christ B. (2008) Wnt signaling in somite development. *Ann Anat*. 2008;190(3): 208–22.

9. Hirsinger E, Jouve C, Malapert P, Pourquié O. (1998) Role of growth factors in shaping the developing somite. *Mol Cell Endocrinol*. 140: 83–7.

10. Cairns DM, Sato ME, Lee PG, Lassar AB, Zeng L. A gradient of Shh establishes mutually repressing somitic cell fates induced by Nkx3.2 and Pax3.

Dev Biol. 2008 November 15;323(2):152–65.

第 8 章　内部旅程

1. Mullins RD, Heuser JA, Pollard TD. The interaction of Arp2/3 complex with actin: nucleation, high affi nity pointed end capping, and formation of branching networks of filaments. *Proc Natl Acad Sci U S A.* 1998;95: 6181–6.

2. Abraham VC, Krishnamurthi V, Taylor DL, Lanni F. The actin-based nanomachine at the leading edge of migrating cells. *Biophys J.* 1999 September;77(3): 1721–32.

3. Maly IV, Borisy GG. Self-organization of a propulsive actin network as an evolutionary process. *Proc Natl Acad Sci U S A.* 2001 September 25;98(20): 11324–9.

4. Beningo KA, Dembo M, Kaverina I, Small JV, Wang YL. Nascent focal adhesions are responsible for the generation of strong propulsive forces in migrating fi broblasts. *J Cell Biol.* 2001;153: 881–8.

5. Miao L, Vanderlinde O, Stewart M, Roberts TM. Retraction in amoeboid cell motility powered by cytoskeletal dynamics. *Science.* 2003;302: 1405–7.

6. Pelham RJ Jr, Wang Y. High resolution detection of mechanical forces exerted by locomoting fi broblasts on the substrate. *Mol Biol Cell.* 1999;10: 935–45.

7. Suter DM, Errante LD, Belotserkovsky V, Forscher P. The Ig superfamily cell adhesion molecule, apCAM, mediates growth cone steering by substrate-cytoskeletal coupling. *J Cell Biol.* 1998 April 6;141(1): 227–40.

8. Poliakov A, Cotrina M, Wilkinson DG. Diverse roles of eph receptors and ephrins in the regulation of cell migration and tissue assembly. *Dev Cell.* 2004;7: 465–80.

9. Gammill LS, Gonzalez C, Gu C, Bronner-Fraser M. Guidance of trunk neural crest migration requires neuropilin 2/semaphorin 3F signaling. *Development.* 2006;133: 99–106.

10. Young HM, Anderson RB, Anderson CR. Guidance cues involved in the development of the peripheral autonomic nervous system. *Auton Neurosci.*

2004;112: 1–14.

11. Huber K. The sympathoadrenal cell lineage: Specifi cation, diversifi cation, and new perspectives. *Dev Biol.* 2006;298: 335–43.

12. Belmadani A, Tran PB, Ren D, Assimacopoulos S, Grove EA, Miller RJ. The chemokine stromal cell-derived factor-1 regulates the migration of sensory neuron progenitors. *J Neurosci.* 2005;25: 3995–4003.

13. Santiago A, Erickson CA. Ephrin-B ligands play a dual role in the control of neural crest cell migration. *Development.* 2002;129: 3621–32.

14. Erickson CA, Goins TL. Avian neural crest cells can migrate in the dorsolateral path only if they are specifi ed as melanocytes. *Development.* 1995;121: 915–24.

15. Anderson DJ. Genes, lineages and the neural crest: A speculative review. *Philos Trans R Soc Lond B Biol Sci.* 2000;355: 953–64.

16. Amiel J, Sproat-Emison E, Garcia-Barcelo M, Lantieri F, Burzynski G, Borrego S, Pelet A, Arnold S, Miao X, Griseri P, Brooks AS, Antinolo G, de Pontual L, Clement-Ziza M, Munnich A, Kashuk C, West K, Wong KK, Lyonnet S, Chakravarti A, Tam PK, Ceccherini I, Hofstra RM, Fernandez R. Hirschsprung disease, associated syndromes and genetics: A review. *J Med Genet.* 2008;45: 1–14.

17. Iso M, Fukami M, Horikawa R, Azuma N, Kawashiro N, Ogata T. (2008) SOX10 mutation in Waardenburg syndrome type II. *Am J Med Genet.* 2008;146A: 2162–3.

18. Sznajer Y, Coldéa C, Meire F, Delpierre I, Sekhara T, Touraine RL. A *de novo* SOX10 mutation causing severe type 4 Waardenburg syndrome without Hirschsprung disease. *Am J Med Genet.* 2008;146A: 1038–41.

19. Yang SZ, Cao JY, Zhang RN, Liu LX, Liu X, Zhang X, Kang DY, Li M, Han DY, Yuan HJ, Yang WY. Nonsense mutations in the PAX3 gene cause Waardenburg syndrome type I in two Chinese patients. *Chin Med J* (Engl). 2007; 120: 46–9.

20. Ohtani S, Shinkai Y, Horibe A, Katayama K, Tsuji T, Matsushima Y, Tachibana M, Kunieda T. A Deletion in the Endothelin-B Receptor Gene is Responsible for the Waardenburg Syndrome-Like Phenotypes of WS4 *Mice.*

Exp Anim. 2006; 55: 491–5.

21. Dixon J, Jones NC, Sandell LL, Jayasinghe SM, Crane J, Rey JP, Dixon MJ, Trainor PA. Tcof1/Treacle is required for neural crest cell formation and proliferation defi ciencies that cause craniofacial abnormalities. *Proc Natl Acad Sci U S A.* 2006;103: 13403–8.

22. Sakai D, Trainor PA. Treacher Collins syndrome: Unmasking the role of Tcof1/treacle. *Int J Biochem Cell Biol.* 2009;41: 1229–32.

第9章 管 道

1. Lucretius, 'On The Nature of Things', translated by William Ellery Leonard.

2. Sabin FR. Studies on the origin of blood vessels and of red blood corpuscles as seen in the living blastoderm of the chick during the second day of incubation. *Carnegie Contrib Embryol.* 1920;9: 213–62.

3. Xiong JW. Molecular and developmental biology of the hemangioblast. *Dev Dyn.* 2008;237: 1218–31.

4. Cleaver O, Krieg PA. VEGF mediates angioblast migration during development of the dorsal aorta in Xenopus. *Development.* 1998;125: 3905–14.

5. Lamont RE, Childs S. MAPping out arteries and veins. *Sci STKE.* 2006;2006(355): pe39.

6. Poole TJ, Finkelstein EB, Cox CM. The role of FGF and VEGF in angioblast induction and migration during vascular development. *Dev Dyn.* 2001;220: 1–17.

7. Brown LA, Rodaway AR, Schilling TF, Jowett T, Ingham PW, Patient RK, Sharrocks AD. Insights into early vasculogenesis revealed by expression of the ETS-domain transcription factor Fli-1 in wild-type and mutant zebrafi sh embryos. *Mech Dev.* 2000;90: 237–52.

8. Vokes SA, Yatskievych TA, Heimark RL, McMahon J, McMahon AP, Antin PB, Krieg PA. Hedgehog signaling is essential for endothelial tube formation during vasculogenesis. *Development.* 2004;131: 4371–80.

9. Bressan M, Davis P, Timmer J, Herzlinger D, Mikawa T. Notochord-derived BMP antagonists inhibit endothelial cell generation and network formation. *Dev Biol.* 2009;326: 101–11.

10. Garriock RJ, Czeisler C, Ishii Y, Navetta AM, Mikawa T. An anteroposterior

wave of vascular inhibitor downregulation signals aortae fusion along the embryonic midline axis. *Development.* 2010;137: 3697–706.

11. Williams C, Kim SH, Ni TT, Mitchell L, Ro H, Penn JS, Baldwin SH, Solni-ca-Krezel L, Zhong TP. Hedgehog signaling induces arterial endothelial cell formation by repressing venous cell fate. *Dev Biol.* 2010;341: 196–204.

12. Marvin MJ, Di Rocco G, Gardiner A, Bush SM, Lassar AB. Inhibition of Wnt activity induces heart formation from posterior mesoderm. *Genes Dev.* 2001;15: 316–27.

13. Paige SL, Osugi T, Afanasiev O, Pabon L, Reinecke H, Murry CE. Endog-enous Wnt/β-Catenin Signaling Is Required for Cardiac Differentiation in Human Embryonic Stem Cells. *PLoS One.* 2010; 5(6): e11134.

14. Forouhar AS, Liebling M, Hickerson A, Nasiraei-Moghaddam A, Tsai HJ, Hove JR, Fraser SE, Dickinson ME, Gharib M. (2006) The embryonic verte-brate heart tube is a dynamic suction pump. *Science.* 2006;312: 751–3.

15. Vaughan A. *Signalman's Morning.* 1981. John Murray.

16. Makanya AN, Hlushchuk R, Djonov VG. Intussusceptive angiogenesis and its role in vascular morphogenesis, patterning, and remodeling. *Angiogene-sis.* 2009;12: 113–23.

17. Ribatti D. Hemangioblast does exist. *Leukaemia Research.* 2008;32:850–4.

18. Zovein AC, Hofmann JJ, Lynch M, French WJ, Turlo KA, Yang Y, Becker MS, Zanetta L, Dejana E, Gasson JC, Tallquist MD, Iruela-Arispe ML. Fate tracing reveals the endothelial origin of hematopoietic stem cells. *Cell Stem Cell.* 2008;3: 625–36.

19. Peeters M, Ottersbach K, Bollerot K, Orelio C, de Bruijn M, Wijgerde M, Dzierzak E. Ventral embryonic tissues and Hedgehog proteins induce early AGM hematopoietic stem cell development. *Development.* 2009;136:2613–21.

20. Yoon MJ, Koo BK, Song R, Jeong HW, Shin J, Kim YW, Kong YY, Suh PG. Mind bomb-1 is essential for intraembryonic hematopoiesis in the aortic en-dothelium and the subaortic patches. *Mol Cell Biol.* 2008;28:4794–804.

21. André H, Pereira TS. Identifi cation of an alternative mechanism of degrada-tion of the hypoxia-inducible factor-1alpha. *J Biol Chem.* 2008;283:29375–84.

22. Qutub AA, Popel AS. Three autocrine feedback loops determine HIF1 alpha

expression in chronic hypoxia. *Biochim Biophys Acta*. 2007;1773:1511–25.

23. Forsythe JA, Jiang BH, Iyer NV, Agani F, Leung SW, Koos RD, Semenza GL. Activation of vascular endothelial growth factor gene transcription by hypoxia-inducible factor 1. *Mol Cell Biol*. 1996;16:4604–13.

24. Djonov VG, Kurz H, Burri PH. Optimality in the developing vascular system: Branching remodeling by means of intussusception as an effi cient adaptation mechanism. *Dev Dyn*. 2002;224:391–402.

第 10 章　器官的形成

1. Sebinger DD, Unbekandt M, Ganeva VV, Ofenbauer A, Werner C, Davies JA. A novel, low-volume method for organ culture of embryonic kidneys that allows development of cortico-medullary anatomical organization. *PLoS One*. 2010 May 10;5(5): e10550.

2. Davies JA. *Mechanisms of Morphogenesis*. 2005; Academic Press.

3. Sainio K, Suvanto P, Davies J et al. Glial-cell-line-derived neurotrophic factor is required for bud initiation from ureteric epithelium. *Development*. 1997;124:4077–87.

4. Davies JA, Millar CB, Johnson EM Jr, Milbrandt J. Neurturin: An autocrine regulator of renal collecting duct development. *Dev Genet*. 1999;24(3–4):284–92.

5. Moore MW, Klein RD, Fariñas I, Sauer H, Armanini M, Phillips H, Reichardt LF, Ryan AM, Carver-Moore K, Rosenthal A. Renal and neuronal abnormalities in mice lacking GDNF. *Nature*. 1996;382(6586):76–9.

6. Michael L, Davies JA. Pattern and regulation of cell proliferation during murine ureteric bud development. *J Anat*. 2004;204:241–55.

7. Carroll TJ, Park JS, Hayashi S, Majumdar A, McMahon AP. Wnt9b plays a central role in the regulation of mesenchymal to epithelial transitions underlying organogenesis of the mammalian urogenital system. *Dev Cell*. 2005;9:283–92.

8. Nelson CM, Vanduijn MM, Inman JL, Fletcher DA, Bissell MJ. Tissue geometry determines sites of mammary branching morphogenesis in organotypic cultures. *Science*. 2006;314:298–300.

9. Lee WC, Davies JA. Epithelial branching: The power of self-loathing. *Bioessays*. 2007;29:205–7.

10. Tufro A. VEGF spatially directs angiogenesis during metanephric development in vitro. *Dev Biol*. 2000;227:558–66.

11. Davies JA. Inverse Correlation Between an Organ's Cancer Rate and Its Evolutionary Antiquity. *Organogenesis*. 2004;1:60–3.

12. Vaccari B, Mesquita FF, Gontijo JA, Boer PA. Fetal kidney programming by severe food restriction: Effects on structure, hormonal receptor expression and urinary sodium excretion in rats. *J Renin Angiotensin Aldosterone Syst*. 2013 March 12.

13. Dötsch J, Plank C, Amann K. Fetal programming of renal function. *Pediatr Nephrol*. 2012;27:513–20.

14. Gluckman PD, Hanson MA, Cooper C, Thornburg KL. Effect of in utero and early-life conditions on adult health and disease. *N Engl J Med*. 2008;359:61–73.

第 11 章 伸展手臂（和腿）

1. King M, Arnold JS, Shanske A, Morrow BE. T-genes and limb bud development. *Am J Med Genet A*. 2006;140:1407–13.

2. Takeuchi JK, Koshiba-Takeuchi K, Suzuki T, Kamimura M, Ogura K, Ogura T. Tbx5 and Tbx4 trigger limb initiation through activation of the Wnt/Fgf signaling cascade. *Development*. 2003;130:2729–39.

3. Kawakami Y, Capdevila J, Büscher D, Itoh T, Rodríguez Esteban C, Izpisúa Belmonte JC. WNT signals control FGF-dependent limb initiation and AER induction in the chick embryo. *Cell*. 2001;104:891–900.

4. Cohn MJ, Izpisúa-Belmonte JC, Abud H, Heath JK, Tickle C. Fibroblast growth factors induce additional limb development from the fl ank of chick embryos. *Cell*. 1995;80:739–46.

5. Ohuchi H, Nakagawa T, Yamauchi M, Ohata T, Yoshioka H, Kuwana T, Mima T, Mikawa T, Nohno T, Noji S. An additional limb can be induced from the fl ank of the chick embryo by FGF4. *Biochem Biophys Res Commun*. 1995;209:809–16.

6. Kawakami Y, Capdevila J, Büscher D, Itoh T, Rodríguez Esteban C, Izpisúa Belmonte JC. WNT signals control FGF-dependent limb initiation and AER induction in the chick embryo. *Cell*. 2001;104:891–900.

7. Crossley PH, Martin GR. The mouse Fgf8 gene encodes a family of polypeptides and is expressed in regions that direct outgrowth and patterning in the developing embryo. *Development*. 1995;121:439–51.

8. Nikbakht N, McLachlan JC. A proximo-distal gradient of FGF-like activity in the embryonic chick limb bud. *Cell Mol Life Sci*. 1997;53:447–51.

9. Summerbell D, Lewis JH, Wolpert L. Positional information in chick limb morphogenesis. *Nature*. 1973;244:492–6.

10. Wolpert L, Tickle C, Sampford M. The effect of cell killing by x-irradiation on pattern formation in the chick limb. *J Embryol Exp Morphol*. 1979;50:175–93.

11. Galloway JL, Delgado I, Ros MA, Tabin CJ. A reevaluation of X-irradiation-induced phocomelia and proximodistal limb patterning. *Nature*. 2009;460(7253):400–4.

12. Cooper KL, Hu JK, ten Berge D, Fernandez-Teran M, Ros MA, Tabin CJ. Initiation of proximal-distal patterning in the vertebrate limb by signals and growth. *Science*. 2011;332:1083–6.

13. Roselló-Díez A, Ros MA, Torres M. Diffusible signals, not autonomous mechanisms, determine the main proximodistal limb subdivision. *Science*. 2011;332:1086–8.

14. There is recent evidence that retinoic acid itself may not be required for limb patterning (although it can drive it experimentally, as explained in the main text). This suggests the presence of some additional, unidentifi ed signal that spreads from the flank in a similar way to retinoic acid and affects the same pathway that retinoic acid affects: see Zhao X, Sirbu IO, Mic FA, Molotkova N, Molotkov A, Kumar S, Duester G. Retinoic acid promotes limb induction through effects on body axis extension but is unneces sary for limb patterning. *Curr Biol*. 2009;19:1050–7.

15. Vargesson N, Kostakopoulou K, Drossopoulou G, Papageorgiou S, Tickle C. Characterisation of hoxa gene expression in the chick limb bud in response

to FGF. *Dev Dyn.* 2001;220:87–90.

16. Abbasi AA. Evolution of vertebrate appendicular structures: Insight from genetic and palaeontological data. *Dev Dyn.* 2011;240:1005–16.

17. Altabef M, Tickle C. Initiation of dorso-ventral axis during chick limb development. *Mech Dev.* 2002;116:19–27.

18. Parr BA, McMahon AP. Dorsalizing signal Wnt-7a required for normal polarity of D-V and A-P axes of mouse limb. *Nature.* 1995;374:350–3.

19. Zeller R, López-Ríos J, Zuniga A. Vertebrate limb bud development: moving towards integrative analysis of organogenesis. *Nat Rev Genet.* 2009;10:845–58.

20. Therapontos C, Erskine L, Gardner ER, Figg WD, Vargesson N. Thalidomide induces limb defects by preventing angiogenic outgrowth during early limb formation. *Proc Natl Acad Sci USA.* 2009;106:8573–8.

第 12 章　Y 染色体

1. Ginsburg M, Snow MH, McLaren A. Primordial germ cells in the mouse embryo during gastrulation. *Development.* 1990;110:521–8.

2. Lawson KA, Hage WJ. Clonal analysis of the origin of primordial germ cells in the mouse. *Ciba Found Symp.* 1994;182:68–91.

3. Bradford ST, Wilhelm D, Bandiera R, Vidal V, Schedl A, Koopman P. A cell-autonomous role for WT1 in regulating Sry in vivo. *Hum Mol Genet.* 2009;18:3429–38.

4. Sekido R, Bar I, Narváez V, Penny G, Lovell-Badge R. SOX9 is up-regulated by the transient expression of SRY specifi cally in Sertoli cell precursors. *Dev Biol.* 2004; 274: 271–9.

5. Piprek RP. Genetic mechanisms underlying male sex determination in mammals. *J Appl Genet.* 2009;50:347–60.

6. Barrionuevo F, Bagheri-Fam S, Klattig J, Kist R, Taketo MM, Englert C, Scherer G. Homozygous Inactivation of Sox9 Causes Complete XY Sex Reversal in Mice. *Biol Reprod.* 2006;74,195–201.

7. Vidal VP, Chaboissier MC, de Rooij DG, Schedl A. Sox9 induces testis development in XX transgenic mice. *Nat Genet.* 2001;2:216–17.

8. Kim Y, Kobayashi A, Sekido R, DiNapoli L, Brennan J, Chaboissier MC,

Poulat F, Behringer RR, Lovell-Badge R, Capel B. Fgf9 and Wnt4 act as antagonistic signals to regulate mammalian sex determination. *PLoS Biol.* 2006;4:e187.

9. Maatouk DM, DiNapoli L, Alvers A, Parker KL, Taketo MM, Capel B. Stabilization of beta-catenin in XY gonads causes male-to-female sex-reversal. *Hum Mol Genet.* 2008;17:2949–55.

10. Detti L, Martin DC, Williams LJ. Applicability of adult techniques for ovarian preservation to childhood cancer patients. *Assist Reprod Genet.* 2012 July 21. [Epub ahead of print]

11. Jost A. A new look at the mechanisms controlling sex differentiation in mammals. *Johns Hopkins Med J* 1972;130:38–53.

12. Wagner T, Wirth J, Meyer J, Zabel B, Held M, Zimmer J, Pasantes J, Bricarelli FD, Keutel J, Hustert E. Autosomal sex reversal and campomelic dysplasia are caused by mutations in and around the SRY-related gene SOX9. *Cell.* 1994;79:1111–20.

13. Huang B, Wang S, Ning Y, Lamb AN, Bartley J. Autosomal XX sex reversal caused by duplication of SOX9. *Am J Med Genet.* 1999;87:349–53.

14. Herdt GH, Davidson J. The Sambia 'turnim-man': sociocultural and clinical aspects of gender formation in male pseudohermaphrodites with 5-alpha-reductase defi ciency in Papua New Guinea. *Arch Sex Behav.* 1988;17:33–56.

15. Povey AC, Stocks SJ. Epidemiology and trends in male subfertility. *Hum Fertil* (Camb). 2010;13:182–8.

16. Braw-Tal R. Endocrine disruptors and timing of human exposure. *Pediatr Endocrinol Rev.* 2010;8:41–6.

17. Shine R, Peek J, Birdsall M. Declining sperm quality in New Zealand over 20 years. *N Z Med J.* 2008;121:50–6.

第 13 章　神经线路

1. Sanai N, Nguyen T, Ihrie RA, Mirzadeh Z, Tsai HH, Wong M, Gupta N, Berger MS, Huang E, Garcia-Verdugo JM, Rowitch DH, Alvarez-Buylla A. Corridors of migrating neurons in the human brain and their decline during infancy. *Nature.* 2011;478:382–6.

2. Lowery LA, Van Vactor D. The trip of the tip: understanding the growth cone machinery. *Nat Rev Mol Cell Biol*. 2009;10:332–43.

3. Bard L, Boscher C, Lambert M, Mège RM, Choquet D, Thoumine O. A molecular clutch between the actin fl ow and N-cadherin adhesions drives growth cone migration. *J Neurosci*. 2008;28:5879–90.

4. Bateman J, Van Vactor D. The Trio family of guanine-nucleotide-exchange factors: regulators of axon guidance. *J Cell Sci*. 2001;114:1973–80.

5. Davies JA, Cook GM. Growth cone inhibition—an important mechanism in neural development? *Bioessays*. 1991;13:11–15.

6. Long H, Sabatier C, Ma L, Plump A, Yuan W, Ornitz DM, Tamada A, Murakami F, Goodman CS, Tessier-Lavigne M. Conserved roles for Slit and Robo proteins in midline commissural axon guidance. *Neuron*. 2004;42:213–23.

7. Parra LM, Zou Y. Sonic hedgehog induces response of commissural axons to Semaphorin repulsion during midline crossing. *Nat Neurosci*. 2009;13:29–35.

8. Reeber SL, Kaprielian Z. Leaving the midline: how Robo receptors regulate the guidance of post-crossing spinal commissural axons. *Cell Adh Migr*. 2009;3:300–4.

9. Farmer WT, Altick AL, Nural HF, Dugan JP, Kidd T, Charron F, Mastick GS. Pioneer longitudinal axons navigate using fl oor plate and Slit/Robo signals. *Development*. 2008;135:3643–53.

10. Scicolone G, Ortalli AL, Carri NG. Key roles of Ephs and ephrins in retinotectal topographic map formation. *Brain Res Bull*. 2009;79:227–47.

11. Erskine L, Herrera E. The retinal ganglion cell axon's journey: insights into molecular mechanisms of axon guidance. *Dev Biol*. 2007;308:1–14.

12. Oster SF, Bodeker MO, He F, Sretavan DW. Invariant Sema5A inhibition serves an ensheathing function during optic nerve development. *Development*. 2003;130:775–84.

13. Wang J, Chan CK, Taylor JS, Chan SO. The growth-inhibitory protein Nogo is involved in midline routing of axons in the mouse optic chiasm. *J Neurosci Res*. 2008;86:2581–90.

14. Kuwajima T, Yoshida Y, Takegahara N, Petros TJ, Kumanogoh A, Jessell TM, Sakurai T, Mason C. Optic chiasm presentation of Semaphorin6D in the

context of Plexin-A1 and Nr-CAM promotes retinal axon midline crossing. *Neuron*. 2012;74:676–90.

15. Erskine L, Reijntjes S, Pratt T, Denti L, Schwarz Q, Vieira JM, Alakakone B, Shewan D, Ruhrberg C. VEGF signaling through neuropilin 1 guides commissural axon crossing at the optic chiasm. *Neuron*. 2011 ;70:951–65.

16. Wynshaw-Boris A, Pramparo T, Youn YH, Hirotsune S. Lissencephaly: mechanistic insights from animal models and potential therapeutic strategies. *Semin Cell Dev Biol*. 2010;21:823–30.

17. Schäfer MK, Altevogt P. L1CAM malfunction in the nervous system and human carcinomas. *Cell Mol Life Sci*. 2010;67:2425–37.

18. Fransen E, Van Camp G, Vits L, Willems PJ. L1-associated diseases: clinical geneticists divide, molecular geneticists unite. *Hum Mol Genet*. 1997;6:1625–32.

19. Jen JC, Chan WM, Bosley TM, Wan J, Carr JR, Rüb U, Shattuck D, Salamon G, Kudo LC, Ou J, Lin DD, Salih MA, Kansu T, Al Dhalaan H, Al Zayed Z, MacDonald DB, Stigsby B, Plaitakis A, Dretakis EK, Gottlob I, Pieh C, Traboulsi EI, Wang Q, Wang L, Andrews C, Yamada K, Demer JL, Karim S, Alger JR, Geschwind DH, Deller T, Sicotte NL, Nelson SF, Baloh RW, Engle EC. Mutations in a human ROBO gene disrupt hindbrain axon pathway crossing and morphogenesis. *Science*. 2004;304:1509–13.

第14章 死亡造人

1. Pole RJ, Qi BQ, Beasley SW. Patterns of apoptosis during degeneration of the pronephros and mesonephros. *J Urol*. 2002;167:269–71.

2. Zuzarte-Luís V, Hurlé JM. Programmed cell death in the developing limb. *Int J Dev Biol*. 2002;46:871–6.

3. Zakeri Z, Quaglino D, Ahuja HS. Apoptotic cell death in the mouse limb and its suppression in the hammertoe mutant. *Dev Biol*. 1994;165:294–7.

4. Merino R, Rodriguez-Leon J, Macias D, Gañan Y, Economides AN, Hurle JM. The BMP antagonist Gremlin regulates outgrowth, chondrogenesis and programmed cell death in the developing limb. *Development*. 1999;126:5515–22.

5. Oppenheim RW. Cell death during development of the nervous system. *Annu Rev Neurosci.* 1991;14:453–501.

6. Hutchins JB, Barger SW. Why neurons die: cell death in the nervous system. *Anat Rec.* 1998;253:79–90.

7. Hamburger V. The effects of wing bud extirpation on the development of the central nervous system in chick embryos. *J Exp Zool.* 1934;68:449–94.

8. Lanser ME, Fallon JF. Development of the lateral motor column in the limbless mutant chick embryo. *J Neurosci.* 1984;4:2043–50.

9. Lamb AH. Target dependency of developing motoneurons in Xenopus laevis. *J Comp Neurol.* 1981;203:157–71.

10. Tanaka H, Landmesser LT. Cell death of lumbosacral motoneurons in chick, quail, and chick-quail chimera embryos: a test of the quantitative matching hypothesis of neuronal cell death. *J Neurosci.* 1986;6:2889–99.

11. Raff MC. Social controls on cell survival and cell death. *Nature.* 1992;356:397–400.

12. Sharifi N, Gulley JL, Dahut WL. An update on androgen deprivation therapy for prostate cancer. *Endocr Relat Cancer.* 2010;17:R305–15.

13. Rick FG, Schally AV, Block NL, Nadji M, Szepeshazi K, Zarandi M, Vidaurre I, Perez R, Halmos G, Szalontay L. Antagonists of growth hormone-releasing hormone (GHRH) reduce prostate size in experimental benign prostatic hyperplasia. *Proc Natl Acad Sci U S A.* 2011;108:3755–60.

14. Kimmick GG, Muss HB. Endocrine therapy in metastatic breast cancer. *Cancer Treat Res.* 1998;94:231–54.

第 15 章　制造意识

1. Hebb DO. *The Organization of Behavior.* 1949;Wiley.

2. Glanzman DL. Associative Learning: Hebbian Flies. *Curr Biol.* 2005; 15: R416–419.

3. Xia S, Miyashita T, Fu TF, Lin WY, Wu CL, Pyzocha L, Lin IR, Saitoe M, Tully T, Chiang AS. NMDA receptors mediate olfactory learning and memory in Drosophila. *Curr Biol.* 2005;15:603–15.

4. Feldman DE, Knudsen EI. An anatomical basis for visual calibration of the

auditory space map in the barn owl's midbrain. *J Neurosci.* 1997;17:6820–37.

5. Brainard MS, Knudsen EI. Sensitive periods for visual calibration of the auditory space map in the barn owl optic tectum. *J Neurosci.* 1998;18:3929–42.

6. Tomoda A, Sheu YS, Rabi K, Suzuki H, Navalta CP, Polcari A, Teicher MH. (2010) Exposure to parental verbal abuse is associated with increased gray matter volume in superior temporal gyrus. *Neuroimage.* 2010 May 17.

7. Teicher MH, Samson JA, Sheu YS, Polcari A, McGreenery CE. Hurtful Words: Association of Exposure to Peer Verbal Abuse With Elevated Psychiatric Symptom Scores and Corpus Callosum Abnormalities. *J Am J Psychiatry.* 2010;167:1464–71.

8. Tomoda A, Suzuki H, Rabi K, Sheu YS, Polcari A, Teicher MH. Reduced prefrontal cortical gray matter volume in young adults exposed to harsh corporal punishment. *Neuroimage.* 2009;47Suppl2:T66–71.

9. Tomoda A, Navalta CP, Polcari A, Sadato N, Teicher MH. Childhood sexual abuse is associated with reduced gray matter volume in visual cortex of young women. *Biol Psychiatry.* 2009;66:642–8.

第 16 章　比例之魅

1. Raben MS. Treatment of a pituitary dwarf with human growth hormone. *J Clin Endocrinol Metab.* 1958; 18: 901–3.

2. Kemp SF. (2009) Insulin-like growth factor-I defi ciency in children with growth hormone insensitivity: current and future treatment options. *BioDrugs.* 2009; 23: 155–63.

3. Kemp SF, Frindik JP. Emerging options in growth hormone therapy: an update.Drug Des Devel Ther. 2011; 5: 411–19.

4. Giustina A, Mazziotti G, Canalis E. Growth hormone, insulin-like growth factors, and the skeleton. *Endocr Rev.* 2008; 29: 535–59.

5. Arman A, Yüksel B, Coker A, Sarioz O, Temiz F, Topaloglu AK. Novel growth hormone receptor gene mutation in a patient with Laron syndrome. *J Pediatr Endocrinol Metab.* 2010; 23: 407–14.

6. Laron Z. The GH-IGF1 axis and longevity: the paradigm of IGF1 defi cien-

cy. *Hormones*.2008; 7: 24–7.

7. Cawthorne T. Toulouse-Lautrec—triumph over infi rmity. *Proc Roy Soc Med* 1970; 63: 800–5.

8. Maroteaux P, Lamy M. The malady of Toulouse-Lautrec. *JAMA*. 1995; 191: 715–17.

9. Maroteaux P. Toulouse-Lautrec's diagnosis. *Nat Genet*. 1995; 11: 362–3.

10. Frey JB. What dwarfed Toulouse-Lautrec? *Nat Genet*. 1995; 10: 128–30.

11. Gelb BD, Shi GP, Chapman HA, Desnick RJ. Pycnodysostosis, a lysosomal disease caused by cathepsin K defi ciency. *Science*. 1996; 273: 1236–8.

12. Toral-López J, Gonzalez-Huerta LM, Sosa B, Orozco S, González HP, Cuevas-Covarrubias SA. Familial pycnodysostosis: identifi cation of a novel mutation in the CTSK gene (cathepsin K). *J Investig Med*. 2011; 59: 277–80.

13. Chen W, Yang S, Abe Y, Li M, Wang Y, Shao J, Li E, Li YP. Novel pycnodysostosis mouse model uncovers cathepsin K function as a potential regulator of osteoclast apoptosis and senescence. *Hum Mol Genet*. 2007; 16: 410–23.

14. Boskey AL, Gelb BD, Pourmand E, Kudrashov V, Doty SB, Spevak L, Schaffl er MB. Ablation of cathepsin k activity in the young mouse causes hypermineralization of long bone and growth plates. *Calcif Tissue Int*. 2009; 84: 229–39.

15. Rothenbühler A, Piquard C, Gueorguieva I, Lahlou N, Linglart A, Bougnères P. Near normalization of adult height and body proportions by growth hormone in pycnodysostosis. *J Clin Endocrinol Metab*. 2010; 95: 2827–31.

16. Shiang R, Thompson LM, Zhu YZ, Church DM, Fielder TJ, Bocian M, Winokur ST, Wasmuth JJ. Mutations in the transmembrane domain of FGFR3 cause the most common genetic form of dwarfi sm, achondroplasia. *Cell*. 1994; 78: 335–42.

17. Rousseau F, Bonaventure J, Legeai-Mallet L, Pelet A, Rozet JM, Maroteaux P, Le Merrer M, Munnich A. Mutations in the gene encoding fi broblast growth factor receptor-3 in achondroplasia. *Nature*. 1994; 371: 252–4.

18. Richette P, Bardin T, Stheneur C. Achondroplasia: from genotype to phenotype. *Joint Bone Spine*. 2008; 75: 125–30.

19. Baron J, Klein KO, Colli MJ, Yanovski JA, Novosad JA, Bacher JD, Cutler GB Jr Catch-up growth after glucocorticoid excess: a mechanism intrinsic to the growth plate. *Endocrinology*. 1994; 135: 1367–71.

20. Chagin AS, Karimian E, Sundström K, Eriksson E, Sävendahl L. Catch-up growth after dexamethasone withdrawal occurs in cultured postnatal rat metatarsal bones. *J Endocrinol*. 2010; 204: 21–9.

21. Kronenberg HM. PTHrP and skeletal development. *Ann N Y Acad Sci*. 2006; 1068: 1–13.

22. Gafni RI, Baron J. (2000) Catch-up growth: possible mechanisms. *Pediatr Nephrol*. 2000; 14: 616–19.

23. Grumbach MM. Mutations in the synthesis and action of estrogen: the critical role in the male of estrogen on pubertal growth, skeletal maturation, and bone mass. *Ann N Y Acad Sci*. 2004; 1038: 7–13.

24. Chagin AS, Sävendahl L. Genes of importance in the hormonal regulation of growth plate cartilage. *Horm Res*. 2009; 71 Suppl 2:41–7.

25. Grumbach MM. Estrogen, bone, growth and sex: a sea change in conventional wisdom. *J Pediatr Endocrinol Metab*. 2000; 13 Suppl 6:1439–55.

26. Eastell R. Role of oestrogen in the regulation of bone turnover at the menarche. *J Endocrinol*. 2005; 185: 223–34.

27. Jones IE, Williams SM, Dow N, Goulding A. How many children remain fracture-free during growth? a longitudinal study of children and adolescents participating in the Dunedin Multidisciplinary Health and Development Study. *Osteoporos Int*. 2002; 13: 990–5.

28. Pietramaggiori G, Liu P, Scherer SS, Kaipainen A, Prsa MJ, Mayer H, Newalder J, Alperovich M, Mentzer SJ, Konerding MA, Huang S, Ingber DE, Orgill DP. Tensile forces stimulate vascular remodeling and epidermal cell proliferation in living skin. *Ann Surg*. 2007 246: 896–902.

29. Nelson CM, Jean RP, Tan JL, Liu WF, Sniadecki NJ, Spector AA, Chen CS. Emergent patterns of growth controlled by multicellular form and mechanics. *Proc Natl Acad Sci USA*. 2005; 102: 11594–9.

30. Ingber DE. Mechanical control of tissue growth: function follows form. *Proc Natl Acad Sci USA*. 2005; 102: 11571–2.

31. Golde A. Chemical changes in chick embryo cells infected with Rous Sarcoma Virus in vitro. *Virology* 1962; 16: 9–20.

32. Grusche FA, Richardson HE, Harvey KF. Upstream regulation of the hippo size control pathway. *Curr Biol.* 2010; 20: R574–82.

33. Doggett K, Grusche FA, Richardson HE, Brumby AM. Loss of the Drosophila cell polarity regulator Scribbled promotes epithelial tissue overgrowth and cooperation with oncogenic Ras-Raf through impaired Hippo pathway signaling. *BMC Dev Biol.* 2011; 11: 57.

34. Silber SJ. Growth of baby kidneys transplanted into adults. *Arch Surg* 1976; 111: 75–7.

35. Metcalf D. (1964) Restricted growth capacity of multiple spleen grafts. *Transplantation* 1964; 2: 387–92.

36. Metcalf D. (1963) The autonomous behaviour of normal thymus grafts. *Aust J Exp Biol Med Sci* 1963; 41: 437–47.

第 17 章　交友与迎敌

1. Xu J and Gordon JI. Honor thy symbionts. *Proc Natl Acad Sci U S A.* 2003;100: 10452–9.

2. O'Hara AM, Shanahan F. The gut fl ora as a forgotten organ. *EMBO Rep.* 2006;7: 688–93.

3. Scharlau D, Borowicki A, Habermann N, Hofmann T, Klenow S, Miene C, Munjal U, Stein K, Glei M. Mechanisms of primary cancer prevention by butyrate and other products formed during gut fl ora-mediated fermentation of dietary fi bre. *Mutat Res.* 2009 July–August;682(1):39–53.

4. Salaspuro MP. Acetaldehyde, microbes, and cancer of the digestive tract. *Crit Rev Clin Lab Sci.* 2003;40:183–208.

5. Hill MJ. Intestinal fl ora and endogenous vitamin synthesis. *Eur J Cancer Prev.* 1997 March;6 Suppl 1:S43–5.

6. Lazarenko L, Babenko L, Sichel LS, Pidgorskyi V, Mokrozub V, Voronkova O, Spivak M. Antagonistic Action of Lactobacilli and Bifi dobacteria in Relation to Staphylococcus aureus and Their Infl uence on the Immune Response in Cases of Intravaginal Staphylococcosis in Mice. *Probiotics An-*

timicrob Proteins. 2012 June;4(2):78–89.

7. Marbieri M (Editor) Biosemiotics: information, codes and signs in living systems. 2007; Nova, New York.

8. Bry L, Falk PG, Midtvedt T, Gordon JI. A model of host-microbial interactions in an open mammalian ecosystem. *Science*. 1996 September 6;273(5280):1380–3.

9. Stappenbeck TS, Hooper LV, Gordon JI. Developmental regulation of intestinal angiogenesis by indigenous microbes via Paneth cells.*Proc Natl Acad Sci U S A*. 2002; 99: 15451–5.

10. Hooper LV, Stappenbeck TS, Hong CV, Gordon JI. Angiogenins: a new class of microbicidal proteins involved in innate immunity. *Nat Immunol*. 2003 March; 4(3): 269–73.

11. Matzinger P. Tolerance, danger, and the extended family. *Annu Rev Immunol*. 1994;12:991–1045.

12. Nikolich-Zugich J, Slifka MK, Messaoudi I. The many important facets of T-cell repertoire diversity. *Nat Rev Immunol*. 2004;4:123–32.

13. Takahama Y, Nitta T, Mat Ripen A, Nitta S, Murata S, Tanaka K. Role of thymic cortex-specifi c self-peptides in positive selection of T cells. *Semin Immunol*. 2010 October;22(5):287–93.

14. Davies J, Sheil B, Shanahan F. Bacterial signalling overrides cytokine signalling and modifi es dendritic cell differentiation. *Immunology*. 2009;128:e805–15.

15. Zeuthen LH, Fink LN, Frokiaer H. Epithelial cells prime the immune response to an array of gut-derived commensals towards a tolerogenic phenotype through distinct actions of thymic stromal lymphopoietin and transforming growth factor-beta. *Immunology*. 2008;123:197–208.

16. Mazmanian SK, Liu CH, Tzianabos AO, Kasper DL. An immunomodulatory molecule of symbiotic bacteria directs maturation of the host immune system. *Cell*. 2005;122:107–18.

17. Von Hertzen LC, Haahtela T. Asthma and atopy—the price of affl uence? *Allergy*. 2004;59:124–37.

第 18 章　维修模式

1. Luisi PL. *The Emergence of Life*. Particularly pp 23–6. 2006; Cambridge University Press.

2. Barker N, van de Wetering M, Clevers H. The intestinal stem cell. *Genes and Development*. 2008;22:1856–64.

3. Potten CS, Gandara R, Mahida YR, Loeffl er M, Wright NA. The stem cells of small intestinal crypts: where are they? *Cell Prolif*. 2009;42:731–50.

4. Batlle E, Henderson JT, Beghtel H, van den Born MM, Sancho E, Huls G, Meeldijk J, Robertson J, van de Wetering M, Pawson T, Clevers H. Beta-catenin and TCF mediate cell positioning in the intestinal epithelium by controlling the expression of EphB/ ephrinB. *Cell*. 2002;111(2):251–63.

5. Neal MD, Richardson WM, Sodhi CP, Russo A, Hackam DJ. Intestinal stem cells and their roles during mucosal injury and repair. *Surg Res*. 2011;167:1–8.

6. Farin HF, van Es JH, Clevers H. Redundant Sources of Wnt Regulate Intestinal Stem Cells and Promote Formation of Paneth Cells. *Gastroenterology*. 2012 August 22. [Epub ahead of print]

7. Schuijers J, Clevers H. Adult mammalian stem cells: the role of Wnt, Lgr5 and R-spondins.*EMBO J*. 2012 May 22;31(12):2685–96.

8. Di Girolamo N. Stem cells of the human cornea. *Br Med Bull*. 2011;100:191–207.

9. Mort RL, Ramaesh T, Kleinjan DA, Morley SD, West JD. Mosaic analysis of stem cell function and wound healing in the mouse corneal epithelium. *BMC Dev Biol*. 2009 January 7;9:4.

10. Collinson JM, Morris L, Reid AI, Ramaesh T, Keighren MA, Flockhart JH, Hill RE, Tan SS, Ramaesh K, Dhillon B, West JD. Clonal analysis of patterns of growth, stem cell activity, and cell movement during the development and maintenance of the murine corneal epithelium. *Dev Dyn*. 2002 August;224(4):432–40.

11. Romagnani P. Toward the identifi cation of a 'renopoietic system'? *Stem Cells*. 2009 September;27(9):2247–53.

12. Kirouac DC, Madlambayan GJ, Yu M, Sykes EA, Ito C, Zandstra PW. Cell-

cell interaction networks regulate blood stem and progenitor cell fate. *Mol Syst Biol*. 2009;5:293.

13. Abdallah BM, Kassem M. Human mesenchymal stem cells: from basic biology to clinical applications. *Gene Ther*. 2008;15:109–16.

14. Höcht-Zeisberg E, Kahnert H, Guan K, Wulf G, Hemmerlein B, Schlott T, Tenderich G, Körfer R, Raute-Kreinsen U, Hasenfuss G. Cellular repopulation of myocardial infarction in patients with sex-mismatched heart transplantation. *Eur Heart J*. 2004;25:749–58.

15. Matsumoto T, Okamoto R, Yajima T, Mori T, Okamoto S, Ikeda Y, Mukai M, Yamazaki M, Oshima S, Tsuchiya K, Nakamura T, Kanai T, Okano H, Inazawa J, Hibi T, Watanabe M. Increase of bone marrow-derived secretory lineage epithelial cells during regeneration in the human intestine. *Gastroenterology*. 2005;128:1851–67.

16. Brittan M, Hunt T, Jeffery R, Poulsom R, Forbes SJ, Hodivala-Dilke K, Goldman J, Alison MR, Wright NA. Bone marrow derivation of pericryptal myofi broblasts in the mouse and human small intestine and colon. *Gut*. 2002;50:752–7.

17. Sostak P, Theil D, Stepp H, Roeber S, Kretzschmar HA, Straube A. Detection of bone marrow-derived cells expressing a neural phenotype in the human brain. *Neuropathol Exp Neurol*. 2007;66:110–16.

18. Crain BJ, Tran SD, Mezey E. Transplanted human bone marrow cells generate new brain cells. *J Neurol Sci*. 2005;233:121–3.

19. Mezey E, Key S, Vogelsang G, Szalayova I, Lange GD, Crain B. Transplanted bone marrow generates new neurons in human brains. *Proc Natl Acad Sci U S A*. 2003;100:1364–9.

20. Poulsom R, Forbes SJ, Hodivala-Dilke K, Ryan E, Wyles S, Navaratnarasah S, Jeffery R, Hunt T, Alison M, Cook T, Pusey C, Wright NA. Bone marrow contributes to renal parenchymal turnover and regeneration. *J Pathol*. 2001;195:229–35.

21. Du H, Taylor HS. Contribution of bone marrow-derived stem cells to endometrium and endometriosis. *Stem Cells*. 2007;25:2082–6.

22. Ikoma T, Kyo S, Maida Y, Ozaki S, Takakura M, Nakao S, Inoue M. Bone

marrow-derived cells from male donors can compose endometrial glands in female transplant recipients.*Am J Obstet Gynecol.* 2009;201:608.e1–8.

23. O'Donoghue K, Chan J, de la Fuente J, Kennea N, Sandison A, Anderson JR, Roberts IA, Fisk NM. Microchimerism in female bone marrow and bone decades after fetal mesenchymal stem-cell traffi cking in pregnancy. *Lancet.* 2004;364:179–82.

24. Lepez T, Vandewoestyne M, Hussain S, Van Nieuwerburgh F, Poppe K, Velkeniers B, Kaufman JM, Deforce D. Fetal microchimeric cells in blood of women with an auto-immune thyroid disease. *PLoS One.* 2011; 6(12): e29646.

25. Soldini D, Moreno E, Martin V, Gratwohl A, Marone C, Mazzucchelli L. BM-derived cells randomly contribute to neoplastic and non-neoplastic epi-thelial tissues at low rates. *Bone Marrow Transplant.* 2008;42:749–55.

26. Bayes-Genis A, Bellosillo B, de la Calle O, Salido M, Roura S, Ristol FS, Soler C, Martinez M, Espinet B, Serrano S, Bayes de Luna A, Cinca J. Iden-tifi cation of male cardiomyocytes of extracardiac origin in the hearts of women with male progeny: male fetal cell microchimerism of the heart. *J Heart Lung Transplant.* 2005;24:2179–83.

27. Mettler FA, Gus'kova AK, Gusev I. Health effects in those with acute radia-tion sickness from teh Chernobyl accident. *Health Physics.* 2007;93:462–9.

28. Somosy Z, Horváth G, Telbisz A, Réz G, Pálfi a Z. Morphological aspects of ionizing radiation response of small intestine. *Micron.* 2002;33(2):167–78.

29. Burgess AW, Faux MC, Layton MJ, Ramsay RG. Wnt signaling and colon tumorigenesis—a view from the periphery. *Exp Cell Res.* 2011 November 15;317(19):2748–58.

30. Ricci-Vitiani L, Fabrizi E, Palio E, De Maria R. Colon cancer stem cells. J Mol Med. 2009;87:1097–104.

31. Frosina G. The bright and the dark sides of DNA repair in stem cells. *J Biomed Biotechnol.* 2010;2010:845396.

32. Frank NY, Schatton T, Frank MH. The therapeutic promise of the cancer stem cell concept. *J Clin Invest.* 2010;120:41–50.

33. Rosen JM, Jordan CT. The increasing complexity of the cancer stem cell

paradigm. *Science*. 2009;324:1670–3.

34. Lasagni L, Romagnani P. Glomerular epithelial stem cells: the good, the bad, and the ugly. *J Am Soc Nephrol*. 2010 October;21(10):1612–19.

35. Secker GA, Daniels JT. Corneal epithelial stem cells: defi ciency and regulation. *Stem Cell Rev*. 2008 September;4(3):159–68.

第 19 章　展　望

1. Burger A, Davidson D, Baldock R. Formalization of mouse embryo anatomy. *Bioinformatics*. 2004;20:259–67.

2. Johannsen W (1909) *Elemente der Exakten Erblichkeitslehre*. 1909; Gustav Fisher, Jena.

3. Wolterek R. Weitere experimentelle Untersuchingen über Artveränderung, speziell über das niden. *Versuch. Deutech. Zool. Ges*. 1909: 110–72.

4. Kittler R, Buchholz F. RNA interference: gene silencing in the fast lane. *Semin Cancer Biol*. 2003;13:259–65.

5. Bosher JM, Labouesse M. RNA interference: genetic wand and genetic watchdog. *Nat Cell Biol*. 2000;2:E31–6.

6. Plasterk RH, Ketting RF. The silence of the genes. *Curr Opin Genet Dev*. 2000; 10:562–7.

7. Mangan S, Alon U. Structure and function of the feed-forward loop network motif. *Proc Natl Acad Sci U S A*. 2003;100:11980–5.

8. Unbekandt M, Davies JA. Dissociation of embryonic kidneys followed by re-aggregation allows the formation of renal tissues. *Kidney Int*. 2010;77:407–16.

9. Ganeva V, Unbekandt M, Davies JA. An improved kidney dissociation and reaggregation culture system results in nephrons arranged organotypically around a single collecting duct system. *Organogenesis*. 2011;7:83–7.

10. Macchiarini P, Jungebluth P, Go T, Asnaghi MA, Rees LE, Cogan TA, Dodson A, Martorell J, Bellini S, Parnigotto PP, Dickinson SC, Hollander AP, Mantero S, Conconi MT, Birchall MA. Clinical transplantation of a tissue-engineered airway. *Lancet*. 2008;372:2023–30.

延伸阅读

以下这些书和本书一样，都是为非专业人士写的。阅读这些书可以让你对本书的内容理解得更深刻。

有关适应性自组织系统的概念

Davies JA (2005) *Mechanisms of Morphogenesis*. San Diego, CA: Elsevier Academic Press.（这本书是写给学术专业人士的，但是 1.2 章特别介绍了适应性自组织和生物学中的涌现现象，该章节是和本书一样的普及内容。）

Holland JH (1998) *Emergence: From Chaos to Order*. Oxford University Press.（这本书主要从计算机科学角度探讨涌现。）

Johnson S (2001) *Emergence: The Connected Lives of Ants, Brains, Cities and Software*. London: Penguin.

Kelly K (1994) *Out of Control: The new biology of machines*. London: Fourth Estate.（这本书的涵盖面很广。第二章"蜂巢意识"对适应性自组织进行了精彩的介绍。）

维基百科上关于"群体智能"（swarm intelligence）的文章。

细胞的内部工作原理

Kratz RF (2009) *Molecular and Cell Biology for Dummies*. Hoboken, NJ: Wiley.

Rose S (1999) *The Chemistry of Life*. London: Penguin Press Science.

人体解剖

Baggaley A (Ed) (2001) *Human Body*. London: Dorling Kindersley.（虽然这本书并不昂贵而且看起来像儿童读物，但对学校较少教授解剖学知识的一年级医学系学生来说，是一本非常好且很有帮助的读物。）

生命的成形

出生前发育

Piontelli A (2002) *Twins: From Fetus to Child*. London: Routledge.

Sadler TW (2009) *Langman's Medical Embryology*. Philadelphia: Lippincott Williams and Wilkins.（这本书是写给医学系学生的，虽然行文比较干涩和简练，但是其中的图对于非专业人士还是容易阅读和学习的。）

Wolpert L (2008) *The Triumph of the Embryo*. Mineola, NY: Dover.

人体先天异常

Bondeson J (2006) Freaks: The pig-faced lady of Manchester square and other medical marvels. Stroud, Gloucestershire: NPI media group.

Leroi A (2005) *Mutants: On the Form, Varieties and Errors of the Human Body*. New York, NY: Harper Perennial.

儿童出生后发育

Meggitt C (2006) *Child Development*. London: Heinemann.（这本书主要是写给父母的。）

性别决定

Dreger AD (2000) *Hermaphrodites and the Medical Invention of Sex*. Cambridge, MA: Harvard.

Jones S (2003) Y: *The Descent of Men*. London: Abacus.

Karzakis KA (2008) *Fixing Sex: Intersex, Medical Authority and Lived Experience*. Durham, North Carolina: Duke University Press.

大脑与神经系统

Carter R (1998) *Mapping the Mind*. London, UK: Phoenix.

Carter R (2009) *The Brain Book*. London: Dorling Kindersley.

Gibb B (2007) *The Rough Guide to the Brain*. New York: Rough guides.

Greenfi eld S (1997) *The Human Brain*. Phoenix, AZ: Phoenix Mass Market Publications.

Sacks O (2009) *The Man Who Mistook His Wife for a Hat*. London: Picador.

Pinker S (2003) *The Language Instinct: The New Science of Language and Mind*.

London: Penguin Science.

细菌以及与细菌的斗争

Crawford DH (2002) *The Invisible Enemy: A Natural History of Viruses*. Oxford: Oxford University Press.

Crawford DH (2009) *Deadly Companions: How Microbes Shaped Out History*. Oxford; New York: Oxford University Press.

干细胞

Goldstein SB (2010) *Stem Cells for Dummies*. Hoboken, NJ: Wiley.

Scott CT (2006) Stem *Cell Now: A Brief Introduction to the Coming Medical Revolution*. New York, NY: Plume.

Weinberg RA (1999) *One Renegade Cell: The Quest for the Origin of Cancer*. New York: Basic Books.

生物交流及其编码

Barbieri M (2007) *Biosemiotics: Information, Codes and Signs in Living Systems*. New York: Nova.

从简单到复杂的自组织系统

Buchanan M (2002) *Small World*. London: Weidenfeld & Nicholson.

Holland JH (1998) *Emergence: From Chaos to Order*. Oxford; NewYork: Oxford University Press.

Noble D (2008) *The Music of Life: Biology Beyond Genes*. New York: Oxford University Press.

昆虫社会

Hölldobler B, Wilson EO (2009) *The Super-Organism*. New York: Norton.

先天与后天

Ridley M (2004) *Nature via Nurture: Genes, Experience and What Makes Us Human*. London: Harper Perennial.

章节开头的引用来源

　　每章开头的话普遍引用自各种名言警句。我引用它们是因为正好符合人类发育的某些过程，其中大多数都故意没有使用它们的本意。以下是它们原本的语境。

对知识的掌握从不会消除惊奇与神秘。这世界满是谜题。

　　科学家常常表达这样的感慨，但这句话并非出自科学家之口。这个句子是法国作家、散文家、日记作者阿内丝·尼恩（1903—1977）在她关于精神分析的日记段落里写下的。

一个人出生前九个月的历史，可能比之后的七十年更有趣。

　　英国诗人、批评家、散文家、哲学家塞缪尔·泰勒·柯尔律治（1772—1834）用这些富有表现力的词句阐释了出生前发育过程的魅力。正是这样的魅力激励着发育生物学家换上白大褂，投入到无尽的探索中。

我身形巨大，我包罗万象。

　　这句话出自美国诗人、散文家沃尔特·惠特曼（1819—1892）的自由体诗歌《自我之歌》。这首诗收录于惠特曼最重要的作品集《草叶集》。在《草叶集》的第一版中，这组诗歌没有名字，1860 年版中冠以了"一个美国人沃尔特·惠特曼之诗"之名，而在 1867 年之后都简化成了"自我之歌"。在他的诗作中，这句话可能是用来解释一个人同时具有互相矛盾的想法、感受与主张。

真诚的差异性标志着健康的发展。

　　这些语句来自莫罕达斯·卡拉姆昌德·甘地（1869—1948），他常被人们尊为"圣雄甘地"。这句话原本表达的是如何找到一种方法，让不同族群的人和平地生活在一起。

生命里最重要的时刻，不是出生、婚姻或死亡，而是原肠胚的形成。

这是少数几个使用了原意的引用。路易斯·沃尔伯特（Lewis Wolpert，1929—2021）是英国最卓越的发育生物学家之一，他对学科本身的发展和相关的教育都做出了卓越的贡献。他写的书兼具趣味性和挑战性，适合科学家和大众阅读。

大脑：那个我们认为自己用来思考的装置

安布罗斯·比耶尔斯（Ambrose Bierce）在他出版的《魔鬼词典》（*Devil's Dictionary*）一书中创造了一种极为辛辣的讽刺式的定义方式。其他的定义还可见"律师，规避法律的那个人"。

如果你擅长化整为零，就会发现没什么工作特别难做。

亨利·福特（Henry Ford，1863—1947）不是第一个使用流水线实现装配的实业家。流水线上一队工人依次动手，共同完成复杂的产品，他们每个人只负责其中一个简单的步骤。但他是第一个利用流水线实现大规模生产的，甚至造就了美国汽车的领头企业福特汽车公司。这驱使许多实业家也利用这种方式组织自己的生产活动。这种混合了傻瓜式的重复劳动与相对较高报酬的生产方式一度被称为"福特主义"。

***In principio erat verbum...*（世界之初……）**

拉丁文版的《圣经》中，《约翰福音》的开篇词句，拉丁文版的现存词句主要由耶柔米（后称哲罗姆，347—420）所译。

倘若路途优美，别去问它将把我们带向何方。

这句话是法国作家阿纳托尔·弗朗斯（Anatole France）写的。他的原名为雅克·阿纳托尔·弗朗索瓦·蒂博（Jacques Anatole François Thibault）。第8章中引用这句话是想强调细胞只是根据周围的信号行动，对最终目的地一无所知。

生命的成形

人类，是由一堆便携管道精巧装配而成的。

这句话出自美国记者、小说家、诗人克里斯托弗·莫利（Christopher Morley，1891—1957），他在《人类》（*Human Being*，1931）一书中写了这句话。

器官，总是器官……

在英文中，器官和风琴是同一个单词（organ）。在迪伦·托马斯（Dylan Thomas，1914—1953）的广播剧《乳树林下》（*Under Milk Wood*）中，摩根夫人在两个场景中都用这句话表达了她对丈夫痴迷之物的挫败感。摩根先生每天花大量时间演奏巴赫和帕莱斯特里纳的音乐，这大概就是为什么他的太太会这样温和地抱怨。

天真的孩子 / 呼吸得那样柔和 / 感到生命充盈在四肢……

这是威廉·华兹华斯（1770—1850）的诗歌《我们是七个》（*We are Seven*）的开头几句。整首诗歌的主题比我们引用的这几句阴沉得多：诗歌的结尾是"她如何懂得何为死亡？"，其余的诗节描述的是一个小女孩在她死去的姐弟墓前，为他们歌唱。

人类的繁衍是一个奇迹，也是一个谜。倘若上帝以此询我，我的建议是，继续以泥塑人。

马丁·路德（1483—1546）是牧师、神学家，是新教的奠基人。对于这段引用，人们有两种理解：一种是期望复杂的性别不存在，第二种是坦然承认路德缺少想象出这么神奇的东西的想象力。这个句子的陈述类似于日夜交替，而含糊之处也相当类似。这句话出自"圣保罗给加拉太人的书信的评论"的"婚姻和独身"一节：路德反对神职人员强制性的独身，他后来也与曾为修女的凯瑟琳·冯·博拉（Katherina von Bora）结婚了。

只有连接起来……生活不再支离破碎。

"连接"是 E. M. 福斯特（1879—1970)的小说《霍华德庄园》（*Howards End*）的中心主题。全句是"只有连接起来！这是她全部的训诫！只有连接了平凡与激情，二者才能都变得高贵，人类之爱也将高升。生活不再支离破碎"。

生命的中心是死亡。

这句话出现在第一版圣公会《公祷书》（1959）的葬礼服务部分，一般认为是大主教托马斯·克兰默（1489—1556）所写，后来人们又对词句进行了一些改写。

系统，系统，还是系统，你无法逃避的，因为自然就是系统式的，而人是一种自然现象，人的智慧也是一种自然现象。

唐纳德·克劳赫斯特（Donald Crowhurst, 1932—1969）是一名发明家、商人和水手，他曾参与第一次单轮环球帆船比赛。因为他的小船太过脆弱不能进入南大洋，再加上失败会给家人带来财务损失，他只身在没有无线电的情况下在南大西洋航行了数月。在此期间，他在航行日志中填满了关于神学和哲学性的思考，有些给人启示，有些美丽到让人难以忘怀，还有的太过痛苦让人不忍阅读。一艘经过的船只看到了他的船并打捞了上来，他的日志这才重现于世。而那个孤独而勇敢的船长，却已经不再会出现在甲板上了。

你是最坏的那种人；你本需要别人悉心关照，却自以为不太需要。

在诺拉·埃夫龙（Nora Ephron）编剧的热门电影《当哈利遇到莎莉》（*When Harry Met Sally*）中，哈利和莎莉对男性和女性的差别进行了多次辩论。这句话是哈利对莎莉说的。

了解你自己

这句话铭刻在特尔斐的阿波罗神庙里。人们通常把这句话归功于雅典哲学家苏格拉底（公元前 469 年—公元前 399 年）。然而与所有关于这位思想家的其他传说一样，人们不知道这到底反映的是苏格拉底本人的真实生活，还是只是柏拉图这样的后来者致力于创造神一样的、作为古代智慧来源的苏格拉底。

出版后记

《生命的成形》的英文书名为 *Life Unfolding*，后一个词（unfolding）既可以指作者对个体发育过程的展开，也可以表现生命从单个细胞到复杂身体的成形过程。从形体结构上看，发育像极了折纸，每一个变化好比一道道折痕，作者讲述的是这些"折痕"的由来。出版方能力有限，未能在中文书名中复原出英文书名的动态双关，只能想办法尽量弥补，在封底借由图像设计，把折纸这个意象呈递给读者朋友。

类比能让我们在阅读中把较为抽象的原理转化成形象的"影像"。通过这种手段构建起理解的基石之后，还是要回到作者反复强调的"自组织原则"。个体发育当然不是折纸，当我们从这个类比中走出来，把外部的"折纸人"或者说"捏泥人的人"撤掉，发育就是自发的"折叠"过程——简单的细胞如何变得复杂，人体的各个部位、各个机制、各个细节都是怎么动态协调完成宏大的成形过程的，这些也变成了单靠描述所无法解释的问题。

本书的第 270 页提到了一个可能很多人做过的测试：给生命下定义。读者朋友们读到这里也不妨再做一遍，看看自己提出的标准会被哪些反例驳倒。这会是个很有意思的思考过程。作者也在"自组织"之后更进一步，提出了"从外界汲取能量，维护和更新自身的能力"这个标准。对发育的详尽理解，不仅能让我们理解生命是如何成形的，也有助于我们延伸学习身体构建出来之后的自我维护、受到损伤后的修复，以及很多人会经历的衰老。作者的研究兴趣不止在胚胎发育生物学，他还很有兴趣把这些知识应用于临床医疗。这本细节上颇为学术的小书，也因此拥有了丰厚的实践价值。

书不会因为学术性强而难读，作者的写作也没有树下任何信息壁垒，只要跟着一步步推演（没错，对发育过程的推演），就很难不回味开篇引用的柯尔律治的话：一个人出生前九个月的历史，可能比之后的几十年更有趣。每一个从混沌中涌现的个体，正是因为出生前的历史而独一无二。

服务热线：133-6631-2326　188-1142-1266
读者信箱：reader@hinabook.com

后浪出版公司

2022 年 1 月

图书在版编目（CIP）数据

生命的成形 /（英）杰米·A. 戴维斯著；谭坤译
. -- 北京：北京联合出版公司，2022.3（2024.1 重印）
ISBN 978-7-5596-5698-8

Ⅰ.①生… Ⅱ.①杰… ②谭… Ⅲ.①人体细胞学—
普及读物②人体胚胎学—普及读物 Ⅳ.① R329.2-49
② R321-49

中国版本图书馆 CIP 数据核字 (2021) 第 218736 号

生命的成形

著　者：[英] 杰米·A. 戴维斯　　　译　者：谭　坤
审　校：郭怿暄　　　　　　　　　　出品人：赵红仕
选题策划：后浪出版公司　　　　　　出版统筹：吴兴元
特约编辑：费艳夏　　　　　　　　　责任编辑：夏应鹏
营销推广：ONEBOOK　　　　　　　封面设计：墨白空间·李国圣

北京联合出版公司出版
（北京市西城区德外大街 83 号楼 9 层　100088）
北京盛通印刷股份有限公司印刷　新华书店经销
字数：246 千　　889 毫米 ×1194 毫米　　1/32　　11.5 印张　插页 8
2022 年 3 月第 1 版　　2024 年 1 月第 2 次印刷
ISBN 978-7-5596-5698-8

定价：72.00 元